《치유 혁명》에 쏟아진 찬사

23세의 남자 대학생이 3년간 낫지 않는 궤양성 대장염으로 닥터U의 진료실을 찾아왔다. 그는 이미 약을 복용하고 있었지만 설사, 혈변 등의 증상을 보이며 최악의 상태였다. 첫 진료 시 나는 그에게 "의사는 못 고치지만, 스스로 치유할 수 있다"고 말했다. 다음날부터 환자의 증세는 눈에 띄게 좋아지기 시작했고, 모든 약을 끊고 질병이 일상생활에 전혀 문제되지 않을 정도로 낫는 데는 불과 2개월이 걸리지 않았다.

현대인이 앓고 있는 대부분의 병은 '몸의 병' 같지만, 사실은 '몸-맘의 병'이다. 증세는 주로 몸에 나타나지만, 그 원인은 몸과 마음의 상호작용에 있다. 따라서 몸만 치료해서는 완전히 치유되지 않는다. 불치병, 고질병, 만성질환이란 말이 나온 것도 이 때문이다. 리사 랭킨이 《치유 혁명》에서 밝히는 것처럼, 의사에게만 의지해 병을 치료할 때는 못 고치거나 평생 치료를 해야 할 수도 있지만 자신이 주체가 된 후 의료진의 도움을 받아 치료를 시작하면 완치할 수 있다! 질병과 고통의 원인도 나이고, 치료의 주체도 나이기 때문이다.

_유태우
닥터U와 함께 몸맘삶훈련 원장, 《고혈압, 3개월에 약 없이 완치하기》의 저자

오늘날 많은 사람들이 질병 치료와 관련해 단순 약물과 수술 같은 전통적인 서양의학에 한계를 느끼고 있다. 몸과 마음을 함께 다루는 통합의학의 신봉자인 의사 리사 랭킨은 과학적 증거와 예리한 임상관찰을 통해 우리 몸의 자연치유력의 기제와 회복능력에 대한 새로운 통찰을 일깨운다. 《치유 혁명》은 근래 들어

관심이 증대된 효소, 약초, 해독, 식단 등 제3 의학의 단순 건강 정보를 넘어, 병의 근본 치료에 '마음 다스림'이 우선되어야 함을 쉽고도 분명하게 가르쳐준다.

_이홍식
연세의대 정신과 명예교수, 《눈물은 남자를 살린다》의 저자

과학적인 증거 없이는 아무것도 믿지 않던 깐깐한 의사에서 통합의학 전문의로 환골탈태한 리사 랭킨은 건강과 행복의 솔루션이 약물이나 수술이 아니며, 식이영양, 운동, 섭생도 아니라고 말한다. 여러 논문자료와 과학적 증거를 바탕으로 '완전한 치유'에 이르는 길을 밝혀낸 저자는, 이 책에서 환자를 치료하는 의사뿐 아니라 질병을 가진 사람을 치유하는 모든 힐러들, 또 우리 몸 안의 자연치유력을 믿는 환자들이 반드시 알아야 할 마음과 몸의 소통방정식을 공개한다.

_윤승일
빙빙한의원 원장, 《몸을 살리는 의학 몸을 죽이는 의학》의 저자

진정한 의학에 눈뜬 차세대 의사들을 보는 일은 얼마나 기쁜지! 진정한 의학이란 치유를 통해 건강해질 수 있는 우리 내면의 힘을 인식하는 일이다.

_크리스티안 노스럽 Christiane Northrup
산부인과 전문의, 〈뉴욕 타임스 The New York Times〉 베스트셀러
《여성의 몸, 여성의 지혜 Women's Bodies, Women's Wisdom》의 저자

실제로 우리 사회에서 의사들이 받는 수많은 교육과 과도한 업무, 중압감이 환자의 치유를 방해한다. 리사 랭킨은 책에서 현대 의학의 탁월함과 마음의 지혜를 결합하는 새로운 방식을 제시한다. 앞으로 의사가 필요한 모든 환자는 물론, 언젠가 의사가 될 모든 사람이 많은 것을 알고 깨닫게 될 것이다. 《치유 혁명》을 읽는 것 자체로 진정한 치유를 경험하게 된다.

_마사 베크 Martha Beck
라이프 컨설턴트, 《여유의 기술 Joy Diet》의 저자

수년 동안 그 누구보다 자신을 위해 내면의 의사가 되고자 했던 리사 랭킨의 탁월한 저서 《치유 혁명》에 무척이나 감격했다. 그녀는 직관과 과학을 결합해 인간이 지닌 강력한 치유의 힘에 대해 이야기하며, 인생을 사는 새로운 방식을 제시한다. 그녀의 문체는 깊이 있는 동시에 생동감이 넘친다.

_사크SARK
16권의 책을 쓴 저자이자 예술가, 'PlanetSark.com' 창립자

《치유 혁명》은 오래된 지혜가 전해주는 교훈을 이해하기 쉽게 전달하며 이를 현대의 생활 방식에 효과적으로 적용시킨다. 이 책에는 우리 모두가 배워 쉽게 적용할 수 있는 소중한 지혜가 담겨 있다.

_버니 시겔Bernie Siegel
예일 의대 교수, 《사랑+의술=기적Love, Medicine and Miracles》의 저자

유머와 따뜻함, 흥미진진한 연구 자료로 가득한 《치유 혁명》은 우리 시대의 가장 중요한 균열, 즉 우리의 마음과 몸, 정신의 균열을 치유하기 시작한다. 신체와 정신의 건강을 찾고자 한다면 자신의 지혜에 접근해 자기만의 목소리를 들어야 한다. 열정과 풍부한 경험으로 랭킨은 이 여정의 완벽한 안내자가 될 것이다.

_브레네 브라운Brene Brown
〈뉴욕 타임스〉 베스트셀러 《대담하게 맞서기Daring Greatly》의 저자

리사 랭킨은 세상이 들어야 할 메시지를 전달하는 현대의 경이로운 일꾼이다.

_크리스 길아보Chris Guillebeau
〈뉴욕 타임스〉 베스트셀러 《100달러로 세상에 뛰어들어라The $100 Startup》의 저자

차유혁명

MIND OVER MEDICINE
by Lissa Rankin, M. D.

Copyright © 2013 by Lissa Rankin
Originally published in 2013 by Hay House Inc. USA
All rights reserved.

Korean translation rights © 2014 Sigongsa Co., Ltd.
This Korean translation edition is published by arrangement with Hay House Inc.
through Amo Agency Korea.
Tune into Hay House broadcasting at: www.hayhouseradio.com

이 책의 한국어판 저작권은 아모 에이전시를 통해 Hay House Inc.와 독점 계약한 ㈜시공사에 있습니다.
저작권법에 의해 한국 내에서 보호를 받는 저작물이므로 무단 전재와 무단 복제를 금합니다.

MIND
OVER
MEDICINE

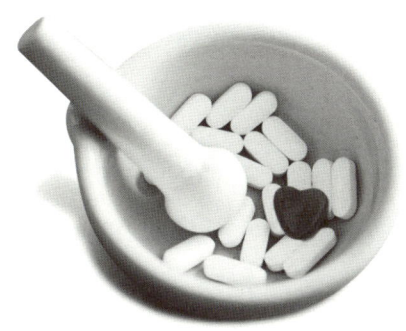

질병에 관한
모든 치료법이
뒤집힌다

치유 혁명

리사 랭킨 지음 | 이문영 옮김

시공사

서문

"마음과 연관되지 않은 몸의 질병은 없다."
– 소크라테스Socrates

　내가 만일 신체를 보살피는 일이 건강에 가장 덜 중요하며, 정말로 건강하기 위해서는 다른 요인들이 더 중요하다고 말한다면 어떡하겠는가? 건강의 비결이 단지 균형 잡힌 식사를 하고, 매일 운동을 하며, 적정 체중을 유지하고, 하루 8시간 수면을 취하며, 각종 비타민을 복용하고, 호르몬 균형을 유지하며, 꼬박꼬박 검진을 받는 일에 있지 않다고 말한다면? 분명히, 이런 요인들은 모두 최상의 건강을 위해 중요할 뿐만 아니라 필수적이다. 하지만 다른 무언가가 더욱 중요하다면? 단지 생각과 기분을 바꾸는 것으로 질병을 치유하는 능력이 우리에게 있다면 어떻게 할 것인가?
　이 말이 과격하다는 것은 나도 잘 안다. 더군다나 다른 사람도 아닌 의사의 입에서 나온다면 말이다. 솔직히 말하자면 이 같은 말이 사실임을 증명해주는 과학 연구 자료를 처음 발견했을 때 나 역시 회의적이었다. 분명히 나는 사람의 건강이 건강하다고 생각하거나 아프다고 걱정해서 바뀔 만큼 단순한 문제가 아니라고 생각해왔다.

그런데 정말 그럴까?

몇 년 전까지만 해도 12년간 의학을 공부하고 8년 동안 환자를 봐왔던 나는, 증거를 기반으로 한 의학 교조주의에 철저히 물들어 있었다. 그것을 성경처럼 떠받들면서 제비뽑기 같은 무작위 대조 임상시험으로 입증되지 않은 것은 무엇이든 믿기를 거부했다. 게다가 뉴에이지라면 덮어놓고 비웃는 지극히 보수적인 의사 아버지 밑에서 자란 탓에 더없이 콧대가 높고, 편협하며, 냉소적이었다.

내가 공부한 의학에는 생각과 감정의 힘으로 건강해지거나 병이 날 수 있다는 개념이 포함되어 있지 않았다. 물론 의대 교수들도 "모두 환자의 생각에서 비롯된 병"이라며 생화학적인 설명을 배제한 채 진단을 내리는 경우가 있었지만, 그런 환자들은 대개 신속하고 조용히 신경정신과로 보내졌다. 그럴 때마다 의사들은 눈알을 굴리며 머리를 절레절레 흔들었다.

사실 마음이 치유력을 지녔다는 생각은 많은 의사에게 위협적이다. 의사들은 사람의 몸을 좌지우지하는 방법을 배우는 데 10년 정도를 소비한다. 그리고 의사가 되기 위해 쏟아부은 시간과 돈, 에너지가 절대 낭비가 아니라고 생각한다. 의사들은 사람들의 몸을 그들 자신보다 더 잘 안다고 믿는다. 의료 체계는 그런 개념을 기반으로 형성됐다.

그리고 의사가 아닌 대부분의 사람 역시 불만 없이 이런 인식 체계를 받아들인다. 또 다른 선택, 즉 자기 몸을 치유하는 힘이 생각보다 강력하다고 여긴다면 건강에 대한 책임은 고스란히 자신에게 돌아오기 때문이다. 많은 사람이 그 같은 막중한 책임을 버거워한다. 그 힘을 좀 더 영리하고 현명하며 경험 많은 누군가에게 넘겨, 그들이 우리를 '고칠' 수 있다고 기대하는 편이 훨씬 편하다.

하지만 이 생각이 완전히 틀렸다면 어쩔 것인가? 인체는 저절로 회복할 수 있는 능력을 타고났으며, 마음이 이 자가치유 기능을 지배한다는 사실을 부정함으로써 우리가 스스로를 파괴한다면 어쩔 것인가?

환자를 치료하다 보면 의사들은 종종 과학으로 설명할 수 없는 일들을 목격한다. 편협하기 이를 데 없는 의사들조차 도저히 과학적으로 설명할 수 없는 회복을 목격한다. 그런 일들을 접할 때 의사들은 자신이 떠받드는 현대 의학의 모든 면에 의문을 던지지 않을 수 없다. 우리 의사들은 신비로운 무언가가 존재하는 게 아닌지 궁금해하기 시작한다. 의사들은 환자들 앞에서는 이런 가능성을 말하지 않지만, 병원의 의사 휴게실이나 아이비리그 대학의 회의실에서 귓속말로 속닥거린다. 나처럼 호기심을 갖고 귀를 기울이면 어안이 벙벙해질 이야기들이 그곳에서 오간다.

방사선 치료를 받는 도중에 암이 감쪽같이 사라진 여인의 이야기가 들린다. 그런데 의사는 뒤늦게 방사선 기계가 고장 났다는 것을 발견했다. 그 여인은 실제로 방사선을 한 줄기도 쏘이지 않았지만, 쏘였다고 믿었고 실제로 병은 나았다.

심장 우회 수술을 받은 후 심장마비로 쇼크에 빠져 치명적인 신부전

증에 걸린 여성의 이야기도 있다. 의사들이 투석을 권하자 환자는 더 이상 몸에 손대기 싫다며 치료를 거부했다. 9일 동안 그녀의 신장은 소변을 배출하지 못했지만, 열흘째 되는 날 소변이 나오기 시작했다. 2주 후 치료를 받지 않았는데도 그녀는 회복했고, 신장 기능은 수술을 받기 전보다 더 좋아졌다.

그런가 하면 심장 수술을 거부한 심장마비 환자가 식단을 바꾸고, 운동을 시작하고, 요가를 하고, 매일 명상을 하고, 그룹 치료 과정에 참석한 후 '불치'였던 막힌 관상동맥이 뚫린 사례도 있다.

4기 림프종으로 기관들이 막혀 중환자실에 입원한 또 다른 환자는 임사 체험을 한 후 순수하고 무조건적인 사랑을 지닌 사람이 되었다. 그녀는 저세상으로 건너가기를 선택하지 않는다면 암이 곧바로 나을 거라는 사실을 순간적으로 알았다. 채 한 달도 지나지 않아 임파절을 조직 검사한 결과, 그녀에겐 암의 흔적이 보이지 않았다.

또 한 여성은 목뼈가 부러졌다. 병원에 실려갔을 때 X-레이를 찍어 보니 목뼈가 두 군데 부러진 상태였다. 그녀는 의사가 격렬히 반대하는데도 병원 치료를 받지 않고 신앙 치료사에게 가기로 결정했다. 어떠한 의학적 치료도 받지 않았지만, 그녀는 한 달 뒤에 조깅을 할 수 있었다.

떠도는 이야기에 의하면, 어느 암 전문의가 약효가 미미한 EPOH라는 약으로 뛰어난 치료 효과를 내고 있었다. 어떻게 된 일일까? 소문인즉, 그 의사가 환자와 상담할 때 약의 이름을 바꿨다고 했다. 그는 환자에게 'EPOH' 대신에 'HOPE'를 투약했다.

내 블로그는 유명해서 지구촌 곳곳에서 범상치 않은 독자가 많이 방문한다. 사실로 추정되는 이런 이야기들을 독자들과 공유하기 시작하면서 더욱 믿지 못할 이야기들이 내 이메일함으로 물밀듯이 쏟아져 들어왔다. 루게릭병을 앓던 어느 여인은 치유사인 성 요한을 찾아가 치료를 받았다. 그리고 신경과 의사에게서 병이 완치되었다는 진단을 받았다. 몸이 마비된 한 남성은 루르드의 치유의 샘물로 순례를 가서 걸을 수 있게 되었다. 자신이 죽지 않을 거라고 '그냥 알았던' 난소암 4기 여성은 사랑하는 사람들의 전폭적인 지원에 힘입어 10년이 지난 지금도 생존해 있다. 심장마비 후 관상동맥이 막혔다고 진단받은 한 남성은 심장 수술을 받지 않으면 1년을 넘기지 못할 거라는 선고를 받았다. 수술을 거부한 그는 20년을 더 살고 92세에 사망했다. 물론 사망 원인은 심장마비가 아니었다.

이런 이야기들을 들으며 나는 끊임없이 들려오는 내면의 목소리를 부정할 수 없었다. 이들의 말이 모두 거짓일 수는 없다. 그리고 이들의 말이 거짓이 아니라면, 내가 배운 의학 지식을 넘어선 무언가가 존재한다고밖에 설명할 수 없다.

나는 고민에 빠졌다. 저절로, 아무런 이유 없이 낫는 일이 있다는 걸 우리도 안다. 모든 의사가 이따금 목격하는 일이다. 우리는 그저 어깨를 으쓱하고 병이 나은 이유를 논리적으로 설명할 수 없다는 불만족에서 오는 찜찜함과 불안감을 간직한 채 하던 일을 계속한다.

하지만 항상 나는 마음 한편에서 이 과정을 통제할 수는 없는지 곰곰이 생각했다. 어떤 사람에게 '불가능한 일'이 일어난다면 그 사람의 행동에서 배울 점은 없을까? 행운을 얻은 환자들에게 유사점이 있을까? 특히 일반적인 의료 수단 안에 효과적인 치료법이 존재하지 않을 때, 자연치유의 가능성을 극대화할 방법이 있을까? 그리고 자연치유를 가능케 하기 위해 의사들이 무엇을 해야 할까? 환자가 스스로 치유할 가능성을 고려조차 하지 않는다면 무책임한 의사이며 신성한 히포크라테스 선서를 위반하는 게 아닐까? 분명히 좋은 의사라면 환자를 위해 마음을 열 텐데 말이다.

하지만 의사 휴게실에서 소곤거리는 소리와 인터넷에 떠도는 이야기만으로는 확신이 서지 않았다. 과학자로 훈련받았고 천성적으로 의심이 많은 나는 냉철하고 확고한 증거가 필요했다. 하지만 증거를 찾기 시작하자 곧 미흡함이 드러났다.

나는 최선을 다해 내가 들은 소문들을 조사했다. 이야기를 들려준 사람들을 대상으로 확인 작업을 하기 시작했다. 현미경으로 볼 수 있는 사진이 있는지? 방사선 기계 책임자와 이야기를 나눌 수 있는지? 의료 기록을 볼 수 있는지? 결과는 대부분 실망스러웠다. 참고 자료로 의료 기록이나 연구 자료를 요청하면 대부분 양해를 구하면서 "너무 오래전 일이라……", "분명히 연구 논문이 있었는데, 지금은 찾을 길이 없어요", "주치의가 은퇴해서 연락처를 몰라요", "병원에서 제 의료 기록을 폐기했어요"라고 말했다.

내가 햇병아리 의사일 때 목격했던, 희미하게 기억나는 자가치유의 사례조차 자료를 찾을 수 없었다. 기록도 남아 있지 않고, 환자의 이름도 기억나지 않았다. 연락할 방도가 없었다. 나는 막다른 골목으로 내몰렸다.

하지만 인터넷에 질문을 올릴수록 더 많은 이야기가 끊임없이 흘러들어왔다. 동료 의사들에게 꼬치꼬치 캐묻기 시작하자 이론적으로는 설명할 길 없는 자연치유의 사례들, 불치병이 나아 '시한부'를 선고한 의사를 바보로 만든 환자들의 이야기를 너도 나도 들려줬다. 하지만 증거가 없었다.

그즈음 나는 거의 집착에 가까울 정도로 이 주제에 사로잡혀 있었다. 더욱 깊이 파고든 건 호기심 때문이었다. 수백 통의 이메일을 주고받고, 수십 번의 인터뷰를 한 끝에 형이상학 책과 인터넷에서 구전으로 전해지는 놀라운 이야기들이 사실임을 믿게 되었다. 자가치유를 경험했다고 주장하는 환자들의 이야기를 터무니없다고 일축하고 싶은 마음이 들 때도 적지 않았지만, 타인을 치유하는 일에 관심을 가진 의사라면 그런 이야기들을 듣고 한 귀로 흘릴 수 없다. 그런 이야기를 들을수록 인체 능력의 한계가 어디까지인지 더욱더 궁금해졌다.

대부분의 의사는 비판적이고 흠 잡기 좋아하는 동료 의사들이 없는 자리에서만 이 같은 사실을 인정했다. 마음속으로 그들은 치유에는 신묘함과 생리학이 연결되는 교차점이 존재하며, 양편을 잇는 공통분모가 위대하고 강력한 마음이라는 것을 인정했다. 하지만 돌팔이라는 낙인이 찍힐까 봐 두려워 드러내놓고 말하는 사람은 거의 없었다.

심신의 연관성은 수십 년간 의학의 선구자들이 지지해온 내용이다. 그런데도 주류 의학계에 발을 붙이지 못했다. 새내기 의사로서 내가 의학 학위를 받은 시기는 버니 시겔Bernie Seigel, 크리스티안 노스럽Christiane Northrup, 래리 도시Larry Dossey, 레이철 나오미 레멘Rachel

Naomi Remen, 디팩 초프라Deepak Chopra 같은 유명한 의사들이 심신의 관성에 대한 인식을 높인 지 오랜 시간이 지난 후였다. 그래서 내가 받은 의대 교육 과정에 그들의 가르침이 포함되었을 거라고 생각할 수도 있을 것이다. 하지만 나는 의대를 졸업하고 한참 후에야 그들의 연구를 알게 되었다. 연구를 시작하기 전까진 그들이 책을 썼다는 것조차 알지 못했다.

그들의 책을 읽고 나는 분개했다. 이토록 열린 마음과 가슴을 지닌 의사들을 어떻게 모를 수 있단 말인가? 그리고 이렇게 훌륭한 책이 왜 의대생과 1년차 수련의의 필독서에 포함되지 않았단 말인가?

더 많은 것을 알아가면서 나는 너무나 화가 났다. 그 같은 열정은 사명으로 바뀌어 수년간 연구와 글쓰기에 매진했다. 나는 심신의학에 관한 책을 닥치는 대로 읽었고 블로그와 트위터, 페이스북에 내가 알게 된 내용을 쓰기 시작했다. 그래 봐야 내 글은 의학적인 기적이라고밖에 표현할 수 없는 이야기 목록에 하나 추가되는 글에 불과했지만 말이다. 하여튼 나는 그 일에 흠뻑 빠졌다. 증거는 점점 늘어났다. 하지만 그중에 '과학'이라 할 수 있을 만한 내용은 하나도 없었다. 납득할 수 있는 과학적인 증거가 절실했다.

그렇게 몸에 미치는 마음의 영향에 대해 많은 것을 알게 된 나는 열린 마음을 유지하려고 애쓰며 연구를 계속했다. 나의 일부는 심신 개념 전체에 마음을 열었다. 그로써 나에게 직관이 생겼다. 그러나 나의 또 다른 일부는 격렬하게 저항했다. 내가 알게 된 것을 믿기 위해서는 그동안 배운 것의 대부분, 즉 전통적인 의미의 의사 아버지와 의대 교수들에게 배운 것을 버려야 했다.

이와 관련, 초기에 연구한 책 중에 하버드대 앤 해링턴Anne Harrington 교수가 쓴 심신의학의 역사를 다룬 《마음은 몸으로 말을 한다*The cure within*》가 있다. 나는 이 책을 읽고 어지러움과 함께 본능적인 불안감을 느꼈다. 책에서 저자는 심신 현상을 '몸이 나쁜 행동을 하는 것'이라고 설명했다. 달리 말해, 때때로 몸이 '정상적인' 방식으로 반응하지 않는다는 의미다. 이런 불가사의는 마음의 힘을 거론하지 않고서는 설명할 길이 없다.

몸이 나쁜 행동을 하는 예로, 해링턴은 물질적으로는 전혀 부족함이 없지만 적절한 사랑을 받지 못해 발달장애와 정신장애를 겪는 아이들의 이야기를 들려줬다. 또한 사랑하는 사람들이 크메르 루주Khmer Rouge(1975년부터 1979년까지 캄보디아를 통치한 급진좌파 무장단체-옮긴이)에게 고문받고 학살당하는 모습을 강제로 목격한 캄보디아 여성들 중에 시력을 잃은 사람이 200명이나 된다고 인용했다. 이 여성들은 검사 결과 눈에서 문제가 발견되지 않았지만 자신이 "앞이 보이지 않을 때까지 울었다"고 주장했다.

분명 무언가가 있었다. 내 안에서 꿈틀거리는 무언가가 더 깊이 파고들라고 충동질했다. 그리고 그렇게 할수록 이런 일들이 벌어지는 방식에 매료됐다. 마음의 힘이 몸을 변화시킬 수 있다는 증거가 있는가? 어떤 생리적인 힘이 그런 일을 유도할까? 그리고 이 치유의 힘을 활용하려면 어떻게 해야 할까? 내가 이 질문에 답을 할 수 있다면, 사람들이 들려주는 도저히 이해할 수 없는 이야기뿐 아니라 내 인생의 목표와 치유자로서 내 역할을 이해할 수 있을 것 같았다.

심신의 연관성을 연구하던 당시, 의료계에서 나의 위치는 불확실했다. 20년 동안 의사로 살았던 나는 망가진 의료 체계에 환멸을 느끼고 있었다. 하루에 40명이 넘는 환자를 정신없이 받으며, 바쁜 시간을 쪼개 환자 1명당 평균 7.5분씩 진찰하는 형편에서는 유대감은 고사하고 환자와 이야기할 시간조차 거의 없었다. 내가 거의 퇴직을 결심했을 즈음, 내 오랜 환자였던 한 여성이 숨겨온 민감한 건강상의 문제를 고백하고 싶다는 편지를 보냈다. 그녀는 남편의 도움을 받아 며칠 동안 고백하는 연습을 했다. 하지만 나에게 털어놓으려고 할 때, 나는 잠시 쉴 틈도 없이 검사실 문을 뻔질나게 드나들고 있었다. 그녀의 말에 따르면, 내가 머리칼은 부스스한 데다 꼬질꼬질한 가운을 입고 있어서 밤새 아기를 받았나 보다고 생각했단다. 정말 그랬는지도 모른다. 그녀는 내가 피곤한 걸 알았지만 자신의 팔을 쓰다듬으며 옆에 놓인 간이 의자에 앉아 자신의 문제를 마음 놓고 털어놓을 수 있도록 자상하고 정감 있는 태도를 보여주기를 간절히 바랐다. 하지만 그때 내 눈은 멍해 보였다고 했다. 나는 너무 바빠서 검사실 문고리에서 손을 떼지 못하는 로봇 같았다.

그 편지를 읽는 순간, 목이 메어오며 가슴이 먹먹해졌다. 그리고 이런 식으로 진료를 하기 위해 이 직업을 택한 게 아니라는 걸 깨달았다. 사제가 되는 것이 소명인 사람이 있듯이 나의 소명은 의사가 되는 것이었다. 처방전을 달달 외우고 기계처럼 쉴 새 없이 계속 진찰하는 직업인이 아닌 치유자가 되는 것이었다. 내가 의사가 된 이유는 환자의 마음을 어루만지고, 손을 잡아주고, 고통에 빠진 사람에게 위안을 주고, 가능하면 병을 낫게 하고, 치료가 불가능할 때 그들의 고독과 절망을 덜어주고 싶은 열망 때문이었다.

내가 그 열망을 상실한다면 전부를 상실한 것이나 다름없었다. 그런데 의사생활을 하는 동안 나의 진정성은 매일 조금씩 닳아 없어졌다. 내가 어떤 방식의 의료를 원하는지 알고 있었지만, 내가 갈구하는 의사와 환자 간의 유대감을 회복하기에 역부족이라고 느꼈을 뿐 아니라, 관리 의료가 체계화된 기업들, 제약업계, 부정을 일삼는 변호사들, 그리고 나와 환자의 틈을 더욱 벌리려고 위협하는 다른 요인들 때문에 희생당하고 있다고 생각했다.

내가 사기꾼, 배신자, 저질일 뿐 아니라 의대생 시절 꿈꾸던 이상적인 의사의 싸구려 복제품이 된 기분이었다. 하지만 뾰족한 수가 없었다. 나는 우리 가족의 유일한 수입원이었다. 의대 학자금 대출과 남편의 대학원 학자금 대출, 주택 대출을 상환해야 했고, 갓 태어난 딸의 대학 펀드를 넣어야 했다. 일을 그만둔다는 건 꿈도 꾸지 못할 처지였다.

그즈음 키우던 개가 죽고, 건강했던 남동생이 드물게 일어나는 항생제 부작용으로 심각한 간부전을 얻었으며, 사랑하는 아버지가 뇌종양으로 세상을 떠났다. 불과 2주 동안에 이런 일이 한꺼번에 일어났다.

더 이상 버틸 재간이 없었다. 아무런 대책도 없이 나는 의사 일을 그만두었다. 그리고 절대로 미련을 갖지 않기로 마음먹었다. 집을 팔고 퇴직금을 정리해 가족 모두 시골로 이사한 후, 그동안 의사 노릇을 하느라 시간을 보낸 것을 엄청난 실수로 여기며 전업 화가나 작가가 될 계획을 세웠다.

그때 나는 내가 이 세상에 온 이유를 잊고 있었다. 그 후 몇 년 동안 나는 블로그에 글을 올리고, 책을 쓰고, 그림을 그렸다. 하지만 무엇을 해도 나를 의대로 이끌었던 것과 같은 절실한 소명 의식이 느껴지지 않았다. 내 영혼의 한구석은 여전히 타인을 돕기를 갈망했다. 그림을 그리거나 글을 쓰는 작업은 너무나 고독한 일일 뿐더러, 너무나 이기적으로 느껴졌다. 마치 꼭 해야 할 일은 미뤄둔 채 자신이 좋아하는 창작 활동만 마음껏 하는 기분이었다.

나는 몇 개월 동안 거의 잠을 자지 못했다. 겨우 잠들었을 때조차 아픈 사람들을 도우며, 그들의 침대 옆에 앉아 시계도 보지 않고 나갈 생각도 않은 채 그들이 하는 이야기를 듣는 꿈을 꾸었다. 그런 꿈을 꾸는 날이면 마치 채워지지 않는 내 영혼의 한 조각을 애도하듯 눈물을 흘리며 잠에서 깨곤 했다.

그래서 내 생각을 정리하기 위해 2009년부터 의사생활을 하면서 아쉬웠거나 좋았던 점, 내가 의사가 된 처음의 동기들에 대해 블로그에 글을 쓰기 시작했다. 나는 의료가 영적인 행위라고 했고, 의료를 행하는 방식, 그리고 요가와 명상법을 논하며 끝내 이와 관련해서 통달하기는 힘들 것 같다고 썼다. 그런가 하면 의사와 환자의 관계는 경외감을 불러일으킬 만큼 신성한 것이며, 그 관계를 회복하기를 염원한다고 썼다. 의사생활을 하면서 내가 상처를 받았고, 그 결과 무심코 다른 사람들에게 상처를 줬다고도 썼다.

각양각색의 환자들과 치료사들이 나에게 이메일을 보내왔다. 그들은 자신의 이야기를 들려주거나, 내 블로그에 댓글을 달았다. 그때 내 안의 무언가가 빛을 발했다. 다른 사람을 도울 기회가 온 것 같았다. 내가 끌어들인 많은 사람이 나를 치유하기 시작했다.

이 무렵, 불치병으로 시한부를 선고받고도 병을 고친 환자들이 세계 곳곳에서 하나둘씩 사연을 보내왔다. 의학계에 다시는 발을 들이지 않겠다고 각오했는데도, 나는 어느새 내 블로그에서 벌어지는 담론에 끌리고 있었다.

하지만 나는 의학계로 되돌아갈 방법을 찾지 않았다. 처음 몇 년 동안, 치유자로서의 소명으로 돌아가라는 우주의 신호를 감지할 때마다 나는 머리를 흔들며 꽁지 빠지게 달아났다. 그러나 우연에 우연이 겹치면서 나는 생각지도 않던 미지의 영역에 발을 들여놓게 되었다. 흡사 새들이 빵 부스러기를 흘려 성배로 가는 길을 가르쳐주는 것 같았다. 책꽂이에서 책들이 떨어지고, 내가 가는 길에 의사들이 나타나 메시지를 보내왔다. 내가 운영하는 온라인 커뮤니티 회원들이 관련 기사를 보냈고 등산하는 도중 예기치 못한 환영이 영화의 한 장면처럼 머릿속에 떠올랐다. 그런 장면들이 꿈에 나타나고, 스승들이 전화를 했다.

나는 의대 교육과 수년간의 진료로 유발된 깊은 마취 상태에서 깨어나기 시작했다. 희뿌연 안개 속에서 빛이 보였다. 질문이 꼬리에 꼬리를 물었고, 나도 모르는 사이에 마음이 건강하면 몸에서 어떤 일이 벌어지는지, 마음이 건강하지 못하면 왜 병이 나는지 알아내려고 애쓰면서 열심히 학술지 기사를 쓰고 있었다. 나는 실험실에서 검사를 하고, 처방전을 쓰고, 수술을 해야만 의사로서 봉사하는 것이 아님을 깨달았다. 스스로 치유하는 진정한 방법을 알아내면 더 많은 사람을 도울 수 있을 게 분명했다.

다음 단계로 현대 의학의 복음이라 불리는 공인된 의학 자료를 심도 있게 검토했다. 〈뉴잉글랜드 의학 저널 New England Journal of Medicine〉과 〈미국 의학 협회 저널 Journal of the American Medical Association〉 같은 학술지에서도 자가치유의 과학적인 증거를 발견할 수 있었다. 그 같은 발견으로 내 인생은 달라졌다. 많은 사람과 그들의 사랑하는 사람들의 인생도 달라질 수 있었다.

나는 이 책에 내 발견의 과정을 기록했고 내가 참고한 모든 과학 자료를 공개했다. 이 자료들 때문에 의료를 제공하고 제공받는 방식을 보는 나의 관점은 완전히 바뀌었다. 이 자료들을 읽자마자 다시는 결코 내 눈을 속일 수 없을 것임을 알았다.

항간에 떠도는 기적 같은 자연치유의 소문들을 뒷받침하는 과학 자료가 있을까? 물론이다! 생각을 바꿔 인체의 생리를 근본적으로 변화시킬 수 있다는 증거가 있다. 건강에 이롭지 않은 생각을 하면 몸이 아플 수 있다는 증거도 있다. 단지 기분만 그러는 게 아니라, 생리 작용이 변화한다. 어떻게 그런 일이 벌어질 수 있을까? 조금만 기다려라. 어떻게 불건강한 생각과 감정이 병을 키우고, 건강한 생각과 감정이 병을 낫게 하는지 자세히 설명하겠다.

그게 다가 아니다. 의사의 처방 때문이 아니라 환자가 부여한 의사의 권위 때문에 병이 낫기도 한다는 증거가 있다. 또한 놀라운 한 요인이 금연보다 건강에 더 유익할 수 있고, 신체의 건강과 관련 없어 보이는 요인이 수명을 7년 연장할 수 있으며, 별것 아닌 이유로 병원 방문 횟수가 대폭 줄어들 수 있고, 긍정적인 마음 자세가 수명을 10년 연장할 수 있으며, 근무 태도가 사망의 위험을 높일 수 있고, 건강한 삶과는 전혀 무관해 보이는 놀이 활동이 심장병, 뇌졸중, 유방암의 위험을 크게 낮출 수 있다는 증거가 있다. 이런 이야기는 이 책에 실린 과학적으로 입증된 많은 사실의 일부에 불과하다.

이 책은 3부로 나뉜다. 1부에서는 긍정적인 믿음과 의사의 적절하고도 따뜻한 보살핌이 강력하게 결합할 때 몸의 생리 작용을 바꾸는 마음의 힘이 생겨남을 보여준다. 2부에서는 인간관계, 성생활, 직업, 재정 상태, 창조성의 정도, 낙관적이고 비관적인 성향, 여가를 보내는 방식을 포함한 생활 방식에 근거해 마음이 몸의 생리 작용을 변화시키는 방식을 설명한다. 또한 어디서나 활용 가능하고, 목숨을 구할 수도 있는 귀중한 도구를 알려준다.

여기까지는 3부를 위한 준비 단계다. 3부에서는 내가 창안한 근본적이고 새로운 건강 모델과 함께 자가치유 6단계를 소개한다. 이 책을 다 읽을 때쯤이면 자가 진단과 자가 처방을 할 수 있고, 명확한 행동 강령을 세울 수 있을 것이다. 이렇게 함으로써 여러분의 몸은 기적을 맞이할 준비를 갖추게 될 것이다.

한 가지 명심해야 할 것이 있다. 이 책에 실려 있는 정보는 아픈 사람만을 위한 것이 아니다. 병을 예방하려는 건강한 사람에게도 유용하다. 심각한 질병으로 몸이 비명을 질러댈 때까지 기다리지 말기 바란다. 그러기에 앞서 몸이 속삭이는 소리를 듣는 방법을 알려주겠다. 건강과 만수무강의 비결이라고 입증된 과학 자료를 접하면서, 잠재된 질병의 가능성에서 해방돼 최상의 건강을 누리는 길을 찾게 될 것이다.

이 책을 읽고 놀라거나 위협을 느낄 수도 있다. 하지만 부디 자신의 몸에게 호의를 베풀기 바란다. 이 책을 읽을 때는 판단을 보류하고 마음을 열어 기꺼이 자신의 몸과 건강에 대한 생각을 바꾸려고 노력하라. 이 책의 내용은 오랫동안 지녀온 당신의 믿음을 뒤흔들 것이다. 마음이 불편해지고 이 모든 것이 지어낸 이야기가 아닌지 의심이 생길 수도 있다. 하지만 맹세코 지어낸 이야기가 아니다. 책을 쓰는 동안 과격하게 느껴지는 내용들은 과학 자료를 통해 입증하려고 최선의 노력을 다했다.

이 책은 과거의 나처럼 의심 많은 사람들을 위한 것이다. 이런 사람들은 이 책의 내용에 눈이 번쩍 뜨일 정도로 놀랄 것이다. 동료 의사들이 매서운 눈으로 나를 평가했던 것처럼 독자들이 내 주장을 차례대로 검토할 수 있도록 책의 순서를 정했다. 다시 한 번 말하지만, 내가 설득하고 싶은 사람들은 의사가 아니다. 물론 그들도 경청하기를 바란다. 그들이 내 말에 귀를 기울이면 우리가 아는 현대 의학의 모습이 바뀌기 시작할 테니 말이다.

정말로 나는 여러분을 위해 이 책을 썼다. 아파본 적이 있거나, 사랑한 사람이 아픈 적이 있거나, 질병을 예방하고 싶은 모든 사람을 위해서 말이다. 정말 진심으로 여러분을 돕고 싶다. 나는 마음 깊은 곳에서부터 여러분이 고통에서 벗어나 건강하고 활기차게 오래 살 수 있도록 돕기를 열망한다. 나는 그 사명감으로 의사가 되었다.

내가 전하려는 메시지를 잘 이해하기 바란다. 내 마음이 활짝 열렸듯, 여러분의 마음을 열 기회를 주기 바란다. 생각을 치유해 몸 또한 치유할 수 있도록 돕고 싶다. 건강과 의학에 대한 구태의연한 생각에서 벗어날 수 있도록 마음을 열어라. 미래의 의학은 우리에게 달려 있다. 자, 이제 함께 손을 잡고 탐험을 떠나자.

_리사 랭킨

contents

서문 **5**

1부
자신을 믿어라

1장 건강 신념에 대한 충격적인 진실 **29**

가짜 수술의 치유력 | 강력한 플라세보 | 긍정적인 믿음이 증상을 완화할 수 있다는 증거 | 모든 사람이 플라세보에 반응하는가? | 플라세보의 치유력은 마음에서만 오는 걸까? | 플라세보 효과에 대한 5가지 설명 | 플라세보 효과가 인체에 미치는 영향 | 모든 질병이 동일하게 플라세보에 반응할까? | 자연치유의 수수께끼를 풀다

2장 병에 걸리고 낫지 않는 확실한 방법 **50**

아프다고 생각하면 아프다 | 우리는 유전자의 희생양이 아니다 | 후성유전학 자세히 보기 | 페트리 접시 같은 인체 | 자궁에서 일어나는 일 | 무의식에 숨겨진 믿음 | 자녀를 설정하는 방식에 주의하라 | 몸을 해치는 의료

3장 병을 낫게 하는 치유 요인 **72**

의사가 약 | 따뜻한 보살핌이 영향을 준다는 증거 | 의료의 절차 | 따뜻한 보살핌의 작용 | 따뜻하게 보살피지 않으면 몸이 악화될 수 있다 | 나쁜 소식을 전하는 방법 | 의사여, 그대를 치유하라 | 보완대체의학의 플라세보 효과 | 치료인가, 이완 반응인가? | 치료의 진정한 목표 | 심리요법의 플라세보 효과 | 신앙요법의 플라세보 효과 | 의학의 핵심 되찾기

2부
마음을 치료하라

4장 건강을 다시 정의하다　　　　　107

환자를 진료하며 배운 것 | 완전히 새로운 진료 신청서 | 자가치유 이야기 | 생활습관이 몸에 미치는 영향 | 병과 건강 사이 | 감정의 생리학

5장 외로움은 건강에 독이다　　　　　127

예방의학으로서의 공동체 지원 | 공동체가 기대수명에 미치는 영향 | 신앙 공동체와 건강 | 부부관계와 건강 | 성과 건강 | 외로움이 인체에 미치는 영향 | 관계가 다 평등한 건 아니다 | 취약성의 힘 | 외로움을 위한 처방

6장 마음과 몸을 해치는 일　　　　　153

미국의 과로사 | 일 스트레스의 종류 | 일 스트레스의 전형적인 증상 | 일 스트레스와 생명을 위협하는 질병 | 금전적인 스트레스와 건강 | 행복한 근로자가 건강한 근로자 | 창조성과 건강 | 일 스트레스의 처방

**7장 행복은
예방약이다**   **175**

그랜트 연구 | 낙관론자가 비관론자보다 건강할까? | 희망이 치유한다 | 학습된 무기력과 질병 | 면역 반응과 무력감 | 무력감을 해결하는 통제력 | 쾌활한 사람이 장수한다 | 기분의 생리학 | 행복이 질병을 치유할까? | 비관주의의 해결책 | 불행의 해결책

**8장 스트레스 반응에
대처하는 법**   **207**

명상하기 | 이완 반응을 유도하는 그 외의 방법들 | 자가치유의 비결

3부
처방전 쓰기

9장 철저한 자기 관리 ... 227

나의 치유 이야기 | 기적을 일으키는 몸 만들기 | 완전한 건강 돌무덤 | 치유로의 초대

10장 자가치유의 6단계 ... 248

1단계 : 스스로 치유할 수 있다고 믿어라 | 2단계 : 적절한 협력자를 찾아라 | 3단계 : 몸과 직관에 귀를 기울여라 | 4단계 : 질병의 근본 원인을 진단하라 | 5단계 : 자가 처방전을 써라 | 6단계 : 결과에 대한 집착을 내려놓아라

부록 A 몸과 분리되지 않는 8가지 방법   291
      B 리사의 자가치유 진단   293
      C 리사의 자가 처방전   297
      자가 진단서   304
      자가 처방전   306

주석   308

1부

MIND
OVER
MEDICINE

자신을 믿어라

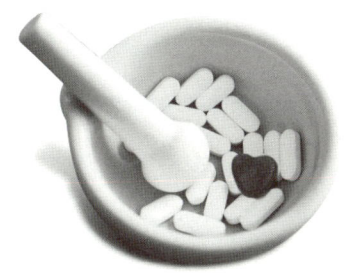

1장
건강 신념에 대한 충격적인 진실

"오늘의 모습은 어제의 생각에서 비롯되며,
현재의 생각이 내일의 삶을 만든다. 결국 인생은 마음이 만든다."
— 《법구경》

1957년 브루노 클로퍼Bruno Klopfer 박사(로르샤하 검사 개발의 선구자로 유명하다-옮긴이)는 필립 웨스트Philip West 박사와 그의 환자인 라이트Wright 씨의 사례 연구를 발표했다. 웨스트 박사는 진행 암인 림프육종에 걸린 라이트 씨를 치료하고 있었다. 모든 치료가 실패하고 시간이 얼마 남지 않았다. 라이트 씨의 목과 흉부, 복부, 겨드랑이, 사타구니에는 오렌지만 한 종양들이 빼곡히 들어찼고, 비장과 간은 비대해졌으며, 흉부에는 매일 뿌연 물이 2리터나 들어차 숨을 쉬기 위해서는 물을 빼야만 했다. 웨스트 박사는 라이트 씨가 일주일을 넘기지 못할 거라고 예상했다.

라이트 씨는 살고 싶다는 절박한 마음에 떠오르는 신약 크레비오젠Krebiozen에 희망을 걸었다. 그는 의사에게 신약을 처방해달라고 간청

했지만, 이 약은 3개월 시한부 선고를 받은 환자에게만 임상시험이 허용된 상태였다. 라이트 씨는 너무 위독한 환자라 자격이 안됐다.

하지만 라이트 씨는 포기하지 않았다. 신약이 자신을 기적적으로 치료할 거라고 믿으며 계속 의사를 졸라댔다. 그의 간청을 뿌리치지 못한 웨스트 박사는 마지못해 그에게 크레비오젠을 투약했다. 하지만 금요일에 약을 투여하면서도, 내심 라이트 씨가 주말을 넘기지 못할 거라고 생각했다.

그런데 놀랍게도 다음 주 월요일, 웨스트 박사는 자신의 환자가 침대에서 일어나 걸어 다니는 모습을 보았다. 라이트 씨의 종양 덩어리는 불 위에 얹은 눈덩이처럼 녹아 없어졌고, 남아 있는 것들도 절반 크기로 줄어들었다. 크레비오젠을 맞은 지 10일 후 라이트 씨는 암이 나아 퇴원했다. 라이트 씨는 흥에 겨워 크레비오젠을 기적의 신약이라고 추켜세웠다. 그런데 두 달 후 크레비오젠이 효과가 없는 것 같다는 과학 보고서가 발표됐다. 보고서의 내용을 알게 된 라이트 씨는 깊은 절망에 빠졌고 암이 재발했다.

어찌 됐든 환자를 구하고 싶었던 웨스트 박사는 속임수를 쓰기로 했다. 그는 신약의 초기 물량이 운송 중에 변질되어 효과가 떨어져 그런 보고서가 발표된 것이라며 새로 확보한 고농도, 초고순도의 크레비오젠을 라이트 씨에게 투여하겠노라고 말했다. 물론 이는 말도 안 되는 거짓말이었다. 웨스트 박사는 라이트 씨에게 증류수를 주사했다.

그리고 기적 같은 일이 벌어졌다. 또다시 말이다. 종양이 사라졌고 흉부에 찼던 물도 없어졌다. 라이트 씨는 두 달 동안 또다시 몸 상태가 아주 좋아졌다.

두 달 후 미국의학협회는 크레비오젠을 투약한 환자들을 대상으로 전국적으로 조사 연구한 결과, 이 약이 전혀 가치가 없다고 발표했다. 라이트 씨는 치료에 대한 모든 믿음을 상실했다. 그는 암이 재발해 이틀 후에 사망했다.1)

이 이야기를 읽고 나는 '오호라, 그럼 그렇지'라고 생각했다. 분명히 이 사례 연구는 사실일 수 없었다. 물 주사를 맞고 어떻게 암 종양이 '눈덩이 녹듯' 사라질 수 있겠는가? 이 사례 연구가 사실이고 매우 단순한 요인이 암을 없앨 수 있다면, 암 전문의들은 왜 중환자실의 4기 암 환자들에게 물을 주사하지 않는 걸까? 잃을 게 없다면 못 할 것도 없지 않은가? 이 같은 이야기를 믿을 수 없던 나는 검토를 계속했다. 확실히, 이런 이야기가 사실이라면 유사한 사례 연구가 있을 터였다.

〈임상 관찰 저널 Journal of Clinical Investigation〉에 발표된 사례 연구에 심한 구역질과 구토로 고통받는 여성 환자의 이야기가 있었다. 그 환자를 기계로 검진한 결과, 의사의 진단대로 위 수축으로 인해 극히 불안정한 상태였다. 의사는 그녀에게 매우 놀랍고도 강력한 신약을 권하며 틀림없이 구토증이 사라질 거라고 장담했다.

약을 복용하고 몇 분 후에 환자의 구토증은 사라졌고, 위 상태는 정상을 되찾았다. 그런데 의사의 말은 거짓이었다. 환자는 강력한 신약 대신 구토를 예방하는 게 아니라 구토를 유발하는 토근Ipecac(구토를 유발하는 식물—옮긴이)을 복용했다. 환자가 자신의 증상이 사라질 거라고 믿었기 때문에 증상을 악화시키는 토근을 복용했는데도 구토증과 비정상적인 위의 수축이 사라진 것이다.2)

이 이야기를 읽고 나는 머리를 긁적이며 멍하니 앉아 있었다. 흥미로웠지만 여전히 객관적으로 입증된 건 아무것도 없었다.

가짜 수술의 치유력

얼마 뒤 〈뉴잉글랜드 의학 저널〉에서 심한 무릎 통증을 수술로 말끔히 치료해서 유명한 정형외과 의사 브루스 모슬리Bruce Moseley 박사의 연구 사례를 우연히 읽게 되었다. 모슬리 박사는 무릎 수술의 효과를 입증하기 위해 기발한 대조 실험을 생각해냈다. 연구에서 한 환자 집단은 모슬리 박사의 유명한 무릎 수술을 받았다. 또 다른 환자 집단은 의도적으로 고안된 가짜 수술을 받았다. 환자들에게 진정제를 투여하고 진짜 수술에서처럼 세 부위를 동일하게 절개한 뒤 미리 녹화된 다른 사람의 수술 장면을 비디오로 보여줬다. 모슬리 박사는 세척 과정에서 나는 소리를 흉내 내려고 물을 튀기기까지 했다. 그리고 무릎을 봉합했다.

예상대로, 진짜 수술을 받은 환자의 3분의 1은 무릎 통증이 사라졌다. 그런데 모슬리 박사가 정말로 놀란 점은 가짜 수술을 받은 환자들 역시 같은 결과를 얻은 것이었다! 사실 연구의 어느 시점에 가짜 수술을 받은 환자들은 진짜 수술을 받은 환자보다 실제 통증이 가벼웠다. 아마도 수술 트라우마를 겪지 않아서일 것이다.3)

그렇다면 모슬리 박사의 환자들은 연구 결과를 어떻게 생각했을까? 가짜 수술을 받았지만 증상이 완화되었다고 한 2차 대전 참전 용사는 이렇게 말했다. "2년 전에 수술을 받았는데 아직까지 무릎이 아팠던 적이 없습니다. 지금은 다른 쪽 무릎과 똑같아요."4)

이 같은 연구 결과는 내 가슴에 크게 와 닿았다.

라이트 씨와 토근을 먹은 여성은 단순한 사례 연구다. 사례 연구는 편향적이라는 이유로 정식 의학 자료로 간주되지 않는다. 내가 배운 바에 의하면, 정식 의학 자료로 간주되는 과학 자료는 무작위(제비뽑기 방식), 이중맹검법(피험자와 의사 모두에게 진짜 약인지 속임약인지 알리지 않는 실험 방식-옮긴이), 플라세보Placebo-대조 임상시험, 공인된 학술지에 발표 등의 조건이 모두 충족되어야 한다.

모슬리 박사의 연구는 무작위, 이중맹검법, 플라세보-대조 임상시험으로 세계적으로 그 권위를 인정받는 의학 학술지 중 하나에 발표되었다. 연구 결과에서 알 수 있듯, 환자들은 수술을 받았다고 믿었기 때문에 무릎 통증이 나았다. 이 연구는 믿음, 다시 말해 오로지 마음의 작용만으로 구체적이고 실제적인 신체 증상이 완화될 수 있음을 입증한 첫 번째 증거다. 모슬리 박사의 연구에 고무된 나는, 임상시험에서 사용되며 신비롭고 강력하며 신뢰할 수 있는 회복 효과를 지닌 속임약, 플라세보를 연구하기에 이르렀다.

강력한 플라세보

과학자들이 모두 그렇듯이, 나도 플라세보의 효과는 익히 알고 있었다. 정제된 설탕, 소금물 주사, 가짜 수술 같은 가짜 치료는 특정한 약이나 수술, 치료법이 정말로 효과가 있는지 알아보기 위해 현대 임상시험에서 일상적으로 이용된다. 플라세보는 라틴어로 '내가 만족을 줄 것이다'라는 뜻으로, 신경증 환자를 진정시킬 목적으로 사용되던 비활성 치료법을 가리키는 오래된 의학 용어다.

수세기 동안 의사들은 치료법의 실제 효과를 입증하는 임상 자료 없이 치료법을 처방했다. 그러나 의사가 처방한 치료법을 의심하는 사람은 없었고, 아무도 그 효과를 입증하기 위해 연구하지도 않았다. 의사들은 그저 강장제를 혼합해 환자에게 투여했고, 적어도 일부 환자는 나았다. 또는 몸을 절개해 수술을 했고, 증상이 낫거나 낫지 않았다.

임상 연구에서 플라세보를 이용할 생각을 한 건 19세기 후반이다. 그 후 1955년 〈미국 의학 협회 저널〉은 헨리 비처Henry Beecher 박사의 '강력한 플라세보'라는 연구 기사를 발표했다. 환자에게 약을 먹이면 많은 경우 회복되며, 소금물이나 다른 비활성 성분을 투여해도 3분의 1가량은 마음뿐 아니라 실제 인체의 생리가 변해 치료된다는 내용이었다.[5]

플라세보 효과의 개념은 순식간에 동시대 의학의 중심으로 떠올랐고, 현대 임상시험이 탄생했다. 이제 실험하는 약이나 수술의 치료 효과를 입증하려면 강력한 플라세보의 치유력을 넘어서야 하는 부담을 안게 되었다. 플라세보의 효과를 능가한다고 입증된 약이나 수술만이 '효과'가 있다고 간주된다. 그렇지 않으면 미국식품의약국FDA은 약을 승인하지 않을 것이고, 수술은 인기가 시들해질 것이며, 치료법은 효과 없다며 사용되지 않을 것이다. 모슬리 박사의 수술이 그랬듯이 말이다. 플라세보보다 나을 게 없다고 입증된 치료법을 처방하는 행위는 증거를 기반으로 하는 의학의 원칙을 위반한 것으로 간주됐다. 그리고 그것으로 진짜 의사와 돌팔이를 구분했다. 적어도 나는 그렇게 배웠다.

그런데 플라세보 효과란 정확히 무엇일까? 연구를 시작할 때까지 이 주제가 내 머릿속에서 떠난 적이 없었다. 의사들은 모두 임상시험 환자들이 정제된 설탕만 먹었을 뿐인데 회복될 수 있다는 것을 안다. 과연 그 이유는 뭘까?

그때 마음이 몸에 영향을 줄 수 있다는 증거를 찾던 나에게 큰 깨달음이 왔다. 일부 임상시험 피험자가 단순히 진짜 약이나 수술을 받았다고 믿었기 때문에 몸이 회복되었다면, 그 반응은 순전히 마음의 작용이다. 이 사실을 깨닫고 나는 기운이 쭉 빠졌다.

긍정적인 믿음이 증상을 완화할 수 있다는 증거

다시 의학 자료 이야기로 돌아가보자. 약을 투여받거나 수술을 받았다고 믿음으로써 증상이 실제로 완화될 수도 있다는 증거를 더 확보하기 위해 의학 자료를 뒤진 끝에 나는 다음과 같은 내용을 발견했다. 천식 환자의 절반 가까이가 가짜 흡입기를 사용하거나 가짜 침을 맞고 증상이 완화되었다.6) 두통 환자의 40퍼센트가 속임약(플라세보)으로 나았다.7) 대장염 환자의 절반이 가짜 치료를 받고 몸이 좋아졌다.8) 궤양 통증이 있는 환자의 절반 이상이 속임약으로 통증이 사라졌다.9) 가짜 침을 맞고 거의 절반에 가까운 환자가 전신 열감이 없어졌다(진짜 침을 맞고는 환자의 4분의 1이 나왔다). 불임 환자 중 무려 40퍼센트가 가짜 임신 촉진제를 먹고 임신을 했다.10) 실제로 모르핀과 속임약은 통증 치료에 거의 비슷한 효과를 보인다.11) 그리고 다수의 연구에서 항우울제를 먹고 기분이 좋아진 거의 모든 환자가 플라세보 효과 때문일 수 있다고 밝혔다.12)

증상 완화에 관해서라면 기적을 일으키는 것이 비단 알약과 주사만은 아니다. 모슬리 박사의 무릎 수술 연구에서 밝혀졌듯이, 가짜 수술은 더욱 효과적이다. 과거에는 으레 속가슴동맥을 묶는 수술로 협심증을 치료했다. 속가슴동맥으로 흐르는 혈류를 차단하면 그 혈액이 심장으로 흘러들어 관상동맥의 혈류 부족으로 인한 증상이 완화된다는 생각에서였다. 외과수술의는 수십 년간 이런 수술을 했고, 거의 모든 환자가 증상이 좋아졌다.

하지만 실제로 속가슴동맥 묶기 수술에 환자들이 반응한 걸까? 아니면 수술이 도움이 될 거라는 믿음에 몸이 반응한 걸까? 이 물음의 답을 찾는 과정에서 속가슴동맥 묶기 수술을 받은 환자들과 동맥 대신 흉벽을 묶는 수술을 받은 환자들을 비교한 연구 결과를 찾아냈다.

어떤 일이 벌어졌을까? 가짜 수술을 받은 환자의 71퍼센트가 회복된 데 비해 진짜 수술을 받은 환자들은 67퍼센트만 회복됐다.13) 속가슴동맥 묶기 수술은 이제 의학의 역사 속에만 존재한다.

나는 수집한 자료들에 감명을 받았다. 연구자들이 임상시험에서 플라세보 효과를 최대한 축소하려고 노력하지 않았다면 더욱 감명받았을 것이다. 연구자들이 플라세보 효과를 수용 가능한, 긍정적인 현상으로 인식한다면 아마 더 높은 치료율을 얻었을 것이다. 하지만 대부분의 연구자가 이 같은 문제에 관심이 없었다. 그와 반대로 임상시험 진행자와 의학 연구자 들(대부분 제약 회사에서 고용한)은 플라세보 효과를 줄이기 위해 갖은 노력을 했다. 환자들이 플라세보로도 회복된다면 약의 시장성이 떨어질 것이기 때문이다. 많은 경우 '과도한 플라세보 반응'을 보이는 사람을 걸러내기 위해 약에 대한 무작위, 이중맹검법, 플라세보-대조 실험을 실시하기 전에 실제로 제거 단계를 거쳤다. 모든 실험 참가자에게 비활성(약효 없는) 정제를 복용하게 한 후 증상이 완화되는 반응을 보인 참가자들을 실험에서 제외시킨 것이다. 만일 새로운 약품을 연구하는 연구자의 대다수가 거대 제약 산업과 한통속이 아니라면 임상시험의 플라세보 반응률은 훨씬 더 높아질지도 모른다.

모든 사람이 플라세보에 반응하는가?

나는 플라세보에 대해 곰곰이 생각하며 내가 만일 임상시험 환자라면 과연 플라세보에 반응할지 자문해보았다. 어쨌거나 나는 의사다. 임상시험을 직접 진행해보았다. 나는 영리하니까 진짜 치료인지 아닌지 그냥 알 것 같았다. 만일 내가 플라세보라고 의심한다면 분명히 증상이 완화되지 않을 것이다. 그렇지 않은가?

다른 사람보다 플라세보에 더 취약한 사람이 따로 있을까? 플라세보에 반응한 사람 중에 유명인사가 있는지 밝힌 자료가 있을까? 성격 특성이나 지능 수준에 근거해 정제된 설탕만 먹고 병이 나을 사람을 예측할 수 있을까? 지능지수가 높은 사람은 플라세보에 덜 반응할까? 잘 믿는 사람이 따로 있을까?

그러다가 이런 내용을 연구한 과학자들을 찾아냈다. 연구자들은 처음에 플라세보에 반응하는 사람들은 지능지수가 낮거나 좀 더 신경이 예민할 거라고 가정했다. 하지만 예상은 빗나갔다. 조건이 적절할 경우 거의 모든 사람이 플라세보에 반응했다. 누구나 걸려들었다. 의사고 과학자고 할 거 없이 말이다. 실제로 일부 연구에서는 지능지수가 높은 사람이 플라세보에 더 잘 반응했다.

나에게는 반가운 소식이었다. 긍정적인 믿음이 몸을 치유한다면, 모든 사람이 공평하게 혜택을 받을 수 있을 테니 말이다. 뭐든 잘 믿는 사람뿐만 아니라 '우리' 같이 똑똑한 체하는 인간도 여기에 해당된다.

플라세보의 치유력은 마음에서만 오는 걸까?

연구를 계속하면서 알게 된 내용이 잘 정리되지 않았다. 분명히 내가 수집한 증거는 사람들의 관심을 끌 것 같았다. 환자들, 그러니까 잘 믿는 환자뿐 아니라 그렇지 않은 환자까지 모든 환자가 회복할 거라고 믿으면 많은 수가 실제로 회복됐다. 하지만 이것만으로는 호기심이 충족되지 않았다. 나는 증상이 완화된 것이 모두 생각의 작용이라는 논지를 증명할 수 있었다. 통증은 결국 마음의 인식 아닌가? 우울함이 정신 상태가 아니라면 무엇이겠는가? 천식이나 대장염같이 눈에 보이는 질병조차 그저 숨이 더 잘 쉬어진다고 '생각하거나' 위장 상태가 좋아졌다고 '인식하는' 것일 수도 있다. 어쩌면 인식은 변화하지만, 인체는 실제로 측정 가능할 만큼 생리적으로 반응하지 않을 수도 있다. 어쩌면 나았다고 생각할 뿐이며, 그것으로 충분할지도 모른다.

마음이 육체를 치유할 수 있는 게 사실이라면, 단지 증상이 완화되기만 하는 것이 아니라 생리적으로 육체가 반응한다는 것을 증명할 수 있는 연구 방법이 있어야 했다. 내 연구의 다음 단계는 믿음이 실제로 인체의 생리 작용을 바꿀 수 있고, 그것이 머릿속에서만 일어나는 게 아님을 증명하는 것이었다.

수십만 건에 이르는 플라세보-대조 실험 결과가 발표되는 현실에서 답을 찾기란 여간 어려운 일이 아니었다. 가장 큰 이유는 내가 접한 많은 연구가 두통, 허리 통증, 우울증, 성욕 저하처럼 수량화하기 어려운 증상들을 평가했기 때문이었다. 이런 증상들이 완화되었다 해도 그건 대개 환자의 주관적인 경험일 뿐이다. 환자들이 말한 내용이 사실임을 객관적으로 측정할 방법이 없었다.

하지만 나는 플라세보에 반응해 인체의 생리 작용이 정말로 적어도 어느 정도는 변화한다는 증거를 찾아내고야 말았다. 플라세보 치료 후 대머리인데 머리카락이 나고, 혈압이 낮아지며, 무사마귀가 없어지고, 종양이 사라지며, 위산 수치가 내려가고, 결장의 염증이 줄어들며, 콜레스테롤 수치가 낮아지고, 턱 근육의 긴장이 풀리며, 치과 치료로 인한 붓기가 가라앉고, 파킨슨병 환자의 도파민 수치가 증가하며, 백혈구의 활동이 증가하고, 뇌를 촬영했을 때 통증이 가라앉아 밝아진 뇌 부위가 보였다.14) 이런 연구 결과들을 보고 나는 믿음이 생겼다. 플라세보는 몸 상태만이 아니라 몸의 생리 자체를 바꿨다. 이때부터 정말로 흥미로워지기 시작했다.

플라세보 효과가 인체의 생리에 영향을 준다면 질병에 대한 개념 전체에 의문을 던져야 하지 않을까? 하지만 그런 중대한 문제를 연구하기 전에 플라세보 치료를 받았을 때 증상 완화와 함께 인체의 생리 또한 변화하는 이유를 다른 방법으로 설명할 수 있는지 연구해보고 싶었다. 단지 긍정적인 믿음이 정말로 인체의 모든 변화를 유도할까? 아니면 환자의 증상이 완화되는 데 영향을 주는 다른 요인들이 있을까? 이런 질문들의 답을 찾는 과정에서 몇 가지 이론을 접하게 되었다.

플라세보 효과에 대한 5가지 설명

임상 연구자들은 피험자들을 임상 현장에 부르고, 연구를 목적으로 하는 실제 치료나 플라세보라고 알린 후 치료하고, 일정 기간 그들을 관찰하는 과정을 통틀어 플라세보 효과라고 이야기한다. 자, 이제 5가지 설명이 무엇이며 우리가 사용하는 용어가 적절한지 알아보자.

가장 분명하며 믿고 싶은 설명은, 환자가 그렇다고 믿음으로써 증상이 완화되고 인체의 생리가 변화하는 현상이다. 사전 동의의 원칙에 따라 환자에게 플라세보 치료를 받을 수 있다고 알리지만, 플라세보 대상 환자의 많은 수가 진짜 치료를 받는다고 믿기 때문에 병이 나을 거라고 기대한다. 달리 말해, 몸이 변화할 거라는 믿음이 몸을 변화시킨다.15)

하지만 긍정적 믿음이 인체의 반응을 유도하는 유일한 요인이 아닐 수도 있다. 사람들이 병에서 회복되는 이유에 대한 두 번째 설명은 조건반응이다. 개를 대상으로 실험한 파블로프의 조건반응은 매우 유명하다. 파블로프의 개는 과자에 반응해 침을 흘렸을 뿐 아니라, 과자의 등장과 함께 울리는 종소리에도 침을 흘렸다. 플라세보 효과 역시 대체로 동일한 방식으로 작용한다. 흰 가운을 입은 사람이 주는 진짜 약에 길들여져 결국 병이 낫는다면, 흰 가운을 입은 사람이 주는 정제된 설탕을 먹는 것만으로 몸 상태가 좋아지도록 조건화될 수 있다.16) 물론 조건반응은 심신 연관성을 명백히 실증하기 때문에 이 설명 역시 마음이 몸을 치유할 수 있다는 생각을 뒷받침한다.

세 번째 설명은 임상시험에 참여한 환자들이 정서적으로 지원을 받는다는 점이다. 플라세보 효과를 연구한 하버드대학 교수 테드 켑척Ted Kaptchuk은 학술지 기사와 언론 인터뷰에 자주 등장하는 유명한 권위자에게 받는 따뜻한 보살핌은 긍정적인 믿음 또는 그 이상의 플라세보 효과를 가져온다고 주장했다. 임상시험에 참여한 환자들은 관심과 지원을 받으며, 때로는 막강한 권위자의 보살핌을 받기도 하는데, 이런 요인들은 역사적으로 건강과 치유를 상징한다. 우리는 누구나 관심과 사랑을 받고 싶어 하며, 누군가 자신의 이야기를 들어주길 원한다. 이것만으로도 증상이 좋아지고 인체의 생리가 긍정적으로 변화한다. 다시 말하지만, 마음과 몸이 통하기 때문이다.

  사람들이 플라세보에 반응하는 네 번째 이유는, 대부분의 연구에서 다른 치료법을 자가 처방하는 환자들을 가려내려고 노력하지만 임상시험에 참가한 사람 중에는 어느 정도 이런 사람들이 있음에도 이를 가려내지 않기 때문이다. 누군가 플라세보 집단에 포함됐는데도 증상이 회복됐다면 남몰래 취한 다른 치료법 때문에 나았을 가능성도 있다.

  마지막으로 다섯 번째 설명은 환자 중 일부는 병이 저절로 나았을 가능성이 있다는 것이다. 인체는 끊임없이 항상성을 회복하려고 노력하며 스스로 치유한다. 환자들을 어두운 방에 가두고 어떠한 치료를 하거나 관심을 기울이지 않아도 그중 몇몇은 회복된다. 이에 대해 논란이 있지만, 몇몇 과학자는 자연치유만이 유일하게 플라세보 효과를 설명할 수 있다고 믿는다. 덴마크의 아스비외른 로비아르트손Asbjørn Hrobjartsson 박사와 페테르 C. 괴츠셰Peter C. Gøtzsche 박사는 〈뉴잉글랜드 의학 저널〉에 발표한 '플라세보는 효과가 없는가?'라는 제하의 기사에서 약물과 정제된 설탕을 모두 투여하지 않은 비치료 집단을 포함시키지 않는 한 플라세보 효과를 확실하게 증명할 수 없다고 주장했다.[17] 이들은 비치료 집단을 연구한 결과, 플라세보 효과의 유의미한 증거를 거의 찾을 수 없었다며, 병이 회복된 것을 긍정적인 믿음이나 따뜻한 보살핌 때문이 아니라 질병의 자연스러운 과정으로 해석해야 한다고 설명했다.[18] 이 연구의 설정에 오류가 있다고 비판하는 이들도 있다. 그들은 연구의 종류가 너무 광범위하고 다양한 데다 질병의 종류가 완전히 다른데 플라세보 연구들을 서로 비교하는 건 사과와 오렌지

를 비교하는 것처럼 오해의 소지가 있다고 주장했다.19)

어쨌든 간에 자연치유는 분명히 임상 연구 결과를 바꿀 수 있고, 플라세보 없이도 일어날 수 있다. 그런데 이것이 인체의 타고난 자가회복 능력을 강력히 증명하는 게 아닐까? 치료받지 않은 집단마저 일부 회복된다면, 인체가 스스로 치유하는 방법을 안다는 것을 입증하는 게 아닌가? 설사 플라세보 효과가 실제로 존재하지 않는다고 주장하더라도 (대부분의 전문가는 실재한다고 믿는다) 임상 연구의 범위 밖에서 일어난 자연치유는 공식적인 의료 통계에 포함되지 않기 때문에 설명할 수 없는 자연치유가 생각보다 더 자주 일어난다고 봐야 한다.

결론적으로, 인체의 생리를 변화시키는 플라세보 효과가 긍정적인 믿음 때문에 일어나는 현상이 아닐지라도, 이를 통해 심신 연관성과 인체의 타고난 자가회복 능력을 확인할 수는 있다.

플라세보 효과가 인체에 미치는 영향

우리는 플라세보 효과를 안다. 그런데 생각, 감정, 믿음이 과연 어떤 방식으로 인체의 생리를 변화시키는 것일까? 이 질문의 답을 놓고 연구자들의 의견이 분분하지만, 여기에는 몇 가지 이론이 있다. 회복할 거라는 긍정적인 생각을 하면 천연 엔도르핀을 자극해 증상이 개선되고 통증이 완화되며 기분이 좋아진다. 그 반대도 가능하다. 플라세보에 긍정적으로 반응한 환자에게 천연 엔도르핀을 막는 오피오이드Opioid

차단제 날록손Naloxone을 투여하면 플라세보 효과가 갑자기 멈춘다.20)

또한 몸이 낫는다는 믿음을 갖고 있는 상태에서 임상 연구자들의 따뜻한 보살핌을 받으면 병을 일으키는 것으로 알려진 인체의 스트레스가 줄고 자가회복 기능이 정상적으로 작동하는 데 필요한 생리적인 이완을 유도할 수 있다. 하버드대학 교수인 월터 캐논Walter Cannon이 처음으로 설명했듯이, 인체는 뇌가 위협이라고 인식하면 생존을 위해 '투쟁 혹은 도피' 반응이라는 기전을 발동시킨다. 이런 위협을 캐논은 스트레스라고 이름 붙였다. 공포심 같은 생각이나 감정으로 인해 호르몬이 대량 방출되면 시상하부 뇌하수체 부신피질HPA 축이 활성화되어 교감신경을 자극해 과잉 반응을 유도한다. 그러면 코르티솔과 아드레날린 수치가 급등한다. 이런 스트레스 호르몬에 몸이 지배를 받으면 시간이 지나면서 질병의 전 단계로서 증상이 나타날 수 있다.

8장에서 좀 더 자세히 설명하겠지만, 긴박한 상황에서 살아남기 위해 스트레스 반응이라는 생존 기전이 발동하듯, 균형을 잡기 위한 이완 반응도 일어난다. 이완 반응이 나타나면 스트레스 호르몬이 줄어들고 대신 부교감신경이 작동해 인체는 항상성의 상태를 되찾는다. 이런 휴식과 이완의 상태에서만 인체의 회복이 가능하다. 스트레스가 줄고 이완 반응이 일어나면 스트레스 반응으로 인한 증상이 완화되고 인체의 자연치유력이 회복된다.

긍정적인 믿음을 갖고 세심한 보살핌을 받으면 면역 체계 또한 변화한다. 플라세보 치료를 받은 사람들은 면역 체계가 개선되어 결과적으로 스트레스 반응이 가라앉고 이완 반응이 시작된다. 플라세보는 면역 체계를 억제할 수도 있다. 한 연구에서, 여러 마리의 쥐에게 면역억제제인 시클로포스파미드Cyclophosphamid를 사카린 물에 섞어 먹었다. 그러고 나서 약물을 제거하고 사카린 물(플라세보)을 쥐에게 먹였다. 자, 어떤 일이 일어났을까? 측정 결과, 약물을 먹지 않았는데도 쥐의 면역체계가 억제되었다. 이 연구로, 쥐 역시 긍정적인 믿음과 보살핌에 반응해 체내 면역 반응이 변화한다는 것을 알 수 있다.21) 긍정적인 믿음을 갖고 세심한 보살핌을 받으면 또한 인체의 급성기 반응, 즉 통증, 붓기, 열, 무기력, 무관심, 식욕 저하를 일으키는 염증 반응이 줄어든다.22)

마음과 몸을 연결하는 일은 뇌의 전전두엽 피질의 실행 기능에 의해 조절되는 것으로 보인다. 알츠하이머병 환자들이 플라세보에 잘 반응하지 않는다는 사실이 이 같은 이론을 뒷받침한다.23) 알츠하이머병 환자들이 대부분 플라세보에 반응하지 않는 것으로 볼 때, 뇌의 질병으로 믿음과 관련된 뇌 부위가 손상되면 플라세보에 반응하기 어렵다는 생각은 설득력을 얻는다. 진화 생물학자인 로버트 트리버즈Robert Trivers는 가까운 미래를 예측하는 뇌의 능력이 뇌의 상태에 영향을 미친다고 말했다. 트리버즈는 알츠하이머병 환자들은 미래를 예측할 수 없고, 따라서 생리학적으로 미래를 준비할 수 없기 때문에 플라세보에 반응하지 않는다고 설명했다.

플라세보 반응은 또한 대뇌에서 보상 기전을 담당하는 측좌핵의 도파민 활성과 상호 연관된다. 과학자들은 연구 대상자들에게 돈을 준 후 그들의 측좌핵에서 방출되는 도파민의 양을 측정하는 실험을 했다. 금

전적인 보상에 측좌핵이 더 강하게 반응하는 사람일수록 플라세보 치료로 회복될 가능성이 컸다.[24]

기전이 어떻든 간에 마음과 몸은 호르몬과 뇌의 신경전달물질을 매개로 대화를 주고받음으로써 뇌가 인체의 다른 부위에 신호를 보내게 만든다. 따라서 우리의 생각과 기분이 온몸의 생리적인 변화로 나타날 수 있다는 사실에 놀라서는 안 된다.

이런 이야기는 정말 맞는 것 같다, 그렇지 않은가? 우리는 생각과 감정이 인체의 건강에 영향을 미친다는 사실에 큰 관심을 기울이지 않는다. 우리가 마음에 신경 쓰지 않는 이유는 뭘까? 너무 일찍 말을 꺼냈다. 2부에서 마음과 몸의 건강을 유지하는 방법을 상세히 설명하겠다.

모든 질병이 동일하게 플라세보에 반응할까?

플라세보 효과를 탐구하면서 다음으로 떠오른 질문은 '플라세보가 모든 질병에 효과를 발휘할까?'였다. 모든 증상과 질병이 플라세보에 반응할까? 아니면 특정한 종류의 질병만 반응할까?

내가 발견한 바로, 거의 모든 임상시험에서 플라세보 효과가 입증되었지만 일부 질환은 유독 플라세보에 잘 반응했다. 플라세보는 알레르기 같은 면역계 증상, 당뇨병 같은 내분비 장애, 대장염 같은 염증 질환, 불안과 우울증 같은 정신 질환, 파킨슨병과 불면증 같은 신경계 장애, 협심증 같은 심장 질환, 천식이나 기침 같은 호흡기 질환, 통증 장애에 가장 효과가 높았다. 플라세보가 암에도 효과를 발휘할까? 심장마비는? 뇌졸중은? 간부전은? 신장병은?

나는 이 질문에 대한 답을 거의 찾지 못했다. 아마도 임상시험에서 플라세보로 이런 질병을 치료하는 일은 비윤리적이라고 여겨지기 때문일 것이다. 대체로 이렇게 위중한 질병은 이미 어느 정도 효력이 입증된 공인된 치료법으로 연구한다. 따라서 플라세보 반응의 한계가 어디까지인지 알기는 어렵다.

연구를 수행하면서 플라세보 효과가 '마음과 몸'이라는 거대한 빙산의 일각에 불과하다는 강렬한 직감이 들었다. 그리고 결코 답할 수 없는 질문들이 머릿속에서 꼬리에 꼬리를 물고 이어졌다. 예를 들어, 플라세보 치료일 수도 있다는 걸 안 임상시험 환자가 때로 극적으로 회복되는 모습을 보인다. 그렇다면 환자에게 거짓말을 하면 어떤 일이 벌어질까? 모든 환자에게 혁신적인 효과를 내는 신약을 투여한다고 말하고 실제 속임약을 투여하는 비윤리적인 실험을 하면 어떨까? 물론 환자의 알 권리를 보호하는 사전 동의 원칙 때문에 감사 위원회가 그런 실험을 허용할 리 없지만 말이다. 하지만 그런 실험을 할 수 있다면 어떻게 될까? 우리는 그 결과에 깜짝 놀랄 것이다. 왜일까? 크레비오젠을 투여받은 라이트 씨가 그랬듯이, 몸이 나을 거라고 철석같이 믿으며 임상 연구자들의 격려를 받을 때 어떠한 강력한 힘이 작용하기 때문이다.

장담할 수는 없지만, 나는 플라세보 효과가 시작에 불과하다고 믿게 되었다. 나는 플라세보 효과를 넘어선 더 중대한 질문을 하지 않을 수 없었다. 결코 지나칠 수 없는 질문이었다. 우리 몸은 정말로 스스로 치유될 수 있을까?

자연치유의 수수께끼를 풀다

캘리포니아 페탈루마에 소재한 순수지성과학연구소IONS에서 휴일 칵테일 파티가 열렸다. IONS 소장인 마릴린 슐츠Marilyn Schlitz와 하고 있는 연구에 대해 이야기하며 와인을 홀짝이다가 나는 해답의 일부를 찾았다. 내가 처한 문제를 이야기하자 마릴린은 '걱정 마요!'라는 표정으로 미소를 지으며 카라일 히시버그Caryle Hirshberg와 브렌던 오레건 Brendan O'Regan이 편집한 '자연치유 프로젝트'라는 온라인 데이터베이스를 알려주었다. 이 데이터베이스에는 800종이 넘는 학술지에서 찾아낸 설명 불가능한 자연치유 사례 3,500건이 20개 언어로 주석과 함께 수록되어 있었다. 이들은 자연치유를 '병의 증상이나 종양이 사라질 수 없다고 여겨지는 상황에서 의학적인 치료를 하지 않고 질병이나 암이 완전하거나 불완전하게 사라지는 현상'이라고 정의했다.[25]

이 자료에는 기절초풍할 사례들이 수록되어 있었다. HIV 양성 환자가 HIV 음성이 되었다. 전이성 유방암을 치료하지 않은 여성 환자의 가슴과 폐, 대퇴골의 종양이 저절로 없어졌다. 한 남성은 관상동맥을 막은 판이 치료를 받지 않았는데도 사라졌다. 뇌동맥류가 사라진 남성도 있었다. 뇌에 총상을 입은 남성이 치료를 받지 않고도 회복됐다. 심

근증으로 심장 기능을 상실한 여성이 회복됐다. 갑상선 질환을 앓는 여성이 저절로 나았다.26)

나는 또한 1960년대에 출판된 제목이 비슷한 두 권의 책을 알게 되었다. 윌리엄 보이드William Boyd가 쓴 《암의 자연치유The Spontaneous Regression of Cancer》와 틸든 C. 에버슨Tilden C. Everson과 워런 H. 콜Warren H. Cloe이 쓴 《암의 자연치유Spontaneous Regression of Cancer》는 이런 사례 연구를 다룬 의학 보고서가 늘어나는 계기를 마련해준 책들이다.

자연치유 사례 연구를 읽고 또 읽으면서 내 가슴은 흥분으로 뛰었다. 대부분의 사례 연구에서는 자연치유가 어떻게 일어났는지 밝히지 않았다. 환자들이 나을 거라고 믿었는지 또는 치유를 위해 특별한 일을 했는지 확인하기 위해 면담하지 않았으니 말이다. 하지만 그 자료들은 '고칠 수 없는' 병은 거의 없다는 증거를 제시했다. 내가 배운 지식으로는, 환자들이 자연적으로 치유한 많은 질환은 더 이상 손을 쓸 수 없는 불치병이었다. 나는 잘못 배운 것이 분명했다.

머리가 핑핑 돌았다. 속이 울렁거려 음식을 먹기가 힘들었다. 몇 주 사이에 체중이 4.5킬로그램이나 빠졌다. 이때부터 나의 사명이 바뀌었다. 나는 개종한 여인이었다. 나는 추호의 의심도 없이 마음이 몸을 치유할 수 있다는 사실을 믿었다. 나는 인체에서 자연치유가 일어나는 방식을 논리적으로 설명할 수 있었다. 나는 복잡하게 얽혀 있는 마음과 몸의 관계를 막 이해하기 시작했다. 그러나 질병을 예방하고 치료하기 위해 마음의 힘을 이용하는 방법은 아직 알지 못했다. 그래서 나는 더 깊이 파고들기로 마음먹었다.

2장
병에 걸리고 낫지 않는 확실한 방법

⬤▬

"건강에 대해 사실이기를 바라지 않는 것은
절대로 단언하거나 되뇌지 마라."

– 랄프 왈도 트라인 Ralph Waldo Trine

플라세보 효과에 대해 많은 것을 알게 되자 그 역도 성립할지 궁금해졌다. 긍정적인 믿음과 임상의의 정성 어린 보살핌으로 몸이 치유될 수 있다면 부정적인 믿음과 둔감한 임상의의 성의 없는 치료로 몸을 해칠 수도 있을까? 나는 우선 부정적인 믿음이 인체의 생리에 미치는 역할을 알아보고 싶었다. 과연 생각의 힘으로 자신을 아프게 만들 수 있을까?

유감스럽게도 그렇다. 샌디에이고의 연구자들은 3만 명에 가까운 중국계 미국인을 조사한 후, 무작위로 선정한 40만 명 이상의 백인과 비교했다. 연구 결과, 중국계 미국인은 질병이 있고 중국 점성학과 중의학에서 말하는 액년에 태어났을 경우 평균 수명보다 훨씬 일찍 사망했지만(무려 5년), 백인은 그렇지 않았다. 연구자들은 중국의 오랜 전통에 애착을 느끼는 중국계 미국인일수록 더 일찍 사망한다는 사실을 발견했다. 자료를 검토한 연구자들은 수명 단축이 유전적 요인, 환자의 생활 방식이나 행동, 의사의 기술, 그 밖의 여러 요인으로 설명될 수 없다고 결론지었다.

중국계 미국인들이 일찍 죽는 이유는 뭘까? 연구자들은 중국인들의 유전자 때문이 아니라 중국인들의 믿음 때문이라는 결론을 내렸다. 중국계 미국인들은 별들의 저주로 자신이 일찍 죽을 거라고 믿었다. 그리고 그들의 믿음은 단명으로 실현됐다.[1]

부정적인 믿음이 건강에 영향을 준다는 연구 결과는 이밖에도 존재한다. 한 연구에서 의대생의 79퍼센트가 자신이 공부하는 질병의 증상을 경험했다.[2] 의대생들은 병들 거라는 피해망상에 사로잡혀 결국 병이 들고 말았다.

나도 경험해봐서 안다. 포르피린증에서 뎅기열, 골형성부전, 기면증에 이르기까지 수천 가지 질병이 발생하는 과정을 끝도 없이 외우느라 밤새 공부하던 의대 신입생 시절이었다. 어느 날, 피부 밑에서 무언가가 기어 다니는 느낌이 들었다. 나는 내 피하조직에서 살금살금 움직이는 기니 벌레가 곧 피부를 뚫고 올라와 작은 머리를 치켜들 거라고 믿어 의심치 않았다. 또 어느 날에는 아침에 깨어났을 때 발에 감각이 느껴지지 않았다. 나는 나병에 걸렸다고 100퍼센트 확신했다. 손바닥에 생긴 작은 반점을 보면 제5병이 아닐 수 없었다. 잘 때 잠옷을 흠뻑 적시는 식은땀은 한 가지 병으로밖에 해석할 수 없었다. 말라리아!

9장에서 상세히 설명하겠지만, 나는 의대를 다니는 동안 여러 가지

만성질환을 진단받았다. 지금 생각하면 건강에 대한 부정적인 믿음 때문이 아니었을까 하는 강한 의혹이 든다.

온갖 병으로 고생하는 의대생은 나만이 아니었다. 실제로 나를 포함해 기말고사 직전에 힘없이 걸어 들어와 특이한 증상을 호소하며 자가 진단을 하는 학생들을 보고도 학생 진료실 담당자들은 조금도 놀라는 기색이 없었다. 진료실 의사와 간호사 들은 질병의 다양한 증상을 호소하는 의대생들을 수년간 봐왔을 뿐 아니라, 실제 '의대생 병'이라는 병명이 있다고 말해주었다.

아프다고 생각하면 아프다

중국계 미국인이든 의대생이든 누구든 간에 병에 마음을 집중하면 실제로 병이 생긴다는 것이 과학적으로 입증되었다. 병이 나는 과정을 너무 상세히 알면 실제로 몸에 해롭다. 몸이 고장 나는 방법을 끝없이 생각하다 보면 몸에 증상이 나타날 가능성이 커진다.

과학자들은 이를 노세보 효과Nocebo effect라고 부른다. 플라세보 효과가 긍정적인 믿음, 기대감, 희망, 따뜻한 보살핌의 힘을 보여준다면 노세보 효과는 부정적인 믿음의 힘을 증명한다. 플라세보가 전통적으로 환자의 회복에 도움을 준다면, 노세보는 비활성 치료법이 유발할 수 있는 해로운 효과와 플라세보의 긍정적인 효과를 구별하기 위해 만들어진 용어다. 임상시험 환자들에게 통증을 없애는 약이라고 속여 정제된 설탕을 먹어도 통증이 사라질 가능성이 있다. 반대로 약을 먹고 메스꺼움과 구토가 생길 수 있다고 말하면, 환자들이 진짜 약을 먹지 않았더라도 토할 가능성이 크다.

《사랑＋의술＝기적Love, Medicine and Miracle》에서 버니 시겔 박사는 한 연구 결과를 인용했다. 새로운 항암제 실험에서 대조군 환자들에게 항암제라고 속여 소금물을 투여했더니 환자의 30퍼센트가 머리카락이 빠졌다.3) 또 다른 연구에서는 입원 환자들에게 정제된 설탕을 주고 토할 수도 있다고 말했더니 환자의 80퍼센트가 토했다.4) 어떤 연구에서는 알레르기를 유발하는 항원 물질이 들어 있다고 말하고 환자들에게 무해한 소금물을 흡입하게 했다. 그랬더니 환자들은 숨 쉬기가 힘든 듯 쌕쌕거렸을 뿐 아니라 실제로 기관지가 수축됐다. 천식이 심한 환자들에게 증상이 좋아질 거라고 말하고 동일한 비활성 용액을 투여했더니 증상이 사라졌다.5) 한 연구에서 환자들에게 안티히스타민이라고 말하고 실제로는 속임약을 투여했더니 환자의 4분의 3이 졸음을 호소했다.6) 실험 대상자들에게 진통제로 흔히 쓰이는 마취제 아산화질소가 통증을 유발한다고 말했더니 대상자들이 실제로 통증을 겪었다.7)

〈파블로프 생물학 저널Pavlovian Journal of Biological Science〉에 발표된 연구에선 34명의 학생을 모니터에 연결한 후 이들에게 머리에 전류가 통과할 것이며 부작용으로 두통이 올 수 있다고 경고했다. 실제로 전류는 전혀 사용되지 않았는데 학생의 3분의 2 이상이 두통을 호소했다.8)

심지어 죽음에 대한 생각도 우리 몸에 영향을 미친다. 하버드대 교수이자 보스턴심신의학협회 회장인 허버트 벤슨Herbert Benson 박사는

"외과의들은 자기가 죽을 거라고 믿는 사람들에게 넌더리를 낸다. 죽어서 사랑하는 고인을 다시 만나고 싶어 하는 수술 대상자들을 연구한 사례가 있다. 그런 상황에서는 환자가 거의 100퍼센트 사망한다"라고 말했다.9)

곧 죽을 거라고 '믿는' 수술 환자와 죽음을 '유독 겁내는' 수술 환자를 비교한 결과도 있다. 겁이 많은 사람의 수술 성공률은 꽤 높은 반면, 죽을 거라고 믿은 사람들은 대체로 사망했다. 이와 비슷하게 자신이 심장병에 걸리기 쉽다고 믿는 여성은 그렇지 않은 이에 비해 사망할 가능성이 네 배나 컸다. 이 여성들의 사망률이 높은 이유는 심장병에 걸리지 않은 여성들보다 식단이 좋지 않거나, 혈압과 콜레스테롤 수치가 높거나, 가족력이 있어서가 아니었다. 두 집단 간의 차이는 오직 믿음뿐이었다.10)

다중인격 장애가 있는 신경정신과 환자에 대한 놀라운 연구 결과도 있다. 이 환자는 하나의 인격에서는 당뇨병이 없고 혈당 수치도 정상이었다. 하지만 다른 인격으로 변하는 순간, 당뇨병이 있다고 믿었고 말 그대로 당뇨가 생겼다. 의학적 관점에서 확실히 그녀는 당뇨병 환자였다. 하지만 인격이 또 변하는 순간, 혈당은 정상이 되었다.11)

《다중인격 장애의 치료The Treatment of Multiple Personality Disorder》의 저자이자 정신과 의사인 베넷 브런Bennett Braun은 몇몇 유사한 사례를 소개했다. 티미Timmy는 별생각 없이 오렌지 주스를 마신다. 환자의 많은 인격 중 하나인 티미는 별 탈 없이 오렌지 주스를 마실 수 있지만, 나머지 인격들은 오렌지에 알레르기를 일으켜 한 모금만 마셔도 심하게 두

드러기가 난다. 그런데 알레르기 반응이 일어나는 동안 티미의 인격이 돌아오면 두드러기가 즉시 나아 물집이 가라앉는다.12)

노세보로 질병에 걸릴 수 있고, 환자가 죽음을 예상한다면 실제로 죽기도 한다. 노세보 효과를 연구하는 과학 실험은 윤리적인 문제로 지탄받을 수 있다. 감사 위원회에서 환자를 의도적으로 악화시키는 연구를 승인하는 것은 사실 매우 어려운 일이다. 때문에 플라세보 효과에 비해 노세보 효과를 입증하는 연구 자료는 적은 편이다. 노세보 효과에 대해 알려진 내용은 대부분 플라세보 효과를 실험하는 임상 연구의 부작용으로 얻어진 결과다.

이중맹검법으로 진행된 임상시험에서 환자들에게 진짜 약일 경우 부작용이 올 수 있다고 주의를 주면, 정제된 설탕을 먹은 환자의 25퍼센트가 때로는 약간 심각한 부작용을 경험했다.13) 단지 속임약을 복용했을 뿐인데 피로, 구토, 근육 약화, 감기, 이명, 미각 손실, 기억 장애, 그리고 정제된 설탕이 일으킬 수 없는 그 밖의 증상을 호소하는 환자들이 많았다.

흥미롭게도 노세보 증상이 아무 때나 나타나는 것은 아니다. 실제 약이나 치료법에 부작용이 있을 수 있다고 경고했을 때 발생하는 경향이 있다. 약(정제된 설탕)을 복용하고 부작용을 겪을 수 있다는 단순한 암시가 '자기충족예언(기대하는 대로 결과가 나오는 현상을 가리키는 심리학 용어-옮긴이)'이 되는 것이다. 환자에게 속임약을 투여하면서 메스꺼움을 느낄 수도 있다고 말하면 환자가 메스꺼워할 가능성이 크고, 두통이 올 수도 있다고 말하면 환자가 두통을 느낄지도 모른다. 말의 힘은 이처럼 강력하다.14)

노세보 효과는 '부두교 죽음Voodoo death'에서 가장 극명하게 나타난다. 부두교 죽음이란 저주를 받아 죽을 거라는 말을 들은 이가 실제로 죽는 현상을 말한다.15) 이는 단지 부족 문화의 주술사에게만 적용되는 개념이 아니다. 오진으로 몇 개월 시한부 선고를 받은 환자가 실제로 몇 달 후 사망했는데, 부검 결과 조기 사망의 원인을 찾을 수 없었다.16)

정신병학자 샌퍼드 코헨Sanford Cohen은 자신이 죽기를 바라는 어머니의 말을 엿듣고 사망한 에이즈 환자의 이야기를 해주었다. 환자의 어머니는 아들이 동성연애자로 에이즈에 걸렸다는 말을 들은 날, 아들이 누워 있는 중환자실 바깥에서 자신을 수치스럽게 만든 아들을 죽게 해 달라고 소리 높여 기도했다. 1시간 후 아들은 정말로 죽었다. 의사들은 위독한 상태가 아니던 환자의 죽음에 크게 놀랐다.17)

생리 전 증후군을 앓는 사람들을 일종의 노세보 효과의 희생자라고 믿는 사람들이 있다. 이들은 생리 전에 증상이 발생하는 점을 그 이유로 든다. 심한 생리 전 증후군으로 고생하는 여성들을 연구한 실험에서 실험 대상자들에게 약효가 없는 정제를 주며 생리일이 바뀔 거라고 말했다. 매달 중순에 생리를 시작하고 생리일 3일 전부터 증상에 시달리는 여성에게 월 초에 생리를 시작할 거라고 말한 것이다. 무슨 일이 벌어졌을까? 실제로 생리일이 바뀌지 않았지만 그 여성은 바뀔 거라고 믿었기 때문에 월 초에 생리 전 증후군을 겪었다.18)

노세보 증상은 개인뿐만 아니라 거대 집단에서도 나타난다. 2011년 일본에서 쓰나미와 원자력 발전소 재앙이 발생한 이후, 미국처럼 멀리 떨어진 나라에서조차 방사능에 노출되었을 근거가 없는 사람들이 방사능 중독 증상을 보고했다. 이와 비슷한 사례로 TV, 신문, 인터넷 등 대부분의 언론이 조류독감에 대해 대서특필한 뒤, 감염된 근거가 없는 수천 명의 사람이 조류독감 증상을 보고했다. 가스 누출이나 이상한 냄새, 벌레 물림 등이 언론에 보도된 지역에서는 직장, 학교, 시내에서 사람들이 이와 유사한 '증상들'을 보고했다.[19]

어떻게 이런 일이 벌어질 수 있는 걸까? 어떻게 소금물을 먹고 머리카락이 빠질 수 있을까? 어떻게 설탕물을 먹고 토할 수 있을까? 어떻게 인격이 바뀌면 당뇨병이 생기거나 오렌지 주스에 알레르기 반응을 보일까? 도대체 뇌와 인체 사이에 무슨 일이 벌어지고 있는 걸까? 나는 답을 찾기 위해 계속 파고들었다.

과학자들은 노세보 효과는 기본적으로 스트레스 반응이 활성화되어 나타나는 거라고 믿는다(플라세보 효과로 감소하는 바로 그 스트레스 반응 말이다). 환자가 주술사나 가족, 의사에게 저주의 말을 들으면 나쁜 소식을 듣고 스트레스를 받아 스트레스 반응이 활성화된다. 통증을 느낄 거라고 들은 환자는 (비활성 물질을 투여하지만) 시상하부 뇌하수체 부신피질 축이 활성화되어 코르티솔 수치가 높아진다. 통증이 생기고 시상하부 뇌하수체 부신피질 축이 활성화되면 바륨(신경안정제)을 투여한 뒤에야 진정되는데, 이는 스트레스 기전이 작동한다는 표시다.[20]

병을 선고받은 환자는 낙담한 나머지 몸을 돌보지 않기 때문에 나쁜 상태에 빠진다고 주장하는 사람들도 있다. 환자들은 우울증에 걸릴 수도 있다. 7장에서 소개하겠지만 우울증과 열악한 건강 상태는 매우 분명한 연관성을 지닌다.

우리는 유전자의 희생양이 아니다

믿음으로 인체의 생리가 변한다는 생각은 후성유전학이라는 분자생물학 분야 연구자들에 의해 더욱 굳어졌다. 후성유전학은 '유전자를 통제'한다는 의미를 갖는다. 그렇다면 '유전을 통제한다'고 말할 때 '유전보다 우위'에 있는 것은 무엇일까?

그렇다. 바로 마음이다. 밝혀진 바에 의하면, DNA를 바꿀 순 없지만 마음의 힘으로 DNA가 표현되는 방식은 바꿀 수 있다. DNA의 이중나선을 발견한 제임스 D. 왓슨James D. Watson과 프랜시스 크릭Francis Crick이 설명한 전통적인 유전자 결정론은 체내의 모든 것은 유전자에 의해 통제된다는 개념을 지지한다. 기본적으로, 유전자가 운명이라는 것이다. 이것이 사실이라면, 우리는 말 그대로 유전자의 희생자다. 심장병, 유방암, 알코올중독, 우울증, 높은 콜레스테롤 등 무엇이든 말이다. 이런 병의 가족력이 있다면 기본적으로 영향을 받을 게 분명하다.

전통적인 가르침에 따르는 유전자 결정론의 원리는 단순하다. 태어날 때 인체에 내장된 DNA는 단백질로 변화하기 전에 RNA로 복제된다. 하지만 후성유전학자들은 유전자 결정론의 전체 개념에 의문을 던지는 새로운 이론을 밝히는 중이다. 과학자들은 이제 외부적인 신호, 즉 영양, 사는 환경, 심지어 생각과 감정 같은 것들이 DNA가 표현되는 방식과 표현 여부를 결정하는 조절 단백질에 영향을 준다고 믿는다. 과거에 생각했던 것처럼 변경 불가능하지 않다는 얘기다.

회복될 거라는 믿음과 아플 거라는 믿음이 인체의 생리에 미치는 영향을 연구한 사례가 점점 늘어나고 있다. 건강에 대한 부정적인 생각이 의지와 별개로 마음에 프로그래밍된다고 볼 때, 건강에 대한 생각은 어린 시절에 뿌리를 두는 경우가 많다. 슬프게도 우리는 대부분 건강에 대해 긍정적인 생각을 하도록 프로그래밍되지 않았다. 매우 어렸을 때부터 최상으로 건강하고 행복하려는 노력을 방해하는 믿음이 우리의 마음에 프로그래밍된다. "난 감기에 잘 걸려", "난 항상 과식을 해", "난 아마 오래 못 살 거야", "암 가족력이 있어" 같은 믿음이 몸에 해로운 생리 기전을 유발한다. 어린 시절에 뿌리 내린 이런 믿음은 인체의 건강에만 영향을 미치는 게 아니다. 더 깊고 넓은 자기 제한적인 믿음에도 영향을 미친다. "난 가치 없어", "난 별로 똑똑하지 않아", "난 돈을 많이 벌 자격이 없어", "난 실패자야", "아무도 날 사랑하지 않을 거야"와 같은 것들 말이다.

후성유전학 자세히 보기

생각이 바뀌면 실제로 뇌와 인체의 소통 방식이 변할 수 있고, 따라서 인체의 생리가 바뀔 수 있다. 이런 변동성은 뇌만의 특성이 아니다. DNA는 바꿀 수 없지만, 세포 생물학자이자 저자인 부루스 립튼Bruce Lipton 박사는 무엇을 믿느냐에 따라 DNA가 표현되는 방식이 바뀔 수 있다고 주장했다.[21]

우리의 유전 암호는 수십만 가지 방식으로 해석될 수 있는 청사진과 같다. 인간 게놈 프로젝트가 시작되기 이전에 생물학자들은 인체에 적어도 12만 개의 유전자가 있으며, 유전자 하나가 체내에서 하나의 단백질을 만든다고 추정했다. 인체에 다양한 방식으로 표현할 수 있는 약 2만 5,000개의 유전자가 있다는 사실을 안 연구자들은 몹시 당황했다.

실제로 이 2만 5,000개의 유전자는 환경 암호에 영향받는 조절 단백질을 통해 각각 최소한 3만 가지 방식으로 표현될 수 있는 것으로 밝혀졌다(한번 계산해보라!). 여러 연구 결과에 의하면, 환경 요인이 특정한 유전자 돌연변이보다 중요하므로 DNA가 표현되는 방식을 효과적으로 바꿀 수 있다고 한다. 이렇게 바뀐 유전자를 물려받은 자손은 여전히 유전자 돌연변이를 지니고 있지만, 더 건강한 특질을 표현할 수 있다.[22]

후성유전학적 통제 연구로 유전자에 대한 생각은 획기적으로 변하고 있다. 전에는 '좋은 유전자'의 축복을 받는 사람이 있는가 하면, 의학계의 비정한 표현대로 '저질 원형질'의 저주를 받는 사람도 있다고 생각했다. 사실, 단 하나의 유전자 돌연변이로 발병하는 질병은 극소수다. 낭포성 섬유증, 헌팅턴 무도병, 베타 지중해 빈혈같이 질병의 2퍼센트만이 단 하나의 잘못된 유전자의 탓으로 발병하며, 암과 심장병 환자의 5퍼센트만이 유전으로 발병한다.[23] 과학자들은 게놈이 유전자보다 세포의 환경에 훨씬 더 민감하게 반응한다는 점을 막 알아내고 있는 중이다. 대다수 질병의 발병 과정이 호르몬 변화, 사랑같이 세포에 노출되는 환경 요인들에 의해서도 설명될 수 있다는 의미다. 우리는 DNA의 희생자가 되지 않아도 된다.

페트리 접시 같은 인체

립튼 박사의 책을 읽고 흥미가 생긴 나는 더 자세히 알고 싶은 생각에 그를 만났다. 세포 생물학자인 그는 실험실에서 키우면 무엇이든 될 수 있는 다능성 줄기세포를 연구했다. 그는 페트리 접시에 세포를 하나씩 놓고 세포배양배지로 영양을 공급했다. 그러고 나서 세포들을 세 개의 페트리 접시에 나누어 담고 세 개의 다른 배양배지(환경)에 노출시켰다. 그는 세포가 경험하는 환경이 근육세포나 지방세포, 또는 뼈세포가 될지 결정한다는 것을 발견했다. 세포는 유전적으로 모두 동일하지만 표현 방식은 각기 달랐다. 유전적으로 동일한 DNA가 근본적으로 다른 세포로 표현된 것이다.

무엇이 세포의 운명을 지배할까? 유전은 아니다. 세포들은 모두 유전적으로 동일했다. 유일하게 다른 점은 동일한 DNA가 경험하는 환경뿐이었다. 세포의 환경은 또한 세포가 계속 건강할지를 결정했다. '좋은' 환경(건강한 세포 배양배지)에 노출된 세포들은 최상의 건강을 누리는 반면, '나쁜' 환경(불건강한 세포 배양배지)에 노출된 세포들은 병들었다.

립튼 박사는 이렇게 말했다. "내가 만일 세포를 대증요법 관점에서 보는 의사라면 나쁜 세포배양배지에 놓인 세포들을 병이라고 진단할 겁니다. 분명히 그 세포들은 약이 필요한 거지요. 하지만 그 세포들에게 정말로 필요한 건 약이 아니에요. 나쁜 환경에 있던 세포를 좋은 환경으로 옮기면 병이 저절로 나아요. 약 없이도 말이죠."

어느 날 실험실에서 세포를 관찰하던 립튼 박사는 불현듯 깨달았다. 인체가 실험실의 세포와 다를 바 없다는 것을. 립튼 박사는 이렇게 말했다. "인간은 피부로 덮인 50조 개의 세포군을 가진 페트리 접시와 다를 바 없어요. 세포가 우리 몸속에 있든, 페트리 접시 안에 있든 그것은 중요하지 않아요. 인체 세포의 배양배지는 세포를 씻기고 먹이는 혈액입니다. 혈액의 구성을 바꾸는 것은 세포의 배양배지를 바꾸는 것과 같지요. 그렇다면 무엇이 혈액의 구성을 좌지우지할까요? 뇌는 세포가 접하는 환경을 바꾸는 약사입니다. 뇌는 신경펩티드, 호르몬, 성장 인자, 그리고 그 외의 다른 화학물질들을 내보내죠. 마치 페트리 접시에 화학물질을 추가해 세포배양배지를 바꾸는 것과 유사합니다."

믿음이 세포의 환경을 어떻게 바꾼다는 것인지 묻자, 립튼 박사는 뇌는 인식하고, 마음은 해석한다고 설명했다. 마음은 인생에서 일어나는 사건들을 해석한다. 두 눈으로 한 사람을 본다고 하자(이는 뇌의 객관적인 인식이다). 이때 마음은 이 사람을 사랑하는 사람으로 해석할 수 있다(이는 마음의 해석이다). 그러면 뇌는 혈액으로 옥시토신, 도파민, 엔도르핀, 그 밖의 긍정적인 화학물질을 내보내 몸 전체에 건강한 세포배양배지를 공급한다. 두 눈으로 한 사람을 보았는데 이 사람을 무섭다고 해석한다면, 뇌는 세포를 손상시키는 스트레스 호르몬과 다른 공포 화학물질들을 내보낸다. 립튼 박사는 "질병을 유도하는 공포와 위험을 긍정적인 믿음으로 전환하면 뇌가 생리적으로 반응해 혈액이 인체의 세포배양배지를 바꿈으로써 세포가 생물학적인 수준에서 변화할 수 있다"고 말했다.

립튼 박사의 이야기를 듣는데 나에게 깨달음의 순간이 왔다. 갑자기 모든 것이 이해됐다. 문제의 핵심은 마음이 무언가를 긍정적으로(플라세보 효과처럼) 혹은 부정적으로(노세보 효과처럼) 해석하느냐에 따라 뇌가 뱉어내는 호르몬과 신경전달물질이었다. 우리의 믿음이 희망적이고 낙관적일 때 마음은 기본적으로 부교감신경의 지배를 받아 인체를 휴식 상태에 놓이게 하는 화학물질을 방출한다. 휴식 상태에서는 인체의 타고난 자가회복 기능이 마음껏 발휘되어 고장 난 부분을 수리한다. 하지만 마음이 부정적인 믿음을 생각하면, 뇌는 이를 위협으로 인식한다. 뇌의 관점에서는 사자가 달려드는 것과 같으므로 싸우거나 도망쳐야 한다. 인체의 스트레스 반응이 활성화되면 인체는 세포 재생, 자가회복, 노화 지연 같은 장기적인 문제들에 신경 쓸 겨를이 없어진다. 사자에게서 도망치기에 바쁘기 때문이다. 언제 잡혀먹힐지 모르는 상황에서는 면역세포가 떠도는 암세포를 죽이거나 새로운 세포를 생성할 여력이 없는 것이 당연하다. 시간이 흐르면서 계속해서 스트레스 반응을 촉발하는 이런 부정적인 믿음은 혹독한 결과를 초래한다. 세포 환경이 스트레스 호르몬에 중독되는 것이다. 그리고 놀랄 것도 없이 몸이 아프고 자가회복이 힘들어진다.

자궁에서 일어나는 일

엄마의 자궁 속에 있을 때의 환경 요인이 DNA의 표현 방식에 영향을 줄 수도 있다. 골다공증과 우울증같이 대개 성인에게 영향을 주는 광범위한 병들은 태아기와 출산 전후의 발달 과정과 연관 있다.24) 또 한 번 말하지만, 이 또한 유전자 결정론의 개념 전체를 의심하게 한다.

《자궁 속의 삶Life in the womb》에서 피터 내서니엘즈Peter Nathanielsz 박사는 자궁의 조건이 평생의 건강에 영향을 미치며, 이는 일생 동안 정신적, 신체적인 생활습관을 결정하는 데 유전자만큼 중요하거나 더 중요하다고 설명했다. 그는 유전학의 협소한 시각을 '유전자 근시'라고 불렀다.25)

갓난아기 때 받은 사랑 역시 아기의 뇌 형성에 영향을 미친다. 사랑이 결핍되면 뇌의 수용체가 변화돼 성인의 몸이 스트레스 자극에 반응하는 방식에 영향을 주며, 결과적으로 인생의 후반기에 병을 유발할 수 있다. 엄마와 아기의 유대가 부족하면 신체에 영향을 줄 뿐 아니라 우울증, 공격성, 약물 오용의 가능성을 높여 결국 사회 전체의 평화에 위협을 줄 수 있다.26) 달리 말해, 부모가 반짝이는 눈으로 우리를 바라보기 전부터 그들은 우리의 건강에 영향을 미친다. 수많은 만성질환이 태아기에 경험하는 열악한 환경의 영향으로 인해 발생한다.27)

무의식에 숨겨진 믿음

부모는 또한 무의식 속의 믿음을 형성한다. 부모에게서 부정적인 믿음을 본 어린 자녀는 자신도 모르게 무의식에 그 믿음을 심는다. "너는 약해" 또는 "너는 뚱뚱해서 어른이 되면 당뇨병에 걸릴 거야" 같은 믿음

말이다. 무의식은 어린 시절 부모, 교사, 그 외에 영향을 주는 사람들로부터 내려받은 믿음으로 가득 차서 무의식을 재설정하는 방법을 배우지 않는 한 마음은 일생 동안 그 설정대로 움직인다. 대체로 여섯 살까지 이 같은 설정이 이루어지는데, 무의식을 점검해서 재설정하려고 노력하는 사람은 거의 없다. 이같이 뇌의 강력한 부분이 어린 시절에 설정된다는 점을 고려하면, 대부분의 사람이 건강뿐만 아니라 삶의 모든 측면을 해칠 수 있는 제한적이고 자기 파괴적인 믿음을 바꾸기 위해 무진장 애를 쓰는 것은 놀랄 일이 아니다.

성인의 의식적인 자아가 긍정적이고 희망적인 생각으로 가득 차 있더라도, 전체 시간의 95퍼센트 동안 무의식이 작동하는 것을 감안할 때 무의식의 영향은 결코 가볍게 생각하고 넘겨버릴 수 없다. 습관적이고 부정적인 믿음은 긍정적인 생각에 집중하지 않을 때 언제든 예외 없이 발동한다. 잘 때나 일할 때, 또는 의식적으로 긍정적인 믿음을 되뇌지 않을 때는 언제든지 작동한다. 그때 이런 믿음은 일종의 노세보 효과를 작동시킨다. 무의식이 아플 거라고 믿으면 뇌가 이를 위협으로 인식해 스트레스 반응이 촉발된다. 그러면 몸은 또다시 사자에게서 도망치느라 여념이 없어 건강이 나빠진다.

무의식의 힘은 지금껏 긍정적인 생각이 짜증만 일으킨 이유를 설명해준다. 자기계발서를 읽고, 워크숍에 참가하고, 새해 계획을 하고, 좀 더 나은 인생을 살겠다고 맹세하지만 1년이 지난 후 별반 달라진 게 없음을 깨달은 적이 몇 번이나 있었나? 앞서 말했듯 의식이 작동하는 시간은 고작 5퍼센트에 불과하기 때문에 무의식의 막대한 영향력을 극복하기란 어렵다. 믿음이 영구히 변하려면 의식이 아닌 무의식 수준에서 믿음을 변화시켜야 한다.

자녀를 설정하는 방식에 주의하라

대부분의 사람이 어린 시절에 건강을 스스로 다스릴 수 없다고 생각하도록 설정된다. 몸을 치유하고 상하게 하는 마음의 힘을 가르치는 부모는 거의 없다. 대신 몸은 우리가 마음대로 할 수 있는 것이 아니며, 스스로 치유할 힘이 거의 없거나 아예 없다고 프로그래밍된다.

아이 때 우리는 대부분 몸이 아프면 의사에게 치료받아야 한다고 배운다. 아이가 넘어져 살이 까지면, "아가야 괜찮아. 이제 네 무릎이 스스로 나으려고 노력할 거야"라고 말하는 부모는 거의 없다. 대신 쪼르르 달려가 연고와 밴드를 가져온다. 물론 연고와 밴드에 문제가 있는 건 아니다. 하지만 이렇게 행동함으로써 부모는 아이에게 인체의 타고난 자가치유 기능보다 외부적인 치료에 의존해야 된다는 잘못된 생각을 심어준다. 성인이 된 뒤에도 우리는 자신에게 진정으로 무한한 힘이 있는데도 자신의 건강을 다스릴 수 없다고 믿게 된다.

나 역시 그런 프로그래밍의 희생자였다. 어릴 적 나는 단것보다는 짠 음식을 좋아했다. 수프, 칩, 치즈 등 짭짤한 음식을 좋아해서 어머니는 항상 소금을 많이 먹기 때문에 어른이 되면 고혈압이 될 거라고 말씀하셨다. 가족 중에 고혈압인 사람은 아무도 없었다. 사실 양친 모두 심한 저혈압이었다. 하지만 나의 무의식은 내가 자라서 고혈압을 앓을 것이라고 믿도록 설정되었다. 이런 상황에서 고혈압 가족력이 없는 말라깽이 20대 여성인 내가 고혈압을 진단받은 건 결코 놀랄 일이 아니다.

몇 년이 흐른 뒤에야 나는 긍정적인 믿음과 부정적인 믿음의 힘을 공부하게 되었고, 내 무의식에 심어진 믿음이 어떤 역할을 했는지 깨닫게 되었다. 우연이었을까? 아니면 고혈압을 앓을 운명이었을까? 아무도 장담할 수는 없다. 하지만 궁금한 건 마찬가지다.

아이가 아플 때마다 부모가 약으로 치료해야 한다고 가르치고 병원으로 데려가 주사를 맞히는 대신, 병을 이겨 건강을 회복할 수 있는 강력한 자연치유의 힘이 우리의 몸 안에 존재함을 아이의 무의식에 심어준다고 생각해보라. 우리의 무의식이 얼마나 건강해질지 생각해보라.

이 같은 사실을 알고 난 뒤 우리 부부는 딸 시에나의 양육 방식을 바꿨다. 지금 알고 있는 걸 알기 전, 시에나가 서너 살 때 남편 매트는 딸이 아프거나 다쳤을 때 시에나와 이런 농담을 했다. 매트는 구급차의 사이렌 소리를 흉내 내면서 시에나를 팔에 안고 방을 뛰어다니며 이렇게 소리쳤다. "빨리요! 구급차가 필요해요! 시에나를 어린이 공장에 데리고 가 새 다리(혹은 입술이나 코)로 갈아줘야 해요." 시에나는 깔깔거렸고, 우리는 상처에 밴드를 붙이거나 병원에 데리고 갔다. 우리가 시에나의 무의식에 심어준 메시지는 '나으려면 어린이 공장에 가야 한다'였다. 계속 그런 메시지를 심어주면 시에나가 어른이 되었을 때 몸이 스스로 치유한다는 사실을 받아들이기 힘들 것이 분명했다.

내가 자연치유 연구를 시작하기 전까지 매트와 나는 우리가 부지불식간에 시에나의 건강과 행복에 영향을 주고 있다는 사실을 전혀 몰랐다. 어떤 어머니든 자식의 건강과 행복을 바란다. 대부분은 자신이 자식을 어떻게 설정하는지, 그리고 그것이 나중에 어떤 결과를 초래할지도 알지 못하면서 말이다.

이제 매트와 나는 시에나에게 질병이나 부상, 치유 과정을 다른 방식으로 설명한다. 시에나가 밤중에 깨어나 배가 아프다고 하면 스스로 나을 수 있는 힘이 있다고 상기시키고 기침약이나 민트 사탕 같은 플라세보로 치료할 때가 많다. 때로 감기약이나 동종요법 치료제를 사용하기도 한다. 시에나에게 약을 줄 때는 "이 약은 네가 스스로 치료할 수 있게 도와줄 뿐이야"라고 거듭 말한다.

이렇게 하자 시에나는 병과 부상에 대해 완전히 다른 방식으로 말하기 시작했다. 넘어져서 무릎이 까지면 벌떡 일어나 "걱정 마, 엄마. 내 무릎이 낫게 할 방법을 알아"라고 말한다.

물론 아이에게 필요할 때는 결코 병원 치료를 꺼리지 않는다. 무작정 병원에 가지 말자는 뜻이 아니다. 그런 일이 없기를 바라지만, 만일 시에나가 심각한 병으로 진단된다면, 우리는 즉시 병원으로 달려갈 것이다. 하지만 다행스럽게도 시에나는 정기 검진 외에는 병원에 갈 일이 전혀 없었다. 유치원에서 감기나 독감을 옮아도 다른 아이들보다 훨씬 더 빨리 회복된다. 아마도 시에나가 어른이 되면, 그 아이의 무의식에 심어진 프로그램으로 인해 자연치유에 저항하는 마음을 물리치기가 훨씬 쉬울 것이다.

여러분은 어떤가? 여러분의 부모가 무의식에 스스로 치유한다는 생각을 전혀 심어주지 않았다면? 마음이 몸을 치유할 수 있다고 믿고 싶어도 마음대로 되지 않는다면? 낙심되더라도 절망하지는 마라. 좋은 소식이 있다. 노세보 효과를 일으키고 건강을 해치는 부정적인 믿음은 다시 설정될 수 있다(무의식의 부정적인 믿음을 긍정적인 믿음으로 바꾸는 방법은 10장에서 상세히 소개하겠다).

몸을 해치는 의료

무의식 수준에서 믿음을 바꾸면 인체를 만드는 세포군을 위한 배양 배지에 최적의 환경이 제공되어 DNA가 표현되는 방식이 바뀐다. 우리는 DNA의 희생자가 아니다. 우리는 우리 운명의 주인이다.

이를 입증하는 자료들은 넘쳐난다. 이 같은 사실을 좀 더 일찍 알아채지 못한 내가 어리석다는 생각이 들 정도다. 히포크라테스 선서를 할 때 나는 "우선, 해를 주지 않는다"라고 약속했다. 그런데 부지불식간에 내 환자들에게 해를 끼쳤다는 죄책감이 들기 시작했다. 나는 믿음이 인체에 미치는 힘을 환자에게 알리지 않았고, 나의 믿음을 그들에게 전달해 나도 모르게 해를 끼쳤다. 의사가 "이 상태라면 열에 아홉은 6개월 안에 사망합니다"라든가 "5년 더 살 가능성은 20퍼센트입니다"라는 통계치로 누군가에게 선고를 내리는 것이 일부 원주민 문화에서 행해지는 부두교 관행과 다를 게 무엇인가? 인체가 이완 반응을 가장 필요로 할 때 우리의 저주는 환자의 마음에 공포심을 일으켜 스트레스 반응을 활성화한다. 우리가 환자들에게 '불치'를 선고하거나 다발성 경화증이나 크론병, 고혈압 같은 꼬리표를 달고 앞으로 평생 동안 병을 앓을 거라고 선고한다면, 근본적으로 그들을 해하는 게 아닐까? 그들이 자연치유 프로젝트 사례 연구에 참여해 이른바 불치병을 치유하지 못할 거라는 증거가 있는가?

《자연치유 Spontaneous Healing》에서 앤드루 웨일 Andrew Weil 박사는 의사들이 자신도 모르게 이른바 '몸을 해치는 의료'를 행한다고 주장했다. 의사가 환자에게 만성 또는 불치, 말기라고 선언할 때, 그들의 무의식에 부정적인 믿음을 심어 백해무익한 스트레스 반응을 일으키는지도 모른다. 부정적인 예후를 못 박아 치료될 수 있을 거라는 환자의 희망을 빼앗음으로써 결국 환자에게 선고한 부정적인 예후가 맞았음을 증명하는지도 모른다. 차라리 희망을 줘 마음으로 하여금 인체의 자연치유 기능을 돕는 화학물질을 내보내도록 하는 게 낫지 않을까?

나의 아버지가 전이성 흑색종을 진단받고 뇌와 간에 모두 전이되었음을 알게 되었을 때, 그것은 그야말로 암울한 소식이었다. 의사인 아버지와 나는 전이가 무엇을 의미하는지 잘 알았다. 아버지 같은 상태에서는 5년 생존율이 5퍼센트 미만이고, 대부분 6개월 안에 사망했다. 지금 돌이켜보면, 아버지의 뇌에 흑색종이 있다는 걸 알았을 때 그 수치를 모르는 게 나았을 거라고 생각한다. 수치를 본 순간 희망은 무너졌다. 아버지와 나 둘 다 말이다. 우리는 생존하는 5퍼센트는 염두에 두지 않았다. 하지만 아버지가 그들 중 1명이 될 수 없다고 누가 단언할 수 있겠는가? 우리는 죽은 95퍼센트의 사람만 생각했다. 그것도 유독

아주 빨리 죽은 사람들을.

많은 걸 알게 된 지금 나는, 환자에게 이런 수치를 알려주는 의사는 실제로 자신도 모르게 환자에게 해를 끼치는 것이라고 믿는다. 미래는 누구도 알 수 없다. 어떤 환자가 통계치를 넘어서고 어떤 환자가 빨리 굴복할지 예측할 방법은 없다. 물론 의사들의 의도는 순수하다. 의사들은 정직하고, 환자의 자율성을 존중하며, 최악의 상황을 준비하지 못한 환자가 죽음을 받아들이지 못한 채 방황하지 않기를 원한다.

하지만 환자가 열에 하나꼴로 죽지 않는다면, 결코 오지 않을 일을 미리 얘기한다고 해서 어떤 이득을 줄 수 있을까? 모든 걸 알게 된 결과, 희망과 믿음을 잃은 환자가 자신의 예후에 대해 현실적이 되기를 바라는 걸까? "그딴 일로 그 예쁘고 작은 머리를 썩이지 마세요, 사모님"이라는 말처럼 예전의 가부장적인 방식으로 돌아가자는 말이 아니다. 20세기 초에는 "할머니가 아시면 돌아가실 것이기" 때문에 의사들이 환자의 상태를 본인에게 말하지 않았다.

물론 정직과 협력은 환자와 의사 간 관계의 초석으로 결코 방해받아서는 안 된다. 교육, 권한 이양, 완전한 공개는 분명히 내가 추구하는 바다. 나는 다만 정보를 전달하는 방식에 이의가 있다. 치유자와 환자 모두 생각하고 소통하는 방식을 바꿔 인체가 최상으로 건강할 수 있도록 최선을 다하는 게 옳지 않을까?

의사로서 나는 희망과 낙관, 따뜻한 보살핌, 자율성을 지닌 환자와의 완전한 협력 관계가 교차하는 지점에 치유의 비결이 있다는 것을 깨닫게 되었다.

3장
병을 낫게 하는 치유 요인

"간병의 비결은 환자에 대한 관심과 사랑이다."
— 프랜시스 피보디 Francis Peabody

어느 날, 어머니가 전화를 걸어와 심한 복통을 호소했다. 아버지가 돌아가신 후 어머니에겐 더부룩함과 설사 증상이 있었지만, 이번 복통은 전혀 새로운 것이었다. 어머니는 겁이 난 듯했다. 나는 3,000마일 떨어진 곳에서 어머니를 최대한 안심시켰다. 하지만 내 머릿속에선 갖가지 병명이 떠올랐다. 담낭 문제일까? 출혈성 궤양? 췌장염? 맹장염이 이상하게 나타났나? 장폐색? 틈새탈장? 역류?

나는 어머니에게 쉴 새 없이 질문을 퍼부었다. 열이 있나? 토했나? 마지막 배변은 언제인가? 방귀가 나왔는가? 배고픔을 느끼나? 어머니의 답변으로 봐서 수술이 필요한 급박한 상황은 아니었다. 나는 그렇게 말하고 1차 진료의에게 진찰을 받으라고 권했다. 몇 분 후에 어머니가 다시 전화를 했다. 주치의에게 연락했더니 바로 병원으로 오라고 했다는 거였다.

주치의의 병원까지는 차로 거의 1시간이 걸리는 긴 거리였다. 어머니가 중간 정도 가다가 전화를 했기에 어떠시냐고 물었다. 통증이 다소 가라앉았다고 했다. 15분 정도 뒤 병원에 거의 도착한 어머니가 전화로 "이 빌어먹을 통증이 거의 사라졌다면 믿을 수 있겠니?"라고 말했다. 병원에 도착했을 때는 통증이 완전히 사라진 후였다.

어머니는 전화로 이렇게 말했다. "짜증나게도 항상 이런 식이야. 차라리 병원에 도착했을 때 증상이 심했으면 좋겠어, 정말. 그래야 의사가 무엇이 문제인지 알 수 있을 거 아니니. 간호사가 내 이름을 부르기도 전에 증상이 사라져버리기 일쑤란다."

그렇다.

어머니의 주치의는 통증의 원인을 결코 알지 못했지만, 어머니와 대화를 나누면서 나는 그 이유를 알 수 있었다. 어머니는 의사들을 신뢰한다. 그리고 의사에게 낫게 하는 힘이 있다고 믿는다. 어머니는 많이 아플 때마다 의사의 진료를 받고 증상이 좋아지는 경우가 많았다. 어머니는 의사가 자신을 도울 수 있다고 굳게 믿었다. 그리고 의사를 신중하게 선택하는 어머니는 의사를 진심으로 사랑하고 또 그들에게도 사랑받는다고 느꼈다.

의사를 찾자마자 어머니의 증상이 완화되는 이유가 근본적으로 마음과 그 마음이 인체에 미치는 영향력 때문이라면? 의사에게 전화해 예약을 할 때 마음이 편해지고 희망, 낙관, 부드러움, 곧 치유될 거라는 믿음이 생기는 거라면? 의사에게 연락을 하면서 어머니의 뇌는 커다랗

게 안도의 숨을 내쉰다. 처음 통증을 느꼈을 때 경험한 스트레스 반응이 차단되고, 의사를 본다는 생각에 마음이 편해져 몸이 휴식을 취하고 타고난 자가회복 기능이 작동한다. 어머니가 알아채기도 전에 몸이 문제를 해결한 것이다. 증상이 사라지지 않았는가! 의사에게 갔기 때문에 통증이 사라진 것이지만, 진정한 주인공은 어머니의 마음이다.

물론, 의사의 역할이 줄어들어야 한다는 의미는 아니다. 남편이 테이블 톱을 사용하다가 두 손가락이 잘려나가 조너선 존스Jonathan Jones 박사가 최첨단 미세수술 기법으로 손가락을 접합했을 때, 매트와 나는 그를 진심으로 우러러보지 않을 수 없었다. 쉬는 날인데도 달려와 수술을 집도한 이 뛰어난 사내는 현미경을 들여다보며 매트의 손가락에 있는 모든 동맥과 신경, 뼈를 다시 붙였다. 덕분에 화가이자 작가인 남편은 손을 다시 쓸 수 있게 되었다. 동료 의사인 그에게 너무나 고마웠던 나는 남편에게 보여준 기술, 사랑, 노력, 헌신에 대한 경의의 표시로 그에게 초상화를 그려주었다.

하지만 존스 박사에게 감사하는 만큼, 손가락을 회복하게 한 매트의 공도 인정한다. 매트는 처음부터 손가락이 완벽하게 접합돼 전처럼 사용할 수 있을 거라고 굳게 믿었다. 그는 현대 의학을 철저히 신뢰했다. 손가락이 잘려나간 후에도 눈을 크게 뜨고 나를 바라보며 "괜찮을 거야"라고 말했다. 사고가 났을 때 매트는 통증을 전혀 느끼지 않았는데, 아마도 그의 몸에 통증을 완화하는 엔도르핀이 가득 차 있었을 것이다. 그리고 내가 911을 불러 긴급 의료원이 도착하자 매트는 안심했다. 나는 그의 뇌에서 치유 호르몬과 건강 호르몬이 나와 회복을 돕고 존스 박사의 수술을 쉽게 만들었다고 생각한다. 그렇다 해도 문제의 진실은 누군가가 손가락을 붙여야 했다는 것이다. 손가락은 저절로 붙지 않으니까 말이다.

의사가 우리를 구했을 때, 특히 생명이나 신체의 일부가 위태로운 상황을 모면했을 때 환자들은 의사를 과도하게 추켜세우는 경향이 있다. 물론, 유달리 재능이 뛰어나 치유 과정을 앞당기는 치료를 통해 인체의 자가회복을 유도하는 뛰어난 의사도 있다. 외과의가 종양을 제거하거나 항생제를 처방하거나 골절 부위를 접합할 때도, 인체의 자가회복 기능에 의지해 치료가 마무리된다. 매트의 몸 역시 다시 붙인 뼈를 결합하고 잘린 동맥과 신경을 치유해야 했다. 존스 박사는 매트의 몸이 그렇게 하는 걸 가능케 했다.

나는 분명히 말하고 싶다. 인체가 자가회복 능력을 지녔다고 해서 현재 우리가 누리고 있는 의학의 발전을 포기해야 한다는 뜻은 아니다. 나는 우리의 몸이 놀라운 자가회복 능력을 가졌다고 믿지만, 몸이 무거운 짐을 모두 짊어지기를 요구해서는 안 된다고 생각한다. 설사 우리가 몸에게 모든 것을 기대하더라도 많은 경우 몸은 그 일을 감당할 수 없다.

어머니는 의사의 손길이 없어도 복통이 나았을지 모르지만, 매트는 분명히 존스 박사가 필요했다. 우리는 현대 의학이 제공하는 기술에 의존하지만, 그렇지 않을 때도 있다. 두 경우 모두 치유 과정을 도울 사람을 찾는 일은 매우 중요하다. 나는 과학 자료에서 이 같은 사실을 확인할 수 있었다.

의사가 약

환자가 낫는 이유는, 적어도 부분적으로는 그들이 현대 의학의 힘을 믿으며 신뢰하는 의사나 의료 전문가의 치료를 받고 낫기를 기대하기 때문이다. 의사를 전폭적으로 믿고 신뢰하는 건 어머니와 매트만이 아니다. 많은 사람이 의사를 찾을 때 유사한 조건 반응을 보인다. 환자는 늘 의사를 찾고, 그래서 몸이 낫는다. 따라서 마음은 실제로 의사를 보기 전이나 직접적인 치료를 받기도 전에 마법을 부리기 시작한다. 이런 내용을 다룬 과학 자료가 있을까?

나는 다시 의학 학술지를 들췄다. 내가 읽은 내용에 따르면, 치료자의 정성 어린 보살핌을 받을 때 많은 수의 환자가 속임약으로도 긍정적인 반응을 보였다. 과학자들은 의사 없이 혼자서 속임약을 복용하는 것만으로는 충분하지 않다는 견해를 제시했다. 환자가 철석같이 믿는, 진정으로 강력한 누군가가 약을 주어야 한다는 것이다.

미국 공영 라디오 방송과의 인터뷰에서 하버드대학의 플라세보 연구와 치료법 프로젝트의 총책임자인 테드 캡척은 이렇게 말했다. "정제된 설탕은 중요하지 않다. 중요한 건 치유의 내용이다. 치유 절차가 관건이다. 치유하는 사람과 치유받는 사람 사이에서 일어나는 일 말이다. 정제된 설탕이나 소금물 주사는 이면에 가려진 것을 따로 구별해내고, 약물과 의료 절차에서 그것을 제거해 실제로 보살핌의 행위를 연구하는 놀라운 도구다. 내 생각엔 그 보살핌의 행위가 바로 우리가 플라세보 효과를 연구할 때 평가하는 것이다."[1)]

중의사와 침구사 acupuncturist(환자의 환부에 침과 뜸을 놓아 치료하는 직업인-옮긴이) 교육을 받은 켑척은 대부분의 무작위 대조군 연구가 플라세보 효과 이상을 증명하지 못하는 마당에 과학자로서 침술을 어떻게 정당화하겠느냐는 질문을 받고 이렇게 대답했다. "내가 끝내주는 치유사니까요. 이건 이해하기 어려운 진실입니다만, 도움이 필요한 사람이 저에게 오면 나을 겁니다. 수천 명의 사람이 그랬죠. 침 때문이 아니에요. 사람이 문제인 거죠."2)

켑척의 생각은 〈뉴잉글랜드 의학 저널〉에 공동 발표한 천식 환자 연구 기사에 잘 드러나 있다. 천식으로 숨을 쉬기 힘든 사람들이 알보테롤 흡입기(천식의 일반적인 치료법), 가짜 흡입기(플라세보), 가짜 침(역시 플라세보)으로 치료받았다. 치료를 받지 않은 환자군도 있었다. 치료받은 환자는 모두 동일하게 몸이 좋아졌다. 알보테롤, 가짜 흡입기, 가짜 침으로 치료받은 사람의 50퍼센트, 그리고 치료를 받지 않은 사람의 21퍼센트가 증상이 완화됐다.

증상 완화와 함께 생리적인 반응을 보인 다른 연구와 달리, 이 연구의 연구자들이 천식 환자의 폐 기능을 검사한 결과 생리적인 반응과 환자의 주관적인 느낌은 일치하지 않았다. 가짜 침이나 가짜 흡입기로 치료받거나 치료를 받지 않은 환자들의 폐 기능이 개선되기는 했지만(7퍼센트), 알보테롤 치료를 받은 환자에는 크게 못 미쳤다(20퍼센트).3)

천식 환자들은 왜 몸이 나았다는 실제 느낌과 다른 검사 결과를 보였을까? 아마도 연구에 참여한 환자들이 나은 이유는 알보테롤이나 가짜 침, 가짜 흡입기 때문이 아니라 누군가가 보살펴주었기 때문일 것이다. 환자가 약이 아니라 의료진의 보살핌으로 치료되었다면 어쩌겠는가? 어떤 수단으로든 치료받은 환자군은 동일한 보살핌을 받았기 때문에 동일하게 치료되었을 것이다. 그리고 아마도 그 보살핌이 약이나 치료보다 환자에게 더욱 중요하게 작용했을 것이다.

천식은 분명 암과는 다르다. 목숨이 위태로운 질병과 싸울 때는 증상이 완화되는 것만 아니라 실제로 질병이 낫기를 원할 것이다. 암이 사라졌나, 그대로 있나? 그렇더라도 증상 완화와 질병 회복이 치료받을 때의 마음 상태, 스트레스 반응의 폐해, 이완 반응의 치유력과 연관 있다면 어쩌겠는가? 나는 강력한 연관성이 있을지 모른다고 생각했다. 다시 한 번 증거가 필요했다.

따뜻한 보살핌이 영향을 준다는 증거

나는 플라세보 효과에서 치료자의 보살핌이 차지하는 부분이 매우 클지 모른다는 강한 의심이 들었다. 그리고 특히 '몸을 해치는 의료'와 연관해, 따뜻한 보살핌이 결여된 치료가 노세보 효과를 일으킬지 모른다고 내심 의심했다. 하지만 어느 정도의 영향력을 가질까? 그리고 환자를 대하는 태도나 의료진의 믿음이 건강에 영향을 미친다는 증거가 있을까?

로렌스 에그버트Lawrence Egbert 박사는 하버드대학에서 실시한 연구를 〈뉴잉글랜드 의학 저널〉에 발표했다. 그는 외과 수술을 하기 전 환자를 무작위로 두 집단으로 나누었다. 첫 번째 집단은 아주 쉬운 수술이라 편안하고 통증이 없고 다 잘 끝날 거라고 안심시키는 명랑하고 낙관적인 마취의를 만났다. 불운한 두 번째 집단의 환자들은(불쌍한 사람들!) 지시에 따라 짜증을 내고 서두르며 매정하게 대하는 마취의를 만났다(흥미롭게도 이 두 의사는 다른 모자를 썼을 뿐 동일 인물이었다). 낙관적인 의사를 만난 환자들은 진통제의 양이 절반밖에 필요하지 않았고, 평균 2.6일 일찍 퇴원했다.4)

의사의 낙관성 역시 환자의 치유에 영향을 미친다. 1987년 "스미스 박사가 큰 성공을 거둔 이유는 강한 낙천성 덕분이다"라는 말에 영감을 받은 K. B. 토머스K. B. Thomas 박사는 의사의 긍정적인 태도가 환자의 치료 결과에 영향을 주는지 연구하기에 이르렀다. 사우스햄튼대학에서 진행하고 〈영국 의학 저널British Medical Journal〉에 발표한 연구는 검사 결과 이상이 없지만 병이 낫지 않는 그의 환자 200명을 대상으로 이뤄졌다. 환자들은 무작위로 선정되어 네 종류의 상담을 받았다. 치료를 받으며 '긍정적인 분위기' 속에서 하는 상담, 치료를 받지 않고 '긍정적인 분위기' 속에서 하는 상담, 치료를 받으며 '긍정적이지 않은 분위기' 속에서 하는 상담, 치료를 받지 않으며 '긍정적이지 않은 분위기' 속에서 하는 상담이었다. 긍정적인 상담을 받은 환자의 64퍼센트가 회복된 데 비해 부정적인 상담을 받은 환자는 39퍼센트가 회복됐다. 연구 결과, 환자에게 "며칠 안에 나을 거예요"라거나, "이 치료를 받으면 분명히 나을 거예요"라고 말할 경우 회복률이 높아졌다. "이 치료가 효과 있을지 모르겠어요" 같은 부정적인 말을 했을 때는 회복이 더뎠다.5) 토머스는 말했다. "의사 자신이 강력한 치료제다. 의사가 플라세보이고, 모든 상담에서 정도의 차이는 있지만 그 영향이 나타난다."6)

낙관성과 긍정적인 언어가 핵심이라면, 신뢰 역시 그만큼 중요하다. 노세보 효과는 환자가 의료진과 치료법을 신뢰하지 않을 때 나타나기도 한다.7) 전에 샌디에이고의 보건소에서 일한 적이 있는데, 대부분의 환자가 소말리아 난민이었다. 의료 환경이 현저히 다른 문화에서 온 환자들은 미국의 의사들과 그들의 처방과 치료를 깊이 불신했다. 이런 환자들은 임산부용 비타민같이 평범하고 무해한 치료를 받으면서도 미국 환자들보다 더욱 많은 부작용을 겪었다. 나는 이들의 신뢰를 얻으려고 애를 썼지만, 이런 부작용은 이들 중 일부가 우리가 이들에게 독약을 준다고 믿기 때문에 발생했을지도 모른다고 생각한다.

의사의 믿음 또한 중요하다. 의학지 〈란셋 Lancet〉에 플라세보가 통증을 줄이는 과정에서 엔도르핀이 어떤 역할을 하는지 실험한 연구 결과가 보고된 적이 있다. 연구자들은 이중맹검법을 사용했는데도 펜타닐이나 날록손, 속임약 주사에 대한 환자의 반응에 의사의 기대감이 영향을 미친다는 점을 발견했다.8) 의사가 치료 효과를 믿지 못하면 실제로 그 치료의 효과는 떨어진다.

전국정신건강협회 National Institute of Mental Health가 실시한 또 다른 연구에서는 250명의 우울증 환자를 무작위로 4개의 치료 집단으로 나누었다. 16주 동안 진행된 네 종류의 치료는 대인관계 심리요법, 인지행동 요법, 항우울제인 이미프라민, 플라세보였다. 조지타운대학 연구자들은 하위 연구에서 이 연구에 참여한 의사들이 환자를 대하는 태도를 비디오로 촬영한 뒤, 전문 평가자들이 비디오 영상에 근거해 누가

회복하고 회복하지 않을지 예측하게 했다. 놀랍게도 평가자들은 환자가 받은 치료와 상관없이 비디오에 나타나는 의사와 환자의 관계에 근거해 그 결과를 예측할 수 있었다. 단순히 의사와 환자가 정서적인 교감을 나누느냐 아니냐의 문제가 아니었다. 의사가 환자의 예후를 어떻게 생각하느냐 역시 매우 중요했다. 환자가 나을 거라고 의사가 믿는 경우, 의사가 이런 종류의 긍정적인 기운을 내뿜지 않을 때보다 환자가 회복될 가능성이 컸다.9) 의사의 믿음에 대한 이런 결과가 밝혀진 이후, 정신 건강 분야뿐 아니라 여타 많은 분야의 연구에서도 같은 결과가 보고되고 있다.

놀랄 것도 없이 의사의 성품 역시 영향을 준다. 〈영국 의학 저널〉에 발표된 하버드대학의 연구에서는 의사가 '따뜻함, 관심, 자신감'을 갖고 환자를 치료하면 플라세보 반응이 44~62퍼센트 증가한다고 밝혔다. 대기자 명단에서 의료진의 관심을 전혀 받지 않은 제3의 대조군 환자들 중에는 28퍼센트만 증상이 개선됐다.10)

긍정적인 믿음과 적절한 지원이 결합되면 불가해한 치유 결과를 낳기도 한다. 1950년대 초, 런던의 퀸 빅토리아 종합병원의 앨버트 메이슨Albert Mason 박사는 온몸의 피부가 마치 두꺼운 가죽이 갈라진 것처럼 보이는 10대 소년을 치료했다. 소년의 상태는 심한 무사마귀 증상으로 보였다. 전부터 무사마귀에 최면이 효과가 있다는 처방이 있었는데, 메이슨 박사는 심한 상태지만 최면으로 소년의 무사마귀를 없앨 수 있다고 진심으로 믿었다.11)

무사마귀를 저절로 낫게 하는 마음의 힘을 굳게 믿은 메이슨 박사는 최면요법을 시작했다. 첫 번째 최면에서는 소년의 팔에만 집중했다. 박사는 소년을 최면 상태로 이끌어 그의 팔이 건강한 분홍빛으로 보이게 유도했다. 여러 번 치료받으면서 소년의 피부가 거의 정상으로 돌아오자 동료 의사들은 놀라움과 경외감을 감출 수 없었다. 하지만 메이슨 박사는 놀라지 않았다. 그에겐 심한 무사마귀 증상은 마음으로 치유할 수 있다는 강한 믿음이 있었기 때문이다.

그 소년은 전에 피부 이식이 성공하지 못해 자신을 치료하지 못했던 외과의를 방문했다. 그 외과의는 건강해진 소년의 피부를 보고 무척 놀랐다. 그가 내린 무사마귀 진단은 잘못된 것이었다. 소년의 병명은 치명적이고 심각한 유전병인 선천성 비늘증이었다. 마음이 선천성 비늘증을 치유했다는 증거는 없지만, 메이슨 박사와 소년은 최면의 효과를 믿었다. 그리고 그것은 효과가 있었다.

소문을 들은 선천성 비늘증 환자들이 메이슨 박사를 찾아왔다. 박사는 치료하려고 했지만 병을 고칠 수 없었다. 박사는 치료가 실패한 이유는 믿음이 부족해서라고 말했다. 그는 최면으로 무사마귀를 고칠 수 있다고 믿었지만 더 심각한 선천성 질환에도 최면이 효과 있을지는 의심스러워했다. 이미 한 번 치료했는데도 말이다.

의료의 절차

정제된 설탕은 강력한 효과를 발휘하지만, 사실 그것은 그냥 정제된 설탕일 뿐 마법의 약이 아니다. 내 남편 매트가 받았던 손가락 수술처럼 몸이 스스로 할 수 없는 치료가 있는가 하면, 마음의 강력한 힘을 이용해 인체의 치유 능력을 극대화하는 치료도 있다. 그리고 여기에는 의사의 따뜻한 지원이 중요한 영향을 미친다.

토머스의 연구처럼, 사실상 의사가 플라세보이며 의사의 역할 자체가 자연치유 반응을 유도한다고까지 설명하는 연구들도 있다.[12] 켑책이 설명했듯, 플라세보 효과를 연구하는 의의는 항생제, 무릎 수술, 항우울제, 진통제, 흉부 수술같이 효과 있다고 여겨지는 치료법의 실체를 드러내 약이나 수술을 덜 사용하는 정제된 치료법을 지향하는 데 있다. 생화학적인 의학 기술을 배제한다면 매트의 손가락 수술 같은 고도의 의술이 존재하기 이전의 의학, 즉 의료 절차, 그리고 회복을 돕기 위해 헌신하는 누군가의 보살핌만 남는다.

현대 서구 사회에서는 의사의 역할이 매우 크기 때문에 목사나 치료사, 침구사, 그리고 기타 치유자의 따뜻한 지원보다는 의사의 따뜻한 지원이 더욱 중요하다. 하지만 주술사나 한의사, 전통 치료사에게 치유의 모든 과정을 맡기는 다른 문화에서는 그렇지 않을 것이다.

내가 면담한 한 의사는 "내가 알기로 환자에게 줄 수 있는 가장 큰 가치는 사랑이다"라고 말했다. 그녀를 M 박사라고 부르자. M 박사는 신체의 90퍼센트에 심한 신경통을 느끼는 환자의 이야기를 해주었다. 그 환자는 수십 명의 의사와 대체의학 치유사를 만났지만 통증이 가시지 않았다. 그녀는 M 박사를 만나 어유와 비타민 B를 처방받았다. M 박사는 이 영양제들이 신경통을 없앤다는 임상 증거는 없다며, 거의 플라세보로서 처방했다고 인정했다. M 박사는 약을 처방하는 데 그치지 않고 이 환자의 이야기를 몇 시간씩 들어주며 따뜻하게 대해주었다.

머지않아 그 환자는 젊은 남성과 정신없이 사랑에 빠졌고, 얼마 뒤 M 박사를 찾아와 통증이 사라졌다고 말했다. 그녀는 비타민 B와 어유 덕이라며 이를 기적의 치료제라고 불렀다. M 박사는 "난 비타민 때문이 아니라는 걸 알았어요. 나의 보살핌도 한몫했지만, 젊은 남성의 사랑 때문이라고 생각해요. 사랑이 그녀를 낫게 한 거죠"라고 말했다.

따뜻한 보살핌의 작용

치료자의 따뜻한 보살핌과 긍정적인 믿음이 어떻게 환자의 병을 낫게 하는 걸까? 모두 질병을 유발하는 스트레스 반응과 자가회복을 가능케 하는 이완 반응의 문제다. 긍정적인 믿음으로 충만한 의사에게 치료받는 환자는 관심과 보살핌을 받는다고 느껴 마음이 편안해져 스트레스 반응이 멈추고 이완 반응이 시작된다. 그리고 곧 회복되기 시작한다.

당신이 암으로 진단받았다고 상상해보라. 암이라는 말을 듣는 순간, 투쟁 혹은 도피 스트레스 반응이 미친 듯이 일어난다. 부신이 코르티솔을 뿜어내고 교감신경이 바짝 긴장한다. 암이라는 말은, 대개 진단 시점에 목숨이 위태로운 상황은 아닐지라도 마음에서는 치명적인 위협으로 해석된다. 이런 생리적인 스트레스 상황에서는 인체가 암과 맞서 싸우기 힘들다. 투쟁하고 도망가기에 바쁘기 때문이다.

이때 친절하고 자상하며 환자를 안심시키는 암 전문의가 걸어온다. 그는 당신의 손을 잡아주고, 울 때 껴안아주며, 같은 암에 걸린 사람들을 수천 명 치료했는데 대부분 나았다고 안심시킨다. 암 전문의는 조용한 말투와 상냥한 태도로 무슨 일이 생기더라도 혼자가 아니며, 언제나 당신의 곁에 있을 것이고, 힘닿는 한 최대한 도울 거라고 설명한다. 치료 계획이 세워지고, 의사는 자신의 개인 전화번호를 주며 궁금한 게 있으면 언제든 전화하라고 말해준다. 그는 당신을 한 번 더 껴안고 등을 토닥인다. 큰 수술이 코앞이고 몇 개월 동안 화학요법을 받아야 하지만 이미 병이 나은 것 같다.

왜일까? 마음이 위로받았기 때문이다. 두려움이 가라앉고 스트레스 반응이 사라진다. 몸의 긴장이 풀어진다. 의사는 다 잘될 것이며, 자신이 최선의 노력을 다할 것임을 환자의 뇌에 각인시킨다. 그렇게 긴장이 풀린 상태에서 환자의 몸은 스스로를 치유하기 위해 최상의 노력을 기울이기 시작한다.

따뜻하게 보살피지 않으면 몸이 악화될 수 있다

다 잘될 거라고 믿으며 침착하게 안심시키는 의사가 인체에 긍정적인 변화를 가져올 수 있다면, 의사가 자신도 모르게 그 초능력을 잘못 사용했을 때는 어떤 일이 벌어질까? 실제로 의사와 의료진은 좋은 의도와 달리 환자를 따뜻하고 자상하게 보살피거나 치료하지 못할 때가 너무나 많다. 너무 바쁘고, 과로에 시달리며, 탈진한 나머지 그들은 환자에게 해를 끼치고 만다.

한 친구가 의사의 진료실을 나오며 다음과 같은 편지를 보냈다.

> 리사, 내가 이 병원 건물을 나올 때 이 의사가 내게 강도짓을 했어도 그 의사인지 알아보기 힘들었을 거야. 그 의사는 나를 한 번도 똑바로 보지 않았거든. 검사실에 간호사가 들어온 후, 의사와 간호사 모두 컴퓨터를 들여다보고 있었는데, 키보드를 똑딱거리며 질문을 하면서도 나에게 얼굴 한 번 돌리지 않더라고. 내 새로운 처방전을 컴퓨터에 입력하면서 의사는 나에게 말 한마디 없었어. 컴퓨터 프로그램만 가지고 내 상태나 만성질환을 추적 관찰하고 처방전을 다시 쓸 수 있다니. 내가 어떤 남자의 등짝이나 보려고 대기실에서 1시간을 기다린 거야? 그리고, 참 나, 내 말 좀 들어봐. 간호사가 컴퓨터에 암호를 잘못 입력한 게 분명해. 의사가 천식이 있는 내 흉부 검사 용지가 아닌 유방 검사 용지를 들고 들어왔거든. 난 "무슨 말씀이세요, 선생님? 내용에 착오가 있거나 방을 잘못 들어오신 것 같네요"라고 말했어. 어휴, 정말 화가 난다. 내가 이 병원에 다시 오나 봐라.

내가 운영하는 인터넷 커뮤니티 공간에도 이런 불평이 자주 올라온다. 많은 의료 종사자가 과중한 업무에 시달리고 지쳐 있어 환자를 이해할 시간적·정신적 여유가 없기 때문에 환자들은 병원에 가서 스트레스를 더 받는다. 북적이는 대기실에 앉아 2시간 동안 기다렸다가 고작

7.5분 동안 만나는 의사가 자신의 말을 자르고, 이름도 기억 못 하며, 몸에 손끝 하나 대지 않고, 당황스러운 예후로 겁을 준다면, 분명히 스트레스 반응이 일어날 것이다.

물론 이 같은 결과를 의도하는 사람은 아무도 없다. 의료 종사자들은 환자로 인해 과도하게 희생하는 경우가 많아서 처음에 직업을 선택한 이유를 더 이상 생각하지 않게 된다. 이들은 자신들을 희생해서 환자를 보살펴야 한다고 생각한다. 하지만 희생만으로는 충분치 않다. 이제 의료 서비스에서 '보살핌'을 회복시킬 시점이 되었다. 의사와 그 밖의 의료 종사자들은 자신이 이 일에 뛰어든 이유를 기억해 환자들이 최대한 치유 효과를 얻을 수 있도록 해야 한다. 환자의 상황이 좋지 않을 때는 특히 그렇다.

나쁜 소식을 전하는 방법

1974년, 클립튼 미도르Clifton Meador 박사는 식도암 환자인 샘 론드 Sam Londe에게 암을 고칠 수 없다고 말했다. 미도르 박사가 시한부 판정을 내린 지 몇 주 후에 샘은 사망했다. 그런데 사체를 부검한 의사들은 깜짝 놀랐다. 암이 거의 발견되지 않았기 때문이다. 사망에 이를 만한 상태는 확실히 아니었다. 미도르 박사는 디스커버리 헬스 채널에서 이렇게 말했다. "암이 있었지만 그는 암으로 죽지 않았어요." 그는 왜 죽었을까? 아마도 의사의 부정적인 말에 심한 공포가 유발되고, 스레스 반응이 일어나 몸을 망가뜨렸을 것이다. 죽을 거라는 말을 듣고 죽을 거라고 믿었기 때문에 죽은 것이다. 부정적인 생각이 실제로 몸의 생리를 변화시켰다.

몇십 년이 지나도록 샘 론드의 죽음은 미도르 박사의 머릿속에서 떠나지 않았다. 그는 "나는 그에게 암이 있다고 생각했고, 그도 그렇게 생각했어요. 주위 사람들 모두 그에게 암이 있다고 생각했죠. 내가 그의 희망을 빼앗은 걸까요?"13)

조사해보면 이런 일이 적지 않을 것이다. 물론 의사들은 환자를 해롭게 할 의도가 전혀 없다. 대부분은 가장 순수한 의도로 환자를 대하며, 환자의 치유 외에는 바라는 게 없다. 하지만 들어보면 좋은 의사들이 나쁜 소식을 장광설로 늘어놓는 경우가 많다. 흔한 경우들을 소개한다.

진료실 #1

아무래도 수술하기 어려울 것 같아요. 우리가 생각했던 부위 외에도 암이 위와 대장, 임파절에도 퍼졌고, 복부 내벽에도 쫙 깔렸어요. 아직 모르지만 폐와 뼈, 뇌에도 퍼졌을지 모릅니다. 원하시면 화학요법을 받을 수 있지만 치료라기보다 임시방편이 될 겁니다. 이런 소식을 전해 정말 유감입니다. 물론 우리는 환자께서 편안하실 수 있도록 최선의 노력을 다할 겁니다. 하지만 지금 주변을 정리하시는 게 좋을 것 같습니다. 유서를 갱신하지 않으셨다면 하시는 게 좋겠죠. 이런 암은 5년 생존율이 20명 중의 1명꼴이고, 대부분은 3개월에서 6개월 안에 사망하니까요. 이런 말씀 드려서 정말로 죄송합니다. 마취약에서 깨어나 좀 더 정신이 드시면 또 이야기하죠.

나쁜 소식을 이런 방식으로 전달하면, 스트레스 반응이 촉발되어 환자의 몸이 스스로 치유되기 더욱 어려워진다. 그리고 드문 경우지만, 명확한 이유 없이 사망할 수도 있다. 죽음에 대한 공포가 너무 심하면 가능한 일이다.

나쁜 소식을 전하는 새로운 방법을 생각해보자. 동일하게 전이성 암으로 생존할 확률이 20분의 1인 환자다. 먼저 환자가 마취에서 깨어날 시간을 준다. 회복실에서 환자를 위로한다. 가족들에게 환자가 완전히 깨어나면 가족 회의를 하자며 아래와 같이 말한다.

진료실 #2

좋은 소식도 있고 나쁜 소식도 있습니다. 먼저 나쁜 소식부터 전할게요. 바라던 바와 달리 암이 한 부위에만 있는 게 아닌 것 같습니다(잠시 생각할 시간을 준다).

암이 위와 결장, 임파절, 복부에 전이된 것 같아요. 다른 부위에도 전이되었는지는 검사를 해봐야 아는데, 결과는 곧 나올 겁니다. 그래야 다음 계획을 세울 수 있으니까요. 하지만 항상 저희가 곁에 있다는 걸 기억하시기 바랍니다(다시 잠시 멈춘다).

할 얘기가 많지만, 먼저 좋은 소식을 전할게요. 좋은 소식은, 일정 정도의 사람은 같은 진단을 받고 생존한다는 겁니다. 생존 가능성을 예측할 수 있는 변수도 있고요. 인체는 아플 때 스스로 치유하는 능력이 있습니다. 몸과 마음, 정신을 잘 보살피며 희망을 갖고 몸의 자연치유 능력을 믿는 사람은 치유될 가능성이 더 큽니다. 희망을 포기하지 마십시오. 무엇보다 심신의 긴장을 푸는 게 중요합니다. 그렇게 편안한 상태에서만 몸이 암을 물리칠 수 있으니까요.

제가 이 암을 치료할 수 있다고 믿는다는 걸 아셨으면 해요. 그리고 저는 모든 치료 과정에서 지원을 아끼지 않을 겁니다. 내일 선택 가능한 치료법과 치료 계획을 말씀드릴 거예요. 우선 휴식을 취하시고 가족들과 이야기를 좀 나눠보시죠. 제가 곧 다음 수술에 들어가야 하는데 질문 있으신지요(잠시 멈추고 듣는다).

내일 아침 일찍 다시 말씀드릴 거고요. 급한 질문이 있으시면 언제라도 전화하세요. 여기 제 전화번호입니다. 듣고 싶었던 소식이 아닌 줄은 압니다만, 절대 희망을 버리지 마세요. 저는 기적을 믿어요. 환자께서 바로 그 기적이 될 수도 있답니다.

두 대화가 얼마나 다른가? 첫 번째 의사의 말을 들은 환자는 스트레스와 불안이 생기고 화가 날 수도 있다. 하지만 진료실 #2의 의사의 말을 들은 환자는 마음이 든든해지고 희망이 생기며 많은 것을 알았다고 느껴 심신이 편안해진다.

의사로서 나는, 환자가 부정적인 믿음 대신 긍정적인 믿음을 갖게 하고, 스트레스 반응을 줄이고 스스로 치유해 몸이 더 이상 망가지지 않게 하는 이완 반응을 유도할 책임이 의사에게 있다고 생각한다. 이런 사랑과 봉사의 행위는 어떠한 약이나 수술보다 큰 효과를 발휘할 것이다. 나쁜 소식을 전할 때 치유에 도움이 되도록 배려한다면, 바쁜 일정 중에 몇 분이 더 걸리겠지만 그 결과는 놀라울 정도로 달라질 것이다.

의사여, 그대를 치유하라

의사를 비롯한 의료인들이 환자를 정성껏 보살필 수 있는 여유가 있다면 환자 스스로 치유할 수 있는 환경이 만들어진다. 하지만 우리 의사들은 에너지가 고갈된 상태에서 치유가 필요한 사람들을 도우려는 실수를 너무나도 자주 저지른다. 의사들은 타인을 위해 자신의 욕구를 희생해야 한다고 배운다. 그렇다 보니 결국 심각한 수면 부족에 제대로 먹지 못하고, 가까운 사람들을 챙기지 못하며, 자신을 돌보지 않고, 자기 보호를 위해 마음을 닫아 육체와 정서, 정신이 불건강한 상태에 빠지는 경우가 많다. 의사나 그 밖의 의료인들이 마른 샘물이 되는 순간, 진정한 치유는 더 이상 일어나지 않는다. 기운이 다 빠져 고갈되고 희생당했다고 느끼는 의사들은 악당이 되어 환자들에게 비난을 퍼붓는 경우도 있다.

만일 내가 마술 지팡이를 흔들어 의료계에서 한 가지를 바꿀 수 있다면, 좋은 의사가 되기 위해 우리의 건강을 희생해야 한다는 정신 나간 생각을 바꿔놓을 것이다. 아무것도 줄 것이 남아 있지 않을 때, 모든 것이 고갈되어 버렸을 때 항상 환자의 곁을 지키고 마음을 활짝 열어 성심성의껏 환자를 돌보는 일은 불가능하다. 의사들이 자기를 돌봄으로써 환자의 모범이 될 수 있다면 의료계 전체가 근본적으로 변화할 것이다. 치유하는 사람이 자신을 먼저 치유한다면 온전하게 환자에게 봉사하고 사랑을 베풀 수 있을 것이다.

치유자의 의술을 확장하는 15가지 방법

1 경청하라.

2 마음을 열어라.

3 눈을 맞춰라.

4 문고리에서 손을 떼고 앉아라.

5 환자의 곁에 있어라.

6 따뜻하게 어루만지는 치유의 손길을 느끼게 하라.

7 환자를 동반자로 삼아라.

8 잘잘못을 따지지 마라.

9 교육하되, 명령하지 마라.

10 상냥한 언어를 사용하고, 항상 낙관하라.

11 환자의 직관을 믿어라.

12 환자를 치료하는 다른 의사를 존중하라.

13 혼자가 아님을 느끼도록 환자를 안심시켜라.

14 환자의 스트레스 해소를 유도하고, 보는 것만으로도 스트레스가 사라지는 의사가 돼라.

15 희망을 줘라. 예후가 아무리 나빠도 자연치유는 언제 어느 상황에서나 가능하다.

자신을 치유하는 일은 어려운 작업이다. 따라서 혼자 해서는 원하는 효과를 얻어낼 수 없다. 생명을 살리는 치료를 제공하는 의사가 자신을 치유함으로써 더 큰 사랑으로 환자를 치료할 수 없다면 완전하고 영구히 회복할 수 있는 환자의 능력을 제한하게 된다.

《웃음의 치유력Anatomy of an Illness》의 저자 노먼 커즌스Norman Cousins는 이 같은 사실을 잘 안다. 그는 퇴행성 콜라겐 장애인 강직성 척추염을 진단받았다. 그는 퇴원한 뒤 항생제와 진통제, 신경안정제 대신에 고용량 비타민 C를 복용하고 매일 웃으면 증상이 나아질 것이라고 믿었다. 다행스럽게도 서로 존중하고 협력하는 관계였던 주치의도 그의 결정을 지지했다. 《웃음의 치유력》에서 커즌스는 이렇게 썼다. "병을 다스리고, 아마도 병을 이기는 데 주치의가 한 가장 중요한 역할은, 내가 모든 일에서 존중받는 동반자로 느끼게끔 했다는 것이다."

보완대체의학의 플라세보 효과

보살핌과 관심은 많은 환자가 침, 동종요법, 레이키Reiki(에너지 힐링 대체요법-옮긴이), 한약, 에너지 의학, 부교감신경 요법, 카이로프랙틱Chiropractic(척추 교정-옮긴이) 같은 보완대체 치료를 받고 놀라운 결과를 얻는 이유를 설명해준다. 보완대체의학은 증거에 근거한 의학 원리에 따라 "효과가 없다"고 밝혀지는 경우가 많다. 달리 말해, 플라세보보다 나을 게 없다고 여겨진다. 내 생각에 많은 대체 요법이 플라세보 대조군 실험에서 플라세보를 능가하지 못하는 이유는 보살핌과 관심 속에서 가짜 침을 맞으면 진짜 침과 같은 효과를 내기 때문이다. 진짜 침과 가짜 침이 같은 결과를 얻은 이유는, 앞서 켑책이 언급했듯 중요한 건 '침'이 아니기 때문이다. 두 침 모두 이완을 유도해 인체의 스트레스를 줄인다. 보완대체 의사와 치료사 들은 이런 내용에 방어적인 태도를 보이기보다는 반겨야 한다!

서양 의학의 많은 부분이 이 같은 방식으로 이루어진다면 어떨까? 많은 부분, 특히 만성질환 치료의 경우 의사가 제공하는 따뜻한 관심과 위안은 약과 주사만큼 인체 생리에 중요할 역할을 한다.

보완대체요법이 효과적인지 아닌지를 논하려는 게 아니다. 동종요법 치료를 받고 신기하게도 병이 씻은 듯이 나았거나, 에너지 치유사로서 자연치유된 환자를 목격했다면, 나는 그런 치료의 효과를 의심하지 않는다. 사실 나는 훈련된 의료 전문가의 손에서도 과학으로 설명하고 증명할 수 없는 일이 벌어진다고 굳게 믿는다.

나는 그런 치료들을 묵살하는 대신, 치료 방식보다는 그 방식에 대한 긍정적인 믿음, 의사가 제공하는 따뜻한 관심, 치료법이 유도하는 이완 반응 때문에 비정통적인 치료법이 효과를 발휘한다고 주장하고 싶다. 이런 치료법들은 실제로 효과가 뛰어나지만, 우리가 예상하는 그 방식 때문은 아닐 것이다.

요지는 일반적인 약물과 수술이든, 보완대체요법이든, 건강과 치유를 꾀하는 모든 치료는 기본적으로 마음의 힘을 통해 효과를 발휘한다는 점이다. 플라세보보다 더 효과적이라고 입증된 정통 의학 치료법도 있지만, 플라세보보다 나을 게 없다고 입증된 치료법도 많다. 일부 의학 치료법은 긍정적인 믿음과 따뜻한 관심의 효과를 정말로 뛰어넘는다. 하지만 대부분의 보완대체요법 치료 효과는 전적으로 혹은 대부분 긍정적인 믿음, 따뜻한 관심, 그리고 그로 인한 긍정적인 생리 반응의 결과로 보인다.

치료인가, 이완 반응인가?

연구 결과를 살펴보면, 진짜 침은 가짜 침보다 나을 게 없는 것 같다. 가짜 침의 효과를 능가한다고 입증된 연구 결과가 몇몇 있지만[14], 대부분은 그렇지 않다. 무작위로 선정된 환자들이 진짜 침(침술원에서 배운 대로 에너지 경락을 따라 침을 놓았다)이나 가짜 침(가짜 침으로 아무 데나 살짝 찔렀다)을 맞았다. 진짜 침을 맞고 많은 사람이 회복됐다. 하지만 가짜 침을 맞은 사람들도 마찬가지였다.[15] 많은 이가 침을 정확한 위치에 꽂는 것이 중요하다고 여기지만, 침을 놓는 기술보다는 침구사가 더 중요하다면 어쩔 것인가?

레이키도 마찬가지다. 레이키는 몸에 손을 얹거나 몸 위에서 손을 움직여 생명력이 '막힌' 곳의 기운을 흐르게 만드는 일본식 에너지 치유법이다. 소노마주립대학에서 실시하고, 〈종양학 간호 포럼 Oncology Nursing Forum〉에 발표된 연구를 비롯해 여러 연구에서 연구자들이 화학요법 치료를 받은 환자들을 검진했다. 검진 결과, 레이키 치료를 받은 환자들이 일반적인 치료만 받은 환자들보다 건강 상태가 좋을 가능성이 컸다.[16]

나는 그 같은 결과를 보며 결코 놀라지 않았다. 레이키 치료를 직접 해본 사람으로서 정말로 환자에게 관심이 많은 치료자에게 레이키 치료를 받았을 때 유독 몸이 깊이 이완된다는 사실을 나는 증명할 수 있다. 하지만 가짜 레이키 치료도 그럴 것이다. 당연히 사람들이 좋아할 만하다!

복수의 연구 결과를 살펴보면, 질병의 증상을 유발하는 물질을 아픈 사람에게 극소량 투여했을 때 그 질병이 치유된다는 가설에 기초한 보완대체요법인 동종요법 역시 결과가 엇갈리기는 하지만 플라세보보다 나을 게 없다. 네덜란드의 림버그대학에서 실시하고 〈영국 의학 저널〉에 발표된 107개 동종요법 실험 메타분석에서 동종요법은 플라세보보다 효과적일 수 있으므로 후속 연구가 필요하다는 결과가 나옴으로써 임상 효과가 있다는 쪽으로 의견이 기울어졌다.[17] 하지만, 더 큰 규모로 더 신중하게 실시되어 의학지 〈란셋〉에 발표된 메타분석은 110개 동종요법 실험과 110개 정통 의학 치료 실험을 평가하며 연구의 편향성을 밝히는 데 주력했다. 스위스 베른대학에서 진행한 이 연구의 결과, 동종요법은 거의 효과가 없거나 플라세보를 능가하지 않는 것으로 입증되었다.[18] 그렇다면 동종요법이 아니라 동종요법을 실시한 의사가 환자를 치유하는 게 아닐까?

이에 비평가들은 동종요법 메타분석 같은 연구들의 결과에 이의를 제기했고, 〈란셋〉은 '동종요법의 종말'과 '진실의 성장'이라는 제목의 사설을 발표하기에 이르렀다.[19] 하지만 나는 그런 연구들을 비판하는 이유가 그런 연구들이 정통 의학이 대안 의학을 차별하기 위해 연구 자료를 왜곡하는 일례이기 때문이라고 지적하고 싶다.[20] 만일 그런 분석에 그리 적합하지 않은 치료법을 평가하기 위해 증거에 근거한 의학을 이용한다면, 완전히 이해하지 못하는 치유법의 효과를 해석하는 데 편견이 없어야 한다. 생리학적으로 설명할 수 없다는 이유로 이런 자료에 부정적인 편견을 갖는 것은 비과학적이다.

이런 연구 중 많은 수가 불완전하다는 점을 명심하라. 연구를 수행할 때의 문제점은 환자와 의사 모두에게 비밀로 하기가 어렵다는 것이다. 침구사조차 알아보지 못하는 가짜 '침'을 사용하는 연구가 있는가 하면, 환자만 모르게 하는 연구도 있다. 바로 이것이 진실을 왜곡한다. 연구에 따르면, 치료자는 자신도 모르게 환자에게 비언어적으로 치료법을 암시한다. 대부분의 정통 의학 실험에서 연구자와 환자 모두에게 플라세보인지 아닌지 알리지 않는 이중맹검법을 이용하는 이유가 바로 그 때문이다. 이런 차이 때문에 임상 연구된 많은 보완대체요법이 편견에 휩싸이는 것이다.

치료의 진정한 목표

완전하지 못한 자료 이야기는 그만하자. 과학자들이 많은 보완대체요법의 효과를 생리학적으로 설명하지 못하지만, 이를 인체에 나타난 반응으로 설명할 수 있다면 과학적인 설명이 정말로 필요할까? 알다시피 치유에 집중하는 편안한 환경에서 따뜻하게 보살피는 치료자를 곁에 두고 진료 테이블에 누워 있다면, 아플 때는 특히 그렇거니와 건강한 상태에서도 많은 사람이 매일 경험하는 스트레스 반응을 없앨 수 있다. 또한 이완 반응이 시작되면 호르몬의 흐름이 좋아지고 자연스러운 항상성 상태가 회복되어 인체의 자연치유가 시작될 수 있다.

정통 의학계에서는 플라세보를 능가하지 못하는 것은 무엇이든 '사이비'라고 부르며 깎아내린다. 그런데 우리가 진정한 목표를 보지 못하는 건 아닐까? 나는 의학 치료의 효과를 평가하는 기준을 다시 한 번 생각해볼 것을 제안한다. 환자가 낫는다면, 치료법이 플라세보를 능가하는지 아닌지가 과연 중요할까? 증상을 없애고 병을 치료하는 것이 최종 목표 아닌가? 그 목표를 달성하는 방법이 정말로 중요한 것 아닌가?

과격한 생각이라는 것은 안다. 하지만 나만 이런 생각을 하는 건 아니다. 예일대 교수인 데이비드 스피겔David Spiegel은 〈영국 의학 저널〉 사설에서 보완대체요법으로 얻는 이득이 대부분 플라세보 효과에서 비롯된 것이라면 사이비의 범주로 간주될 거라면서 회의론자들을 책망했다. 그는 다음과 같은 질문을 던졌다. "혹시 일반 의학계가 주목해야 할 질병의 경험과 의사-환자 간의 상호작용에 관해 역사적으로 대안의학계가 중요한 무언가를 알고 있는 것은 아닐까?"[21]

심리요법의 플라세보 효과

치료 자체보다는 긍정적인 믿음, 따뜻한 관심, 그리고 이것들이 유도하는 이완 반응에서 긍정적인 효과를 얻는 치료법이 보완대체요법만은 아니다. 연구에 의하면, 심리요법도 환자에게 같은 효과를 준다.

심리요법을 받은 사람이 받지 않은 사람보다 회복이 더 잘된다는 보고들이 존재한다.[22] 하지만 이런 결과가 정말 심리요법 때문일까? 아니면 환자의 긍정적인 믿음과 치료사의 애정 어린 지원이 어우러져 이완 반응이 유도된 걸까? 마음과 몸은 긴장이 풀렸을 때 치유될 가능성이 큰 게 아닐까?

반더빌트대학에서 실시하고 〈미국 정신의학 전문지 *Archives of General Psychiatry*〉에 발표된 획기적인 실험에서 경험이 많은 심리치료사가 불안과 우울로 고통받는 15명의 대학생을 치료했고, 대조군은 치료사가 아닌 대학 교수들이 치료를 했다. 그 결과, 숙련되지 않은 교수에게 치료받은 환자들 역시 전문 치료사에게 치료받은 환자들만큼이나 증상이 호전되었다.[23]

의학 인류학자인 아서 클레인맨Arthur Kleinman 박사는 심리요법이 플라세보 효과 덕분이라 해도 그 효과를 무시해서는 안 된다고 지적했다. 박사는 오히려 심리요법이 플라세보를 보완한다고 주장했다. "심리요법은 플라세보 반응을 극대화하는 아주 훌륭한 방법이다. 그런 관점에서 비난보다는 칭찬을 받아야 마땅하다. 일반 의료에서 미처 활용되지 않는 유용한 치료 과정을 활용한다는 점에서 말이다."[24]

신앙요법의 플라세보 효과

신앙요법을 다룬 임상 자료는 적지만 신앙요법 치료사에게도 동일한 역학이 작용한다. 사람들은 치유사가 자신을 치유할 거라고 믿고 도처에서 찾아온다. 그뿐 아니라 치유를 목적으로 성지 순례를 하며 긍정적인 믿음을 공유하는 사람들도 있다. 이들은 따뜻한 포옹, 악수, 명상, 약초, 성수 등 믿음을 강화하는 의식과 행위를 한다. 그리고 과학자들이 '초대형 플라세보 효과'라고 이름 붙인 이완 반응과 자가치유를 유도하는 방법들을 접한다.25)

이런 초대형 플라세보 효과의 예로 루르드 성수Water of Lourdes를 살펴보자. 루르드는 자연치유의 완벽한 기회를 제공한다. 사람들이 순례를 떠나 목적지에 도착했을 때는 대개 몹시 지쳐 있으며 정신적으로 감수성이 고조된 상태다. 루르드 성지에서는 성스러운 치유의 상징물을 흔히 볼 수 있고, 치유 의식에 참여할 기회도 많다. 순례를 마친 다른 순례자들이 동참하는 경우가 빈번해 종종 집단 감정과 집단 희망에 빠지기도 한다. 성수가 질병을 치유해준다는 믿음만으로도 인체가 자가치유하는 데 필요한 이완 반응을 활성화하기에 충분한 조건이다.

가톨릭교회에서는 이 점을 인식하고 '히스테리'라고 여겨지는 모든 요소를 치유법에서 배제하려고 노력했다. 교회의 목표는 치유가 마음의 힘에서 비롯된 자가치유의 결과가 아니라 신성의 기적이라는 점을 확실히 하는 것이다. 이를 위해 교회는 의사들을 고용해 자가치유가 진정한 '신의 신호'로 인정되는지 확인했다. 그 결과, 1858년 이후 68명만이 엄중한 기준을 통과했다.

1962년, 비토리오 미셸리Vittorio Micheli는 왼쪽 엉덩이에 커다란 악성 종양이 생겨 베로나 병원에 입원했다. 10개월 만에 그의 엉덩이는 거의 완전히 뭉그러지고 뼈가 연조직 안에서 이리저리 움직여 다리를 고정하는 깁스를 해야 했다. 최후의 수단으로 그는 루르드로 여행을 떠나 몇 번 목욕을 했고, 그때마다 열이 몸을 돌아다니는 느낌을 받았다. 순례에서 돌아온 다음 달 그는 활력을 느끼기 시작했다. 의사들이 X-레이를 찍어본 결과, 종양 덩어리가 많이 줄어들어 있었다. 그 이유가 궁금해진 의사들은 그의 회복 과정을 꼼꼼히 기록했다. 얼마 안 가 미셸리의 종양은 사라졌고, 뼈가 재생하기 시작했다. 2개월이 지나기 전에 그는 다시 걸을 수 있게 되었다.26)

애나 산타니엘로Anna Santaniello의 기적은 급성 류머티즘 관절염을 앓고 난 뒤 심한 심장병이 발병한 후에 일어났다. 그녀는 부일로Bouillaud 병이 있어서 숨이 차 말하기 힘들고 걸을 수도 없었다. 또한 심한 천식 발작과 얼굴과 입술에 치아노제(산소 부족으로 피부가 푸른색으로 변한다) 증상이 있었고, 다리가 부었다. 자원봉사자들이 그녀를 루르드의 치유의 물에 담그자 증상이 사라졌고, 의사들은 그녀가 치유됐음을 확인했다.

가장 최근의 일로 2011년 3월, 56세의 세르주 프랑수아Serge Francois가 마지막 기적으로 발표되었다. 추간판 탈출증 합병증으로 왼쪽 다리를 거의 움직일 수 없게 된 그는 2002년 루르드 성수로 순례를 떠났고, 곧바로 다리를 움직일 수 있었다. 그리고 10년 후에 같은 일이 벌어진 것이다.

《웃음의 치유력》에서 커즌스는 이렇게 썼다. "모든 위대한 종교 문헌에 수없이 기록된 경이로운 '기적 치유'는…… 모두 적절한 의욕과 동기를 지닌 환자가 질병과 장애를 놀랍게 변화시키는 일에 적극적으로 참여하는 능력을 보여준다."

의학의 핵심 되찾기

의사로서 우리는 신성한 기회를 부여받았다. 의사는 환자의 이완 반응을 유도할 수 있는 힘이 있으므로, 약과 수술 이외에 다양한 방법으로 치유 과정에 참여해야 한다. 의사가 환자의 자가치유 능력을 최대한 끌어내지 못한다면 환자, 그리고 의사 자신에게 큰 해를 주는 것이다. 그리고 의사가 행동을 취해 임무를 잘 수행한다면 치유 과정에서 환자의 생명을 구할 수도 있다.

나는 종종 농담 삼아 약간의 약을 곁들여 사랑을 실천한다고 말한다. 하지만 기술의 발달로 의사와 환자의 거리가 멀어지면서 치유 과정에서 사랑이 실종된 것 같다는 생각이 자주 든다. 예전에는 의사가 왕진을 가서 환자의 침대 옆에 앉아 자신의 손으로 직접 환자의 몸을 진찰했지만 지금은 실험실 검사가 환자의 모든 병력을 대신 찾고, 심지어 살균된 흰색 방에서 13분간 환자를 보면서도 방사선 검사가 의사의 촉진을 대신한다. 경청, 따뜻한 손길, 세심한 관심과 보살핌, 치유하려는 의지 등에서 비롯되는 치유력이 없다면 의사는 환자에게 냉철한 기술 이외에 무엇을 제공할 수 있겠는가?

건강이 위기를 맞았다면 세심한 관심과 보살핌이 반드시 필요하다. 최고의 수술이나 가장 유명한 대학 병원의 의사로는 충분하지 않다. 물론 전문적인 지식이 도움이 되는 것은 분명하지만, 치유 가능성을 최대한 키우고 싶다면 치료자의 진정 어린 관심과 보살핌 또한 필요하다. 치료 과정에서 한 사람 이상이 필요할 수도 있다. 다양한 치료 수단을 제공하고, 기적을 일으킬 수 있는 몸이 되도록 도와주며, 환자를 믿어주는 팀이 필요할 수도 있다. 이때 팀은 서로 협력하는 사람들로 구성되어야 한다.

침구사인 수전 폭스Susan Fox는 그렇게 협력하는 치료자들의 팀을 "치유의 원탁"이라고 부른다. 치유의 원탁은 환자를 담당하는 모든 치료자가 공평하게 의견을 교환하는 협력 과정이다. 치유의 원탁에서는 치료자가 아닌 환자가 최고의 지휘권을 갖는다. 치료자들은 치유의 원탁에 초청받지만 명령을 내리거나, 다른 사람의 조언을 부인하거나, 타인을 존중하지 않거나, 무엇보다 환자의 소망을 묵살할 권리가 없다.

응급실의 급박한 상황에서는 치료자가 명령을 내려야 하지만, 만성 질환 환자를 치료하는 치료자들에게는 같은 논리가 적용되지 않는다. 나는 언젠가 존경받는 의사가 명석한 간호사에게 "작은 게임을 하자고요. 나는 의사 역할이고, 당신은 간호사 역할이에요. 나는 명령을 내리고, 당신은 따르는 거죠"라고 말하는 것을 들었다. 이런 역학 관계는 치료자, 환자 모두에게 도움이 되지 않는다.

의사들이 대체요법이나 동종요법을 찾는 환자나 대체요법 의사를 조롱하고 깔보는 모습을 본 적이 있다. 이런 적대적인 관계를 보고 나는 몹시 괴로웠다. 그들의 말에서 우리 의료 체계가 심각하게 고장 났다는 걸 알 수 있었기 때문이다. 나는 이런 경직된 분위기보다는 좀 더 유연한 의료 체계를 지향한다. 일선 의사들은 흔히 질병과 전쟁을 한다고 생각하는데, 병원에서 전시의 소통 방식을 그대로 모방하고 검사에 의존하는 것은 환자를 치유하는 데 결코 도움이 되지 않는다. 이는 스트레스 반응만 일으킬 뿐이다. 팀이 하나 되어 자기 중심과 경쟁, 불필요한 권력 투쟁 없이 무엇보다도 환자를 돌보는 일에 전념한다면 의료 체계는 훨씬 더 효과적으로 기능할 것이다.

내가 운영하는 인터넷 커뮤니티에서는 의료 혁명가, 다시 말해 의료 분야에서 보살핌을 회복시키기 위해 노력하는 의료인과 환자 들을 모집하고 있다. 현재의 상황에 개탄한다면, 절망하지 마라. 우리가 있다. 우리 단체는 의학의 핵심을 되찾는다는 목표 아래 변화를 위해 열심히 노력하며 목소리를 높이는 사회 변혁의 주도자들이다. 믿음을 잃지 마라. 우리는 그 어느 때보다 여러분이 필요하다.

심신의학의 개척자 래리 도시 박사는 나에게 다음과 같은 편지를 보냈다.

우리는 정통 의학과 어깨를 나란히 하며 진정으로 의료계에 영향을 미치고 있습니다. 우리는 정통 의학을 우선시하고 그것을 존중하지만, 한편에는 다른 것이 많이 있습니다. 영성, 의미, 목적, 의식, 연민, 공감, 사랑……, 또 뭐가 있을까요? 우리는 경쟁에서 이길 겁니다. 모든 건 시간문제일 뿐이지요. 하지만 시간은 우리 편이 아니니 되도록 서둘러야 합니다. 정말로 급합니다. 당신을 환영해요!

때가 되었다. 준비되었는가?

2부

MIND
OVER
MEDICINE

마음을 치료하라

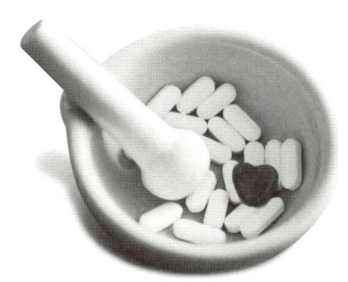

4장
건강을 다시 정의하다

"우리는 대부분 일관되고 체계적인 이중성을 지닌 채 산다. 만일 매일 생각과는 정반대로 말하고, 싫어하는 사람 앞에서 굽실거리며, 불행밖에 가져오지 않는 일에 크게 기뻐한다면 건강은 나빠질 수밖에 없다. 신경계는 허구가 아닌 인체의 일부고, 영혼은 우주에 존재하며 입 안의 치아처럼 우리 몸 안에 있다. 잘못을 저지른 영혼이 영원히 처벌받지 않을 수는 없다."

— 《닥터 지바고》 중에서, 보리스 파스테르나크 Boris Pasternak

플라세보와 노세보 효과를 연구한 후 나는 긍정적인 믿음, 따뜻한 보살핌, 그리고 여기에서 비롯되는 이완 반응이 몸이 스스로 치유할 수 있는 바탕을 마련해주기 때문에 인체는 스스로 회복되도록 설계되어 있다는 확신이 들었다. 하지만 긍정적인 믿음과 따뜻한 보살핌만으로 정말 몸이 치유될까? 그렇게 간단하지만은 않을 거라는 생각이 들었다.

바람을 피우고 학대하는 남자와 살면서 몸이 나을 거라고 믿으며 유명한 의사를 찾은 여자는 어떨까? 몸은 아픈데 가족을 부양하기 위해 하루에 12시간씩 일하며 양심을 팔아야 하는 사람은 어떨까? 담배와 술, 파스타, 페퍼로니 피자를 즐기지만 사랑과 활력이 넘치며 뚜렷한 인생 목적을 가지고 100세까지 사는 사람도 있지 않은가? 나는 내심 건강한 삶에는 우리가 생각하는 이상의 것이 있지 않을까 생각했다.

건강 마니아의 예를 보자. 건강에 관해서라면 언제나 '옳은' 것만 하는 사람들이 있다. 유기농 농산물을 먹고, 고기와 유제품, 글루텐, 가공식품을 피하며, 매일 운동하고, 수면 시간을 잘 지키며, 중독을 경계하고, 인체 기능을 최적화하는 기능의학 의사를 찾아간다. 사람들은 이런 이들이 건강하게 오래 살고, 밤에 잠이 들듯 평화롭게 죽을 거라고 생각한다. 그렇지 않은가? 하지만 바비큐라면 사족을 못 쓰고, 맥주를 퍼마시며, 하루에 5시간 자고, 소파에 느긋하게 앉아 바보상자를 들여다보는 사람보다 건강 마니아들 중에 아픈 사람이 많은 이유는 무엇일까?

만일 일부 건강 마니아가 하루 종일 소파에 퍼져앉아 TV만 보는 사람과 병에 걸릴 가능성이 같다면, 건강한 생활습관을 정의하는 데 뭔가 문제가 있다고 결론지을 수밖에 없다. 분명히 건강한 습관은 적절한 건강을 유지하는 데 있어서 커다란 부분을 차지한다. 나 역시 건강 마니아 중 하나다. 나는 녹즙을 마시고, 비타민을 복용하며, 매일 걷기 운동과 요가를 하고, 충분한 시간 수면을 취하고, 기능의학 의사를 찾아가고, 해로운 독성 물질을 피하려고 노력한다.

그러한 내가 내린 결론은, 전적으로 신체적이고 생화학적인 질병의 영역, 즉 실험실 검사 결과를 보고 진단하고, 방사능 촬영 사진을 판독하고, 현미경으로 페트리 접시를 관찰해서 알 수 있는 부분, 그리고 식사, 운동, 독성 물질 차단, 인체에 미치는 기능의학의 긍정적인 효과에서 얻는 혜택은 방정식의 일부에 불과하다는 것이다. 물론 커다란 부분이기는 하지만 전부는 아니다. 환자들을 진료하면서(그리고 9장에서 상세히 밝힐 나의 개인적인 경험 때문에) 나는 환자가 병이 낫느냐 낫지 않느냐, 병이 치유되느냐 되지 않느냐의 문제는 건강에 좋은 행위보다는 환자의 삶과 더 관련이 있다고 믿게 되었다.

환자를 진료하며 배운 것

마린 카운티에서 통합의학 진료를 보는 동안 무엇이 몸을 낫게 하고 병들게 만드는지 그 생각이 점점 분명해졌다. 정통 의학을 떠난 후 나는 환자의 건강을 최대한 향상시키는 일에 전념하는 훌륭한 의사와 치료자들이 모인 단체에 들어갔다. 새로운 환자들을 1시간에 걸쳐 볼 수 있어 무척이나 좋았고, 과거와 달리 정말로 환자들을 아프거나 건강하게 만드는 게 무엇인지 깊이 파고들 기회를 얻을 수 있었다.

새로운 방식의 진료를 하면서 나는 새로운 환자들에게 무척이나 놀랐다. 그때까지 진료했던 환자 중에 이들처럼 건강에 신경을 쓰는 사람은 없었다. 센터에 온 많은 사람이 매일 녹즙을 마시고, 완전 채식을 하며, 개인 트레이너와 운동을 하고, 하루 8시간 수면을 취하며, 아침마다 비타민 한 움큼과 다른 영양제들을 복용하고, 보완대체요법에 돈을 쏟아부으며, 의사의 말을 철저히 따랐다. 이런 방식으로 놀라운 효과를 보는 사람도 있었다. 건강의 정점에 이른 이들은 반짝이는 피부와 매력적인 몸매를 자랑하며 몸 전체에서 생명력을 발산했다. 하지만 이들 중에는 아픈 사람이 더 많았다. 나는 몹시도 당황스러웠다. 의대에서 배운 지식에 의하면 완벽한 건강을 누려야 할 사람들이었다. 수많은 건강 마니아는 왜 아픈 걸까?

이런 환자들을 돕기 위해 나는 정통 의학에서는 거의 이용하지 않는 전문화된 검사를 포함해 여러 가지 검사를 실시했다. 그리고 때로 환자의 증상이 완전히 사라지는 놀라운 경우를 경험했다. 이런 환자들은 나를 영웅 취급했다. 예를 들어, 단순한 호르몬 대체요법 하나로 인생이 바뀐 사람도 있었다.

하지만 건강한 생활 방식을 유지하지만 여러 가지 증상에 시달리는 환자의 경우, 대개 원인을 찾을 수 없어 난감할 따름이었다. 이 환자들이 활력이 없는 이유를 생화학적으로 설명할 길이 없었다. 나는 치유자로서 실패했다는 생각이 들었지만, 마음속에선 나의 잘못이 아니라는 것을 알았다. 나는 중요한 검사를 잊지 않았고, 환자를 적절한 전문의에게 의뢰했다. 답은 다른 곳에 있었다. 치유의 게임에서 커다란 퍼즐 조각 하나가 빠져 있었다. 그런데 그게 무엇인지 알 수 없었다.

그즈음 나는 건강한 생활을 하는 이 환자들이 왜 그렇게 아픈지 정말로 궁금했고, 그 수수께끼를 풀고 싶어 안달이 났다. 나는 건강한 생활습관과 과거 병력, 그 밖의 일반적인 질문이 아닌 그들의 삶에 대해 물어보기 시작했다. 1시간이라는 긴 시간이 허용되었기 때문에 여유롭게 경청할 수 있었다. 이들의 말을 듣고 건강에 대한 나의 관점은 송두리째 바뀌었다.

진료 신청서 양식을 바꿔야겠다는 생각이 든 것도 그때였다. 의대에서 배운 대로 환자의 병력, 수술 경험, 가족력, 약 복용 여부, 물질 사용 여부를 묻는 질문에만 국한하지 않고, 진료 신청서 양식에 환자의 삶에 관련된 긴 목록의 질문을 추가했다. 이런 질문들로 나는 놀라운 사실들을 알게 되었다.

완전히 새로운 진료 신청서

나는 대부분의 의사가 생각해본 적도 없는 질문을 하며 환자의 개인적인 삶에 깊이 파고들기 시작했다. 당신을 가장 당신답게 만드는 활기를 빼앗는 것이 있는가? 무엇이 당신의 발목을 잡고 있는가? 자신에 대해 좋아하고 기뻐하는 것이 무엇인가? 자신의 인생에서 무엇이 빠져 있다고 생각하는가? 인생에서 가장 감사하는 것이 무엇인가? 지금 현재 연인이 있는가? 그렇다면 행복한가? 행복하지 않다면, 연인과의 관계를 계속 유지하고 싶은가? 일에서 성취감을 느끼는가? 인생의 목표를 이루고 있다고 생각하는가? 배우자나 자신에게 성적으로 만족하는가? 그렇다면 얼마나 만족하는가? 만족하지 못한다면 자신 안에서 분출되지 못하는 무엇이 있다든가, 창조성이 억눌린다고 느끼는가? 재정적으로 여유가 있는가? 아니면 돈이 인생의 스트레스로 작용하는가? 만일 요술 할머니가 당신의 인생에서 한 가지를 바꿔준다면 무엇을 원하겠는가? 위반하고 싶은 규칙은 무엇인가?

나는 환자들의 대답에서 어떤 검진 결과나 병력 검토, X-레이 사진에서도 얻을 수 없는 병의 이유에 대한 통찰을 얻을 수 있었다. 촌철살인의 질문을 하지 않던 과거에는 나올 수 없던 명백한 진단이 나오는 경우가 많았다.

이 환자들이 나쁜 유전자나 좋지 않은 생활습관, 사나운 운수 때문이 아니라 나쁜 인간관계로 창자를 쥐어짜듯 외롭고 비참하거나, 일 때문에 스트레스가 심하거나, 돈 문제로 겁에 질려 있거나, 심하게 우울하기 때문에 아프다는 걸 알게 되었다. 대부분의 환자들은 진료 신청서의 '당신의 인생에서 무엇이 빠져 있습니까?'라는 질문에 구구절절 긴 답변을 적었다. 그리고 직접 만나 같은 질문을 던졌을 때 대다수가 눈물을 흘렸다. 채식이나 운동, 비타민과는 관련 없는 무엇이 있었다.

한편, 식사가 부실하고, 운동도 잘 하지 않으며, 영양제 챙겨 먹는 일을 까먹기 일쑤이면서도 완벽히 건강해 보이는 환자들이 있었다. 이들의 진료 신청서는 사랑과 즐거움, 의미 있는 직업, 풍요로운 재정 상태, 창조력의 표현, 성적인 만족감, 정신적인 유대감, 그리고 아픈 건강 마니아들에게 없는 다른 특성들로 가득 차 있었다. 한마디로, 이들은 행복했다. 그래서 기를 쓰고 몸 관리를 하지 않아도 이들의 몸은 건강으로 응답했다.

그때부터 나는 환자들에게 2가지 중요한 질문을 하기 시작했다. "병의 근본적인 원인이 뭐라고 생각하세요?"와 가장 중요한 질문인 "치유되려면 몸에 무엇이 필요할까요?"였다.

처음 이런 질문들을 하기 시작했을 때, 나는 사람들이 병의 근본적인 원인으로 호르몬 불균형이나 불건강한 식사, 혹은 치료법에 대한 생각을 이야기할 거라고 짐작했다. "내 생각엔 물리치료보다는 두개천골 요법이 나을 것 같아요"라든가 "콜레스테롤 약은 보류하고 식단을 바꿔 볼까 봐" 같은 이야기 말이다.

때때로 환자들은 정통 의학과 관련된 통찰력 있는 견해를 피력하기도 했다. "나는 정말로 항우울제가 필요해요"라든가 "항생제를 복용하면 될 것 같아요"라든가 "무엇보다 호르몬 균형을 바로 잡아야 해요" 같은 것들 말이다.

하지만 많은 경우, "병의 근본적인 원인이 뭐라고 생각하세요?"라고 물으면 환자들은 다음과 같이 대답했다. "진이 빠질 때까지 모든 것을 쏟아부었어요." "결혼생활이 비참해요." "내 일에 진저리가 나요." "나를 위한 시간이 필요해요." "매일 밤 외로워서 울다가 잠이 들어요." "내가 너무나 혐오스러워서 거울을 볼 수 없을 정도예요." "진실을 직시하지 않고 피하고 있어요." "내가 한 일을 나 자신도 용서할 수 없어요." "거짓된 삶을 살고 있어서 사기꾼이 된 기분이에요."

그리고 "치유되려면 몸에 무엇이 필요할까요?"라고 물었을 때, 환자들이 다음과 같이 대답해 무척이나 놀랐다. "직장을 그만둬야 해요." "이제 부모님한테 사실을 말해야 해요." "이혼해야 해요." "소설을 끝마쳐야 해요." "애 보는 사람을 고용해야 해요." "너무 외로워서 친구를 많이 사귀어야 해요." "바람을 피우고 있다고 남편한테 말해야 해요." "나 자신을 용서해야 해요." "나 자신을 사랑해야 해요." "비관적인 생각을 버려야 해요."

많은 환자가 직관이 말하는 몸에 대한 조언을 실천할 준비가 되지 않았지만, 용감한 환자들은 조용한 내면의 목소리를 듣고 근본적인 변화를 단행했다. 직장을 그만둔 사람이 있는가 하면, 결혼 관계를 정리한 사람도 있었다. 다른 도시로 이사한 사람이 있는가 하면, 오랫동안 억눌러온 꿈을 좇아간 이들도 있었다. 이런 환자들이 이룬 결과는 놀라웠다. 그 많던 병이 사라지기도 했는데, 아주 빠른 속도로 사라진 경우가 많았다. 수년간 여러 가지 의학 요법을 실시했어도 고칠 수 없던 병이 저절로 나은 환자들도 있었다. 정말로 놀라웠다.

자가치유 이야기

말라Mala는 전형적인 마린 카운티 주민이다. 채식과 걷기, 요가를 했고, 철인 3종 경기에 나갔으며, 자연요법 의사가 추천하는 영양제를 수십 가지나 먹었고, 음주와 흡연을 하지 않았으며, 불법 약물을 사용하지 않았다. 하지만 그녀의 의료 차트는 두께가 6센티미터가 넘고, 네 종류의 만성질환으로 고생하고 있었다.

말라는 친구에게서 내 진료가 평범하지 않다는 말을 듣고 자신이 아무리 노력해도 낫지 않는 이유를 알아낼 수 있을까 싶어 예약을 잡았다. 진료 신청서에 적힌 말라의 개인사를 읽고 나서 나는 그녀가 비참한 상태에 빠져 있다는 것을 알았다. 말라는 결혼생활에서 정신적, 육체적으로 학대당하고 있었으며 최근 2년간 섹스를 하지 않았다. 남편이 그녀의 미술 활동에 대한 지원을 해주지 않아 창조력이 억눌리는 느낌을 받았으며, 일과 경기 훈련으로 너무 바빠서 그림 그릴 시간을 낼 수 없었다. 게다가 함께 사는 병든 노모를 돌보는 데 지쳐 있었다.

말라의 진료 신청서를 읽고, 삶의 다른 부분을 치유하지 않는 한 그녀의 몸이 낫지 않을 거라고 생각했다. 부정적인 감정이 마음에 가득하고 스트레스 호르몬이 몸에서 솟구친다면, 채소나 영양제, 운동, 약이 만성 스트레스 반응이 몸에 일으키는 해로운 영향을 물리칠 순 없다.

몸이 아픈 진짜 이유에 대해 말라와 이야기를 나눈 후 나는 중요한 질문을 던졌다. "병이 나으려면 몸에 무엇이 필요할까요?"

말라는 산타페로 가야 한다고 답했다. 왜 하필 산타페냐는 질문에는 그곳에 별장이 있다면서 그곳에 갈 때마다 모든 증상이 씻은 듯 사라진다고 설명했다.

어쩌면 생화학적인 이유가 있는지도 모른다. 말라가 밀 밸리의 집에 있는 어떤 식물에 화학적으로 알레르기 반응을 일으킬 수도 있고, 이 지역에서 자라는 어떤 것에 알레르기가 있는데 산타페에는 그것이 없을 수도 있다. 어쩌면 기후나 음식, 그 밖의 다른 환경 요인 때문에 그런 극적인 차이가 나타날 수도 있다. 하지만 그런 이유는 아닌 것 같았다. 나는 말라에게 인체의 지혜와 직관에 귀를 기울이라고 격려해주었다.

1년 뒤, 산타페로 이사했다는 말라의 전화를 받았다. 갑작스레 이사를 해 운영하던 회사를 팔고 어머니는 그녀가 주말에 방문할 수 있는 산타페 근처의 훌륭한 노인 시설에 들어가게 되었다고 했다. 남편에게 이혼 소송도 제기했다. 그녀는 산타페에 도착하자마자 미술 학교에 등록했다. 새로운 남자와 사랑에 빠지고, 그림 그리는 친구를 여럿 사귀었으며, 걷기와 자전거 타기를 했고, 산에서 스키를 즐겼다. 그리고 무엇보다도 모든 증상이 마법처럼 사라졌다고 말했다. 채 3개월도 안 돼서 말이다.

생활습관이 몸에 미치는 영향

말라의 병은 약이나 영양제, 수술이 아니라 삶의 스트레스를 줄이고, 심신을 이완하고, 꿈을 찾고, 사랑을 찾고, 스트레스 호르몬을 줄이고, 건강에 좋은 호르몬을 몸에 가득 채움으로써 치유되었다. 그런 변화로 몸의 생리가 크게 바뀐 것이다.

말라만이 아니다. 수십 명의 환자가 유사한 변화를 겪는 것을 목격했다. 나는 마침내 환자 마음의 건강은 염두에 두지 않고 대부분 환자 몸의 생화학적인 면에만 집중하는 의료기관들이 환자에게 심각한 피해를 주고 있다는 것을 깨달았다.

마린 카운티 환자들과의 경험은 그다음 단계로 최상의 건강과 장수를 불러오는 요인을 연구하는 계기가 되었다. 마음이 몸을 치유할 수 있다는 증거를 찾으러 도서관으로 향했을 때와 같은 열정으로, 의대에서 가르치는 전통적인 건강습관을 넘어서는 다른 건강 요인을 찾아내기 위해 의학 문헌들을 다시 읽기 시작했다.

생활습관이 몸의 생리적인 변화를 가져올 수 있다는 나의 생각은 공적, 사적으로 교류하는 사람들, 창조성을 발휘할 수 있는 자유, 영적 유대감, 경제습관, 행복감 등으로 그 범위가 확대되었다. 행복하고 건강한 사람들은, 예를 들어 다정하고 자신을 지지해주는 인생 동반자를 찾고, 친구나 가족 들과 친하게 지내며, 좋아하는 일을 하는 등 삶이 긍정적인 요소로 가득 차 있다. 이런 상황에서는 스트레스 반응을 물리치는 이완 반응이 최적화되어 건강이 좋아진다.

누구나 스트레스가 모호하고 알 수 없는 방식으로 나쁜 영향을 끼친다는 것을 안다. 하지만 초기 연구를 진행하면서 나는 마음이 겪는 스트레스와 신체 건강의 연관성을 명확히 이해할 수 있었다. 외로움, 일로 인한 좌절감, 과거에 겪은 트라우마에 대한 분노, 돈 걱정, 공포 같은 정서적 스트레스 요인이 병을 일으킨다는 것을 알게 되었다.

다른 과학자들도 이런 연관성을 연구했을까? 좋은 관계가 건강을 향상시키거나 스트레스가 병을 일으킨다는 생각을 뒷받침하는 증거가 있을까? 나는 다시 학술지를 뒤졌다. 나는 삶의 모든 측면이 마음의 건강에 영향을 미쳐 신체의 건강에까지 연결된다는 것을 증명하는 작업에 착수했다. 그 결과, 활기찬 인생을 살거나, 병을 예방하거나, 질병의 회복 속도를 극대화하기 위해서는 다음 사항이 필요하다고 추정했다.

- **건강한 관계** : 가족, 친구, 연인, 동료와의 강한 유대감을 포함한다.
- **건강하고 의미 있게 하루를 보내는 방법** : 집 밖에서 활동하든 집 안에서 활동하든 상관없다.
- **창조성을 건강한 방식으로 충분히 표현할 수 있는 삶** : 영혼이 노래를 부를 것이다.
- **영적으로 건강한 삶** : 신성과 연결되는 느낌을 뜻한다.
- **성적으로 건강한 삶** : 성적인 자아를 표현하고 환상을 탐험하는 자유가 허용된다.
- **금전적으로 풍족한 삶** : 과도한 금전적인 스트레스가 없어 몸의 근원적인 욕구를 충족시킨다.

- **건강한 환경** : 독성, 자연재해, 방사능, 그 밖에 몸의 건강을 위협하는 불건강한 요인이 없다.
- **정신적, 정서적으로 건강한 생활** : 낙천성과 행복을 특징으로 하며 공포, 우울, 기타 정신 질환에서 해방된다.
- **신체의 건강을 지원하는 건강한 생활 방식** : 좋은 영양 상태, 규칙적인 운동, 적절한 수면이 포함된다.
- **건강에 좋지 않은 중독 방지**

과학적인 증거를 찾아본 결과, 나의 생각은 옳았다. 삶의 모든 측면, 즉 관계, 일, 창조성의 표현, 영적 생활, 성생활 등은 스트레스를 일으키거나 긴장을 푸는 힘을 갖는다. 건강한 관계는 몸의 이완 반응을 유도하고, 불건강한 관계는 스트레스 반응을 일으킨다. 영적으로 건강하면 기쁨, 희망, 일체감을 느껴 몸의 이완 반응이 시작된다. 신앙 공동체의 비판을 받거나, 신이 보복할지 모른다는 공포를 느끼거나, 지옥행 같은 부정적인 결과를 두려워하는 등 건강하지 못한 영적 생활을 하면 스트레스 반응이 일어난다.

마음의 건강을 제쳐두고 몸에 집중하는 것만으로는 충분치 않다. 마음의 건강을 개선하지 않은 채 몸의 건강만 개선하는 일은 헛고생이 되기 쉽다. 몸이 대인관계, 영성, 직업, 성, 창조성, 경제, 환경, 정신, 정서의 건강을 반영하는 거울임을 깨달을 때 진정한 치유가 가능해진다. 실제로, 적어도 일부 사례에서는 마음의 건강이 몸의 건강과 동일하게, 혹은 그 이상으로 중요함을 증명하는 과학 자료들이 있다. 몸은 삶의 방식을 변화시키지 못한다. 그보다 몸은 삶의 거울이다. 몸은 우리가 경험하는 삶 전체를 반영한다.

사람을 마구 대하며 부하 직원을 자기 마음대로 휘두르려는 상사가 사무실에 들어오면 골반에 통증을 느끼는 환자가 있다. 산부인과 전문의를 찾아갔더니 자궁내막증으로 진단하며 비뇨기과 수술을 권유한다. 그래서 비뇨기과 전문의에게 갔더니 방광 안으로 사진기를 들이대며 간질성 방광염으로 진단하지만, 혹시 모르니까 위장병 전문의에게 가보라고 한다. 위장병 전문의는 엉덩이에 관찰경을 들이대더니 과민성 대장 증상으로 찰싹 낙인을 찍는다.

하지만 그가 상사가 사무실에 있을 때만 통증을 느낀다는 사실에 대해서는 아무도 얘기하지 않는다. 업무, 그리고 상사와의 껄끄러운 관계로 인한 스트레스가 몸에 반복적인 스트레스 반응을 일으켜 신체 증상으로 나타날 수 있다고 말하는 사람은 아무도 없다. 아마도 그녀에게는 약이나 수술보다 직장을 옮기는 게 나은 처방인지도 모른다. 그러면 부정적인 생각이 치유되어 몸이 저절로 나을 수도 있다.

병과 건강 사이

마음이 건강해야 신체가 건강하다면, 이런 종류의 건강은 뭐라고 불러야 할까? 우리 의료 체계에는 이런 광의의 건강을 표현하는 언어가 없다. '건강'이라는 단어의 일반적인 정의는 일에서 성취감을 느끼는지, 결혼생활이 행복한지, 애정을 느끼는 사람들과 교류하며 지내는지 고려하지 않는다.

의대에서 나는 아픈 사람과 건강한 사람, 이렇게 두 종류의 사람이 있다고 배웠다. 의사들은 아픈 사람이 누구인지 안다. 검진 결과 이상이 있는 사람들이다. 이들은 실험실 검사와 방사능 검사에서 문제가 발견되어 환자로 간주된다. 이들은 의사의 처방에 따라 약을 먹게 되는데, 그 덕에 입원 또는 사망이라는 최악의 상황을 면하면 안도의 숨을 내쉰다. 한 걸음 더 나아가 식생활 개선이나 금연 등 몸에 이로운 생활 습관을 유도해 환자들의 상태가 좀 나아지면, 우리는 임무를 잘 수행했다고 여기며 뿌듯해한다.

한편 건강한 사람들은 신체 검진과 실험실 검사, 방사능 검사에서 정상으로 나오며, 대개 병이 없다. 이들이 만약 병에 걸리면, 우리는 약이나 식단 개선, 운동, 체중 감량 등 '건강' 유지에 도움이 되는 방법들을 이용해 병을 다스린다.

의사로서 우리의 목표는 사람들이 환자가 되지 않도록 예방하는 것이다. 다행스럽게도 예방의학에 대한 인식이 높아져 그런 목표가 현실화되고 있다. 균형 잡힌 영양, 규칙적인 운동, 금연, 체중 조절, 예방주사, 암 검진처럼 건강에 이로운 생활을 권장하는 공중 보건 교육에 힘입어 일반 대중의 건강이 향상된 것이다.

이렇듯 의학 기술이 빠른 속도로 발전하고 질병 예방법이 향상되는 가운데도 비만, 고혈압, 당뇨병은 점점 늘어나고, 심장마비나 뇌졸중, 암으로 고통받는 사람들이 여전히 존재하며, 불안, 우울, 양극성 장애를 진정시키는 약들이 넘쳐나는 사회가 되었다.

그리고 병든 사람과 건강한 사람의 중간에 위치하는 또 하나의 환자 집단이 있다. 이들은 딱히 병자는 아니지만 그렇다고 확실히 건강한 상태도 아니다. 이들의 혈액 검사 결과는 정상이다. 중요한 수치들에는 별 이상이 없다. 다시 말해 이들의 건강 검진 증명서는 깨끗하다. 그렇지만 활력이 없다. 이런 환자들이 우리 사회에 차고 넘친다. 유행병을 앓는 이 사람들은 피곤에 지쳐 의사를 찾는다. 이들은 항상 우울하고 불안하다. 밤이면 잠을 설친다. 성욕이 저하된다. 살이 찐다. 다양한 중독 증상으로 항상 몽롱하다. 그리고 근육통, 허리와 목 통증, 소화력 저하, 두통, 가슴 조임, 어지럼증 같은 모호한 신체 증상을 호소한다. 이들은 큰 병이 난 줄 알고 의사를 찾아간다. 의사는 온갖 검사를 다 하지만 "이상 없음"을 선언한다. 오직 환자만 '이상'을 느낄 뿐이다.

의사들은 이런 증상들에 대해 생화학적으로 설명할 수 없기 때문에 문제의 근본 원인을 해결하지 못하고 다만 증상만 약화시키는 항우울제와 그 밖의 이런저런 약들을 처방한다. 그러면 이들은 또 다른 의사에게 가서 다시 처음부터 모든 과정을 반복한다. 이들은 분명히 무언가 문제가 있다고 생각하니까 말이다. 결론부터 말하면, 이들이 옳다. 하지만 이들이 생각하는 그런 이유 때문은 아니다. 이렇듯 검사 결과에는 나오지 않지만 계속 아프다고 느끼는 이유는, 반복적인 스트레스 반응이 몸의 생리에 영향을 미쳐 점점 몸이 망가지는 과정에 놓여 있기 때문이다. 근본적인 원인인 스트레스가 사라지지 않는다면 이런 환자들은 정말로 병을 얻는다. 하지만 병원에서는 이를 인식하지 못한다. 이들은 대신 신체 증상이 "모두 머리에서 비롯된다"라고 설명하는데, 이는 사실 어느 정도 맞는 말이기도 하지만 이런 증상은 머리에서 시작되어 몸으로 옮겨 간다.

감정의 생리학

그렇다면 생각이나 감정이 정확히 어떤 방식으로 신체 증상으로 나타날까? 우선 생각이나 감정으로 시작된다. 예를 들어, 공포를 느낀다고 하자. 의사가 앞으로 3개월밖에 살지 못할 거라고 말한다. 혹은 누군가가 불쾌한 부작용이 나타날 수도 있다며 주사를 놓는다. 그리 극적이지 않을 수도 있다. 어쩌면 아내가 떠나거나, 상사에게 해고당하거나, 고지서의 금액을 송금할 수 없거나, 꿈을 이룰 수 없거나, 사랑스럽지 않아서 사람들이 자신을 거부할까 봐 두려워할 수 있다.

생각의 힘은 강력하다. 앞뇌에 있는 의식적인 마음은 자신이 두려워한다는 걸 안다. 하지만 뇌간 근처의 파충류 뇌는 추상적인 공포심과 실제적인 생명의 위협을 분간하지 못한다. 파충류 뇌가 자신이 곧 죽을 수도 있다고 생각하면 이것은 스트레스 반응을 유발해 투쟁 혹은 도피 기전이 시작되어 시상하부 뇌하수체 부신피질 축을 활성화하고 교감 신경을 흔들어 면역계를 차단하고 도망갈 준비를 시킨다.

스트레스 반응이 시작되면 몸의 자율 관리와 자가회복 기능이 갑자기 끼익 소리를 내며 멈춰버린다. 이런 스트레스 반응은 아주 드물게 나타나야 한다. 건강한 몸은 대부분의 시간 동안 생리적으로 긴장이 풀린 휴식 상태에 있어야 한다. 석기시대 동굴에서 행복하게 사는 부족의 일원이라면, 동굴 속의 곰으로부터 도망치는 일이 아주 드물 것이다. 나머지 시간에는 산딸기를 따고, 모닥불 주위를 서성이며, 동굴에서 귀여운 아기를 낳을 것이다.

물론 이들은 현대인이 누리는 넓은 집과 음식 같은 호사로움이 제공하는 보호를 받지 못하기 때문에 오래 살지 못했다. 하지만 현대인의 생활에는 이들이 상상하지도 못했던 심각한 위험이 존재한다. 외로움, 불행한 관계, 일 스트레스, 경제적인 스트레스, 불안, 우울 같은 매일 발생하는 스트레스 요인들 때문에 앞뇌의 생각과 감정이 반복적으로 시상하부를 자극해 스트레스 반응을 유도한다. 이럴 경우, 마음은 그저 기분일 뿐이라는 걸 알지만, 파충류 뇌는 공격을 받았다고 느낀다.

공포, 불안, 분노, 좌절감, 분개, 그 밖의 부정적인 감정은 시상하부 뇌하수체 부신피질 축을 자극한다.1) 실제로 몸이 위험에 처했는지와는 상관없이 마음은 위험에 처했다고 믿어버린다. 그러면 시상하부가 활성화되어 신경계에 부신피질자극호르몬 방출인자CRF를 내보낸다. 부신피질자극호르몬 방출인자는 뇌하수체를 자극해 프로락틴 호르몬, 성장 호르몬, 부신피질자극호르몬을 내보내고, 이것이 부신을 자극해 코르티솔이 방출되어, 결과적으로 뇌가 위협 신호를 보낼 때 인체의 항상성을 유지할 수 있게 된다.

또한 시상하부가 활성화되면 자율신경계를 자극해(투쟁 혹은 도피 반응) 부신이 에피네프린과 노르에피네프린을 분비한다. 이는 심장 박동과 혈압을 증가시켜 다른 생리 반응에 영향을 준다. 이런 호르몬들이 분비되면 몸 전체의 대사에 여러 가지 변화가 일어난다.

그런가 하면 혈액이 긴급 상황에서 벗어나는 데 도움을 주는 기관들로 쏠려 위장관, 손, 발로 흐르는 혈관이 수축되고 심장, 대근육군, 뇌로 흐르는 혈관은 확대된다. 더 많은 빛이 들어올 수 있도록 동공이 확대된다. 몸에 기운을 힘껏 불어넣기 위해 대사 속도가 빨라지는데, 이때 저장된 지방이 분해되고 포도당이 혈류로 보내진다. 산소가 더 많이 들어오도록 호흡률이 올라가고 기관지가 확대되며, 근육이 긴장해 위험으로부터 도망칠 준비를 한다. 위산을 비롯한 모든 소화 효소가 감소해 식도 수축이나 설사, 변비 등이 나타난다. 코르티솔은 부상으로 인한 염증을 줄이기 위해 면역계를 억제한다. 생식이 멈춘다. 위험 상황에서 섹스는 사치다!

이런 상황에서 기본적으로 인체는 수면, 소화, 생식을 무시하는 대신 안전을 위해 달리기, 호흡, 사고, 산소와 에너지의 전달에 집중한다. 신체적인 위협에 직면했을 때는 이런 몸의 변화로 위협과 싸우거나 도망칠 수 있다. 하지만 위협이 마음 안에만 존재할 때도 몸은 신체적 위험이 없다는 것을 깨닫지 못한다. 오랜 시간 이런 스트레스 반응이 반복적으로 유발되면 인체의 생리 반응은 실제 득보다 해가 되는 면이 많다.

결과적으로 몸이 자가회복 기능을 유지하지 못하면 긴장을 풀 수 없어 '질병 전 단계'에서 스스로 치유할 수 없다. 기관이 손상된다. 인체에서 매일 만들어져 보통 면역계에 의해 근절되는 암세포가 급증한다.

손상이 장기화되면 인체는 큰 타격을 받아 결국 병이 나고 만다.

물론 이런 결과가 반드시 나타나는 것은 아니다. 인체는 허버트 벤슨이 설명한 균형 잡기 이완 작용을 통해 이완하는 방법을 안다(8장을 보라). 의식적인 앞뇌가 긍정적인 생각을 하고 사랑, 유대감, 친밀감, 기쁨, 희망 같은 감정을 느끼면 시상하부는 스트레스 반응을 멈춘다. 긍정적이고 희망적이거나, 사랑받고 지원받는다고 느끼거나, 직업이나 창조 활동에서 몰입의 즐거움을 맛보거나, 정신적으로 풍요롭거나, 누군가와 성적으로 연결되어 있다면 스트레스 반응이 아닌 이완 반응이 일어난다. 그러면 교감신경이 작용을 멈춘다. 코르티솔과 아드레날린 수치가 떨어진다. 부교감신경이 살아나고 면역계가 다시 가동한다. 그러면 몸의 자가회복 기능이 회복되어 질병을 예방하고 이미 생긴 질병을 퇴치하려 노력한다.

보라. 생각이 자가치유를 유도한다. 마음이 몸을 치유한다. 이는 뉴에이지 사상이 아니다. 단순한 몸의 생리다.

나는 긍정적인 믿음과 따뜻한 보살핌이 스트레스 반응을 중지시키고, 이완 반응을 유도하고, 몸을 자연스러운 휴식 상태로 되돌려 자가치유를 가능케 한다고 굳게 믿는다. 마음이 몸을 치유하게 만드는 가장 근본적인 방법 중 하나는 관계를 개선하는 것이다. 우리는 모두 사랑이 치유한다는 것을 알고 있지만, 사랑이 영혼뿐 아니라 몸을 치유한다는 것도 아는가? 외로움, 분노, 원한은 몸에 독이 되지만 유대감, 친밀감, 그리고 가족, 연인, 친구가 되고 싶은 욕구는 우리의 DNA에 뿌리 깊게 심어져 있어 이런 욕구가 충족될 때 몸은 양호한 건강으로 반응한다. 가족을 이루고, 사랑받는다고 느끼며, 내 마음을 잘 알고 나를 있는 그대로 인정하는 사람들과 함께 있다면 자가회복 능력이 극대화되어 몸이 기적을 일으킬 가능성은 더욱더 커진다.

5장
외로움은 건강에 독이다

"매달릴 누군가의 영혼이 우리에게 얼마나 필요한지⋯⋯."
― 실비아 플라스Sylvia Plath

　자신의 건강 상태를 고려할 때, 아마도 식단, 운동습관, 비타민, 나쁜 습관, 유전자, 의사의 권고에 따랐는가를 생각할 것이다. 하지만 자신이 속한 공동체의 구성원들로부터 살뜰한 지원을 받는지 생각해보았는가? 아마 고려하지 않았을 것이다. 하지만 생각해야 한다.
　밝혀진 바에 의하면 외로움은 흡연보다 건강에 해롭고, 공동체의 지원을 받으면 기대수명이 연장된다. 못 믿겠는가? 1961년 펜실베이니아로 거슬러 올라가 신세계에서 고국을 재현한 이탈리아 이주민 공동체, 로제토Roseto 마을의 이야기를 들어보자.
　남부 이탈리아의 산악 지대 로제토 발포토레에서 이름을 따온 펜실베이니아의 로제토 마을은 포코노 산맥의 울창한 산등성이에 위치한다. 마을 사람들은 더 나은 삶을 위해 1882년 신세계로 출항한 1세대 이주민이다. 로제토는 외떨어진 곳으로, 외지인이 이 마을에 들어오는 일이 거의 없었다. 하지만 나와 함께 로제토 마을에 들어가보자. 내가 구경을 시켜주겠다. 낮에는 마을의 거리가 텅 비어 귀신이 나올 것만 같다. 아이들은 모두 학교에 가고, 어른들은 자녀의 대학 학자금을 마련하기 위해 채석장이나 블라우스 공장에서 길고 지루한 노동을 하기 때문이다.

가리발디 거리의 중심가를 따라 암석으로 된 비탈길 위에 2층짜리 돌집들이 빼곡히 늘어서 있다. 의욕이 넘치는 진취적인 젊은 파스콸레 드 니스코Pasquale de Nisco 신부가 부임하면서 활기를 띠기 시작한 카멜산의 성모 성당이 다른 건물들 위로 높이 솟아 있다. 드 니스코 신부는 로제토 마을을 성공으로 이끈 일등 공신이다. 그는 마을 사람들을 격려해 농작물을 심고, 돼지를 기르고, 포도를 재배하고, 정신적으로 풍요로운 사회를 건설하고, 기념 축제를 계획했다. 곧 학교와 상점, 블라우스 공장, 그리고 문화 공간들이 생겨났다.

저녁이 되면 일터에서 돌아온 사람들로 로제토 마을은 북적인다. 마을 대로변을 따라 사람들이 어슬렁거리고, 이웃을 만나 수다를 떨며, 집에 가서 저녁을 먹기 전에 사람들과 포도주를 한잔 기울인다. 성당의 종이 울리면 여자들은 공동 취사장으로 우르르 몰려가 이탈리아 전통 축제를 준비하고, 남자들은 식탁을 한데 붙이며 파스타 더미와 이탈리아 소시지, 튀긴 미트볼, 넘쳐나는 포도주를 함께 즐기는 공동체의 밤 의식을 기다린다.

1961년 로제토 사람들은 이탈리아 사람들을 경멸하는 영국인과 웨일스 사람들을 이웃에 둔 새로운 이민자 공동체로서 서로를 지켜야 했다. 대부분의 가정이 대가족이었고, 모두들 함께 교회에 다녔다. 사람들은 수시로 이웃집 부엌을 드나들었고, 명절에는 한데 모여 축제를 즐겼다. 공동체의 노동 윤리는 엄격했다. 로제토의 모든 사람이 일을 했을 뿐 아니라, 뼈가 빠지는 고된 노동을 마다하지 않게 만드는 인생의 목적, 즉 공동의 사명을 공유했다. 그들의 꿈은 자식들이 더 나은 삶을 사는 것이었다. 로제토 사람들은 서로를 챙겼다. 로제토에는 외롭게 홀로 사는 사람이 없었다. 1961년의 로제토는 씨족 집단의 살아 있는 증거였다.

스튜어트 울프Stewart Wolf 박사가 관심을 가지지 않았다면 펜실베이니아의 이 작은 마을은 세상에 알려지지 않았을 것이다. 당시 오클라호마 의대 교수였던 울프 박사는 로제토 마을에서 멀지 않은 포코노 산맥 부근에 여름 별장이 있었다. 어느 여름, 울프 박사는 그 지역 의사들을 대상으로 강연을 하게 되었다. 강연이 끝나고 울프 박사는 지역 의사들의 초청을 받아 술자리를 가졌다. 맥주를 몇 잔 마셨을 때, 한 의사가 정색을 하며 이상하게도 작은 마을 로제토는 옆 마을인 뱅고에 비해 심장병에 걸린 사람이 훨씬 적다고 말했다. 울프 박사는 열심히 귀를 기울였다. 당시는 심장마비가 65세 이하 남성의 사망 원인 1위로 올라서며 급증하던 시기였다. 흥미를 느낀 울프 박사는 집에 돌아가 지난 7년 동안의 자료를 바탕으로 로제토 마을의 사망진단서와 인근 마을의 사망진단서를 비교해보았다. 놀랍게도 뱅고 마을 남성들의 심장마비 발병률은 전국 평균과 비슷했지만 로제토 마을 남성들의 심장마비 발병률은 전국 평균의 절반 수준이었다. 사실상 로제토 마을의 65세 미만 남성의 심장마비 발병률은 거의 '0'에 가까웠다. 그런데 심장병만이 아니었다. 로제토 마을의 전 원인 사망률이 평균보다 30~35퍼센트 낮았다. 더 연구해볼 만한 가치가 있었다.

말콤 글래드웰Malcolm Gladwell이 《아웃라이어Outliers》에 썼듯, 당시 조사를 맡았던 사회학자 존 브런John Bruhn은 "로제토 마을엔 자살, 알코올중독, 마약 중독이 전혀 없었고, 범죄도 거의 없었어요. 그들 중 사회복지 혜택을 받는 사람은 아무도 없었어요. 위궤양을 조사해보았지만, 역시 아무도 없었습니다. 이 사람들은 모두 자연사했습니다. 그게 전부죠"라고 회고했다.1)

울프 박사 연구팀은 로제토 마을 사람들이 질병에 걸리지 않는 이유를 알아내기 위해 연구에 매진했다. 답을 찾기 위해 연구자들은 마을 성인의 3분의 2에 이르는 사람에게 슬쩍 물어보기도 하고, 조사도 하고, 면담도 했다. 처음에 울프 박사는 감염을 물리치는 전통 식단이 있을 거라고 생각했다. 혹시 올리브유가 아닐까? 울프 박사는 11명의 영양사를 고용해 로제토 사람들이 장을 보는 방식과 요리하는 방식을 관찰하도록 했다. 하지만 식단에는 답이 없었다. 건강에 좋다는 올리브유를 살 돈이 없던 마을 사람들은 주로 라드(돼지비계로 만든 기름-옮긴이)로 요리를 했다. 그리고 소시지와 페페로니, 살라미, 계란을 듬뿍 얹은 피자를 입에 달고 살았다. 실제로 이들은 놀랍게도 섭취 열량의 41퍼센트를 기름에서 얻었다. 게다가 로제토 사람들은 신체적으로 건강하지 않았다. 사실 대부분 흡연을 하고 운동을 하지 않아 비만인 사람이 많았다.

그렇다면 차이가 무엇일까? 울프 박사는 유전이 아닐까 생각했다. 로제토 사람들은 모두 이탈리아의 같은 부락 출신이니까 말이다. 울프 박사는 그들이 병을 이기는 유전자를 물려받았을지 모른다고 생각했다. 그래서 로제토 발포토레 출신으로 미국의 다른 지역에 사는 이민자들을 추적해 펜실베이니아의 친척들만큼 건강 상태가 좋은지 알아보았다. 하지만 미국에 흩어져 사는 같은 부락민들의 건강은 평균보다 나을 게 없었다. 즉, 유전으로는 설명되지 않았다.

그래서 울프 박사는 로제토의 지형을 조사했다. 수질이나 이용하는 병원에 다른 점이 있는지 보기 위해서였다. 심장병 발병률이 전국 평균과 비슷한 다른 두 마을에도 같은 종류의 평가가 진행되었다. 하지만 물은 원인이 아니었다. 로제토 마을은 인접한 나사렛과 뱅고 마을과 같은 물을 마셨다. 이 두 마을의 발병률은 평균 수준이었다. 모두 같은 병원을 이용했고, 기후도 같았다. 울프 박사는 마침내 식단이나 지형, 유전자, 의료의 질이 아닌 병을 막는 무언가가 로제토 마을에 있다는 걸 깨달았다. 박사는 공동체의 끈끈한 지원이 콜레스테롤 수치나 흡연보다 심장의 건강에 더 큰 영향을 준다고 결론지었다.

울프 박사가 초기 연구를 마친 시점은 로제토 공동체의 황금시대가 막을 내리기 시작할 무렵이었다. 로제토 사람들은 자식의 대학 교육을 위해 채석장과 블라우스 공장에서 뼈가 닳도록 일했지만, 젊은 세대들은 현대화의 물결에서 소외된 듯 보이는 로제토 마을의 생활에 만족스러워하지 않았다. 대학 공부를 위해 마을을 떠난 젊은이들로 인해 로제토 마을에 새로운 생각과 새로운 꿈, 새로운 사람이 흘러들어왔다. 이탈리아계 미국인이 이탈리아인이 아닌 사람과 결혼하기 시작했다. 이들 젊은 세대는 교회를 벗어나고, 컨트리클럽에 가입하고, 울타리와 수영장이 있는 교외의 단독주택으로 이사를 갔다.

이런 변화로 대가족이 해체되고, 공동체의 생활 방식이던 밤의 축제 문화가 전형적인 '개인주의' 문화로 바뀌면서 인근 공동체에도 영향을 주었다. 수시로 마을을 오가던 이웃들은 어느새 전화로 약속을 잡기 시작했다. 매일 저녁 아이들이 구슬치기와 공놀이를 하고 어른들이 모여 노래를 부르던 풍경은 사라지고, 밤에는 제각기 TV 앞에 모여들었다.

1971년 건강한 식생활과 규칙적인 운동이 보편화된 덕에 다른 지역의 심장병 발병률이 떨어진 반면, 로제토 마을에서는 45세 미만의 심장마비 사망자가 처음으로 발생했다. 그 후 10년 동안 로제토 마을의 심장병 발병률은 두 배로 증가했고, 고혈압은 세 배로 늘었다. 뇌졸중도 증가했다. 슬프게도 1970년대 말이 되자 로제토 마을의 심장마비 사망률은 전국 평균과 비슷해졌다.

밝혀졌듯이, 영양을 공급하는 건 스파게티보다 사람이다. 몸의 건강이 이를 증명한다. 로제토 공동체를 오랫동안 연구한 울프 박사의 결론은 다음과 같다. 고립된 인간은 일상에서 마주치는 어려움에 쉽게 압도당한다. 그리고 이런 종류의 시련은 몸에 스트레스 반응을 일으킨다. 하지만 어떤 상황에도 공동체의 지원을 받는 개인은 마음이 놓인다. 이런 종류의 이완은 인체의 생리에 긍정적인 영향을 미쳐 질병을 예방하고 때로는 질병을 치유한다.

예방의학으로서의 공동체 지원

건강한 관계가 몸에 좋다는 건 당연한 얘기처럼 들린다. '애걔걔, 새로울 것도 없잖아'라고 생각할지 모른다. 하지만 술에 찌든 전남편 때문에 섬유근육통이 생겼는지, 또는 엄마의 심한 욕설과 꾸중이 심장병에 영향을 미쳤는지 의사가 물어본 적이 있는가? 자신에게 그런 질문을 던져본 적이 있는가? 이번 장의 남은 부분에서는 낭만적인 관계, 건강한 성, 신앙 공동체의 지원 등을 포함한 사회적 유대감과 건강한 관계가 행복만이 아니라 인체의 생리에도 어떻게 영향을 미치는지 그 방식을 설명하겠다.

실제로 애정 어린 공동체는 긴장을 이완시키는 반면, 외로움은 스트레스를 유발한다. 스트레스와 이완의 효과는 비단 마음에만 영향을 주는 것이 아니다. 공동체의 지원을 받지 못하고 인생을 혼자서 꾸려가야 한다고 생각한다면 어려움에 부닥칠 때마다 불안해지고, 뇌는 이를 위협으로 인식한다. 이런 불안감은 고혈압에서 신장 기능까지 인체의 모든 부분에 악영향을 미친다.

그러나 반대로 친구나 친척, 이웃의 따뜻한 보살핌을 받는다면 불안과 스트레스의 부정적인 영향이 줄어들 것이다. 실제로 이 같은 요인 중 하나가 식생활습관이나 음주량, 흡연 여부, 운동량보다 몸에 더 큰 영향을 끼치기도 한다.[2]

공동체가 기대수명에 미치는 영향

기대수명을 늘리는 방법을 물어보면 클럽에 가입하거나 저녁 식사에 친구를 초대하거나 멋진 룸메이트를 얻는 것보다 술을 끊고 매일 걷고 비타민을 복용하고 가공식품을 끊고 안전벨트를 매는 행위를 떠올릴 것이다. 그러나 이제 병을 예방하기 위한 전략을 다시 짜고, 긍정적인 관계로 자신을 치료할 때가 됐다.

공동체의 지원이 건강에 영향을 미친다는 결과가 로제토 마을에서만 얻어진 것은 아니다. 페루, 이스라엘, 보르네오 등에서 유사한 연구를 실시한 결과, 펜실베이니아의 작은 마을에서 발견된 사실, 즉 애정 어린 공동체 구성원들이 음식, 운동, 생활습관보다 건강에 더 큰 영향을 미치는 것으로 확인되었다.[3]

캘리포니아의 알라메다 카운티 사람들을 조사한 연구에서 기존 건강 상태, 사회·경제적인 위치, 흡연, 음주량, 비만, 인종, 삶의 만족도, 신체 활동, 질병 예방을 위한 의료시설 이용도를 감안할 때 모든 연령과 성별에서 사회적 유대감이 적은 사람들이 사회적 유대감이 많은 사람보다 9년 일찍 사망할 가능성이 세 배 컸다.[4] 여러 사람과 어울리는 사람은 암 발병률도 낮았다.[5]

기대수명을 예측할 때 타인과 교류하는 정도는 운동만큼 중요하다. 3,000명에 가까운 노인의 생활을 조사한 하버드대학의 연구 결과, 함께 외식을 하고, 카드놀이를 하며, 당일치기 여행을 하고, 친구들과 휴가를 가며, 영화관에 가고, 운동 경기를 관람하고, 교회에 다니며, 그 밖의 사회적인 활동에 참여하는 노인들이 바깥 활동을 잘 하지 않는 노인들에 비해 평균 2.5년을 더 살았다. 이렇게 신체를 많이 쓰지 않는 사회 활동은 신체를 단련하는 활동만큼 노인의 건강에 유익하다. 연구자들은 사회적인 활동이 운동 효과와는 별개로 운동과 같은 효과를 낸다고 결론지었다.6) 그 외에도 사회적 유대감과 기대수명의 밀접한 연관성을 확인한 연구 결과는 많다.7)

사회적 지원의 정도는 질병의 치료 가능성에도 영향을 미친다. 〈임상 종양학 저널Journal of Clinical Oncology〉에 발표된 샌프란시스코 소재 캘리포니아대학의 연구를 보자. 유방암에 걸린 3,000명에 가까운 간호사의 친구와 지인 관계를 조사했다. 연구 결과, 유방암 진단을 받기 전에 사회적으로 고립되어 있던 여성들은 전 원인에서 사망 위험이 66퍼센트 높았고, 유방암으로 사망할 위험은 두 배로 증가했다. 홀로 투병하는 간호사들은 친구 10명 이상의 지원을 받는 사람들보다 유방암으로 사망할 가능성이 네 배 컸다. 이 같은 결과로 우정이 배우자보다 건강에 더 이로울 수 있다는 사실을 알 수 있다. 같은 연구에서 배우자가 있을 경우 생존율에 영향을 주지 못했지만, 친구가 많을 경우에는 영향을 미쳤다.8)

마찬가지로, 정성 어린 지인들의 지원이 건강에 이롭다는 결과는 스웨덴의 살그렌스카대학에서 실시하고 〈유럽 심장 저널European Heart Journal〉에 발표된 연구에서도 볼 수 있다. 심장병을 앓는 남성 741명의 사회생활을 15년간 조사한 결과, 이른바 '사회적 결속'의 수치가 높은 남성들은 심장마비가 다시 발생할 가능성이 작았다.9)

고독이 건강에 미치는 영향을 주제로 한 〈새로운 과학자*New Scientist*〉 기사에서 에머리 의대 신경정신과 교수 찰스 레이즌Charles Raison 박사는 "사회 활동을 활발히 하고 따뜻하고 개방적인 관계를 맺는 사람들은 만수무강한다"라고 결론지었다.10)

신앙 공동체와 건강

교회에 가는 일이 건강에 좋다고 생각하지 않을지도 모르지만, 실은 건강에 유익하다. 캘리포니아 공중보건재단이 실시하고 〈미국 공중 보건 저널*American Journal of Public Health*〉에 발표된 연구에 따르면 5,286명의 알라메다 카운티 주민을 28년 동안 추적 관찰한 결과, 예배에 참석하는 행위와 낮은 사망률은 밀접한 관련이 있었다.11) 노화 연구를 위한 보크 재단에서 실시하고 역시 〈미국 공중 보건 저널〉에 발표된 또 다른 연구에서는 마린 카운티에 거주하는 노인 1,931명을 대상으로 5년 동안 예배에 참석하는 행위와 사망률의 관계를 평가했다. 예배에 참석하는 행위는 기대수명을 연장하는 효과가 있었다.12) 또 다른 연구에서도 밝혀졌듯이, 심장 수술을 받고 신앙 공동체의 지원을 받고 힘을 얻는다면 생존 기간이 6개월 연장될 가능성이 세 배 증가했다.13)

그렇다면 종교가 건강에 좋은 이유는 뭘까? 교회에 나가는 사람들은 술을 퍼마시거나, 흥분하거나, 하룻밤 섹스를 할 가능성이 작아서라고 생각할지도 모르겠다. 그렇다. 종교를 가진 사람들은 종교가 없는 사람들보다 바른 생활을 하는 편이다.14) 실제로 모르몬교나 정통파 유대교 같은 많은 종교 집단이 절제와 화목한 가정생활을 바탕으로 한 스트레스가 적고 긍정적인 생활 방식을 적극적으로 홍보한다.

하지만 그게 전부는 아니다. 다른 요인이 있다. 예배에 참석하는 사람들은 넓은 인맥을 형성한다. 신앙 공동체는 고립을 방지하므로 건강에 유익하다.15) 신앙 공동체가 건강에 미치는 긍정적인 효과는 놀라울 정도다. 아마도 예배하는 장소에서 사람들을 사귈 수 있고, 신앙을 공유하는 사람들은 로제토 마을 사람들이 그랬듯이 서로 보살피는 경향이 있어서일 것이다. 규칙적으로 예배에 참석하는 사람들은 종교적인 모임에 참석하지 않거나 드물게 참석하는 사람들보다 7.5년을 더 오래 살았다(미국에 사는 흑인들은 거의 14년을 더 산다).16) 신앙 공동체에 속한 사람들은 또한 혈압이 더 낮고, 심혈관 질환의 위험이 낮으며, 우울증과 자살률이 낮고, 약물 오용의 비율이 낮으며, 면역계가 강하다.17) 신앙을 바탕으로 끈끈한 유대감으로 뭉친 모르몬교도들은 암 발병률이 일반인보다 24퍼센트 낮다.18)

알라메다 카운티 연구에서 연구자들은 종교적인 활동을 활발히 할수록 순환계 질환, 위장병, 호흡기 질병, 그 밖에 연구된 거의 모든 질병의 발병률이 낮아진다는 점을 발견했다. 실제로 일주일에 한 번 예배에 참석해서 얻는 건강 효과는 매우 높아 금연이나 규칙적인 운동과 동일할 정도다.19)

신앙 공동체 활동이 사회적인 고립을 방지한다는 점은 의문의 여지가 없다. 서로를 챙기고 아무도 혼자 두지 않는 로제토 마을 주민들처럼, 신앙 공동체 또한 공동의 지원을 제공하는 경우가 많으며, 그런 이유에서 건강에 이롭다고 입증되었다. 하지만 신앙 공동체에 참여하는 사람들이 더 건강할 가능성이 큰 이유가 또 있는지도 모른다.

공동체의 지원으로 인한 이완 반응과 더불어 더 높은 존재에 대한 믿음은 또한 긍정적인 감정을 유도해 스트레스를 물리치고 인체가 스스로 회복하는 데 필요한 생리적인 휴식 상태를 경험하게 한다. 보다 높은 존재를 믿는 사람들은 상실이나 트라우마 상황에서 또다른 의미를 찾을 수 있으므로 건강이 양호할 가능성이 크다. 한 연구에서, 유아 돌연사 증후군으로 아기를 잃은 부모 중에 종교를 가진 사람들은 종교가 없는 사람들에 비해 18개월 후에 더 잘 극복하는 모습을 보였다.[20] 또 종교를 가진 사람들은 더 잘 용서하므로 스트레스 반응을 일으키는 분노와 원한 같은 부정적인 감정을 적게 느낀다.[21]

사랑의 신을 믿는 사람이 그렇지 않은 사람들보다 더 행복하고 더 건강할 가능성이 크지만[22], 종교의 건강 효과를 누리기 위해 특정한 종교를 지지하거나 보다 높은 존재를 믿을 필요는 없다. 전통적인 종교계가 신앙으로 연결된 공동체의 혜택을 제공하지만, 자기만의 방식으로 영성을 풍요롭게 함으로써 건강을 향상시킬 수도 있다.

사회학자들이 신성함의 추구라고 정의한 영성은 자연의 신성함, 아이들의 축복, 직업을 소명으로 인식하기, 몸을 세상에 사랑을 실천할 그릇으로 인식하기, 결혼의 신성함처럼 삶의 신성함을 인식하고 인정하기를 행할 때도 건강 효과를 제공한다. 일상을 특별함으로 가득 채우고 초월성을 추구하면 몸이 이완되어 더욱 행복해지고 결국 건강이 향상된다. 영적인 사람들은 또한 자신이 영적이지 않다고 생각하는 사람들보다 더 행복하고, 정신 건강이 더 양호하며, 약물과 알코올을 덜 사용하고, 시련에 더 잘 대처하며, 더 오래 산다.23)

하지만 종교가 건강에 무조건 좋다는 생각은 금물이다. 인생의 모든 면이 그렇듯이 종교적인 생활은 이완 효과도 제공하지만 스트레스도 줄 수 있다. 종교로 인해 죄책감, 수치심, 억압, 신의 심판과 질책에 공포감을 느끼는 사람들은 스트레스 반응을 반복적으로 경험할 가능성이 크므로 건강이 나빠질 수 있다.24) 모든 신앙생활이 그런 게 아니라, 자신에게 진정으로 신성함을 느끼게 하는 올바른 방식의 신앙생활만이 인체를 치유할 수 있다.

부부관계와 건강

결혼이 장수의 비결이며 연인과의 동거가 질병의 치료약이라고 생각하지 않는다면, 다시 생각하라. 공동체 활동이 건강에 유익하다고 입증된 것처럼, 의학 문헌을 살펴보면 부부관계 또한 건강에 이롭다는 것을 알 수 있다. 결혼이 건강뿐 아니라 기대수명에까지 영향을 미친다는 연구 결과가 있다.25)

로스앤젤레스 소재 캘리포니아대학에서 실시하고 〈전염병학과 공동체 건강 저널 Journal of Epidemiology and Community Health〉에 발표된 연구에 따르면, 인구 통계 자료를 검토한 결과 결혼하지 않은 사람들이 결혼

서약을 한 사람들보다 요절할 가능성이 58퍼센트 높았다.26) 행복한 결혼생활을 하는 사람들은 또한 혈압이 낮았고27), 불면증이 적었다.28)

사랑하는 사람은 있지만 아직 결혼하지 않았는가? 걱정하지 마라. 기혼자들만 건강 효과를 누리는 건 아니다. 뉴질랜드 오타고대학 연구팀에서 실시하고 〈영국 정신과 저널〉에 발표된 연구에서 1,000명을 조사한 결과, 결혼을 했건 안 했건 애인과 장기적인 관계를 유지해온 사람들은 우울증이나 알코올 남용이 적었다.29)

시카고대학과 노던웨스턴대학에서 실시하고 〈스트레스*Stress*〉에 발표된 또 다른 연구에서는 절반 가까이 결혼했거나 짝이 있는 500명의 MBA 과정 학생들을 조사했다. 학생들은 경제에 관련한 일련의 컴퓨터 게임을 하도록 지시 받았는데, 그들은 그것이 시험이라고 알고 있었다. 연구자들은 스트레스 호르몬인 코르티솔 같은 호르몬 수치를 측정하기 전과 후에 학생들의 타액 샘플을 채취했다. 스트레스 환경을 만들기 위해 모든 학생에게 이 시험이 필수이며 미래의 경력에 영향을 미칠 것이라고 말했다.

모든 학생의 스트레스 호르몬 수치가 올라갔지만, 남녀 모두 짝이 없는 학생들은 안정된 관계에 있는 학생들보다 스트레스 호르몬 수치가 높았다. 연구자들은 이렇게 결론지었다. "결혼은 꽤나 스트레스를 주지만 생활 속에서 다른 스트레스 요인을 쉽게 극복하게 한다."30)

독신으로 만족하는 사람도 있지만 대부분의 사람이 사랑하는 사람과 나누는 친밀한 관계를 열망한다. 우리는 생물학적으로 짝을 짓게 되어 있고, 행복한 결혼생활을 하는 사람들이 입증하는 긍정적인 건강 효과로 보아 짝짓기는 몸에 유익한 생존 전략임을 알 수 있다. 부부생활이 왜 건강에 좋을까? 마음의 힘이 작용했을 가능성이 가장 크다. 배우자에게 사랑받고 지원받고 보살핌을 받는다고 느끼면, 마음은 스트레스 반응을 덜 느껴 이완 반응이 증가하고 인체의 생리가 그에 따라 반응한다.

단순히 짝만 찾으면 된다는 생각은 버려라. 부부생활에는 스트레스와 편안함이 공존한다. 모든 관계가 건강에 좋은 게 아니라, 올바른 관계만 그렇다. 건강에 관해서라면 나쁜 관계를 유지하느니 혼자 사는 편이 낫다.31) 오하이오주립대학에서 실시하고 〈암*Cancer*〉 저널에 실린 연구에서 입증되었듯이, 불행한 결혼생활은 건강을 해친다. 연구자들이 유방암 환자 100명을 조사한 결과, 행복한 결혼생활을 하는 사람보다 불행한 결혼생활을 하는 사람들의 회복률이 훨씬 낮았다.32)

폭력적인 결혼은 상해뿐만 아니라 질병을 일으키는 다른 원인들로 인해 건강을 위태롭게 한다. 기혼 또는 동거 중인 여성이 가정 폭력의 희생자가 되면 병을 얻을 가능성이 크다.33) 따라서 단지 건강에 유익할 거라는 생각 때문에 나쁜 관계를 유지해서는 안 된다. 핵심은 스트레스 반응을 유발하는 관계가 아니라 이완 반응을 유도하는 관계를 쌓는 것이다. 배우자를 잃어본 적이 있는가? 둘 중 하나가 세상을 떠나면, 특히 남은 배우자에게는 타인의 지원이 필요하다. 한 연구에 따르면, 갑작스러운 사고로 배우자를 잃은 남성과 여성은 병이 날 가능성이 훨씬 컸다. 하지만 홀로 남은 사람들이 가까운 지인들에게 마음을 털어놓으면 건강에 문제가 덜 생기고 행복할 가능성이 커진다.34)

성과 건강

섹스가 부부의 건강에 도움을 준다는 사실은 널리 알려져 있다. 성병, 강간, 성범죄, 임신의 위험 등 섹스의 위험성을 우려하는 목소리 때문에 섹스의 건강 효과가 가려질 수 있다. 하지만 여러 연구에 따르면 배우자와 친밀하고 건강한 성관계를 유지하면 몸의 건강이 놀랍도록 향상된다. 건강한 성생활을 하는 사람은 더 오래 살고, 심장병과 뇌졸중의 위험이 낮으며, 유방암에 덜 걸리고, 면역력이 증강되며, 잠을 더 잘 자고, 더 젊어 보이며, 건강 상태가 더 양호하고, 생식력이 향상되며, 만성질환이 회복되고, 두통이 적으며, 우울증이 적고, 삶의 질이 높아진다.[35]

증거는 차고 넘친다. 섹스는 즐거움만 주는 게 아니라 건강에도 좋다! 활발한 성생활이 건강에 좋은 이유는 성행위의 운동 효과 때문만이 아니다. 건강한 성생활이 마음에 미치는 긍정적인 효과는 인체 생리에 더 굉장한 효과를 준다.

하지만 삶의 모든 측면이 그렇듯이, 섹스로 인해 스트레스를 받을 수도 있다. 성적 좌절감을 느끼거나, 상대를 불신하거나, 성욕을 느끼지 못하거나, 성교통을 느낀다면 성생활 역시 스트레스를 유발한다. 성생활을 병을 예방하고 치료하는 도구로 이용하기 위해서는 건강한 성생활로 스트레스가 아닌 이완을 유도하는 일이 가장 중요하다. 성생활로 스트레스를 받는다면 건강한 성생활을 방해하는 숨은 원인을 찾아내 해결하는 과정이 반드시 필요하다.

외로움이 인체에 미치는 영향

그렇다면 끈끈한 정을 나누는 공동체에 속하고, 신앙을 공유하는 사람들과 함께 어울리며, 친밀한 부부관계를 유지하고, 많은 친구를 사귀며, 누군가와 성적인 친밀감을 나누며 건강에 유익한 성생활을 즐기는 것이 건강에 왜 좋은 걸까?

건강한 관계는 마음을 치유하며, 지금까지 설명했듯 마음은 인체의 생리에 강력한 영향을 미치기 때문이다. 아주 많은 사람, 특히 선진국 국민들은 사회적인 고립감에 시달린다. 타인과의 관계를 중단하는 것이 때로는 휴식, 명상, 개인 시간, 그 외 건강에 유익한 활동을 통해 마음을 재충전하는 방법으로 사용되는 긍정적인 면도 없지 않지만, 여러 연구에서 입증되었듯 외로움은 인체가 위험에 처했다는 공포에서 오는 투쟁 혹은 도피 반응과 유사하게 몸에 스트레스 반응을 유발한다. 사람은 누구나 때때로 외로움을 느낀다. 항상 외로움을 느끼는 사람도 있다. 외로움을 연구한 캐나다의 심리학자 벨로 서매트Vello Sermat는 10~30퍼센트의 사람이 수시로 외로움에 시달린다고 추정했다.36) 또 다른 연구에서는 신문 설문에 응답한 사람의 16퍼센트가 '대부분 혹은 항상 외롭다'라고 답했다.37) 또 외롭다고 답한 사람의 37퍼센트가 자신의 건강 상태가 '나쁘다' 혹은 '매우 나쁘다'고 응답했다.38)

로버트 퍼트넘Robert Putnam이 《나 홀로 볼링Bowling alone》에 썼듯, "대체적으로 집단에 속하지 않던 사람이 어느 집단에 가입하기로 결심한다면 그다음 해에 사망할 확률이 절반으로 줄어든다. 담배를 피우고 어떠한 단체에도 속해 있지 않다면 담배를 끊거나 단체에 가입할 확률은 반반이다. 이런 결과들은 다소 희망을 준다. 살을 빼거나 규칙적으로 운동을 하거나 담배를 끊는 일보다는 단체에 가입하는 일이 더 쉽다."39)

사회적인 고립과 외로움이 인체에 미치는 영향을 평생 연구해온 심리학자 존 카시오포John Cacioppo는 외로움을 치유하는 일이 금연만큼 건강에 이롭다는 점에 동의한다. 카시오포에 의하면, 고독한 사람들은 코르티솔-표시 유전자, 염증 반응, 면역 체계 수치에서 사회적으로 강한 유대감을 공유하는 사람과 차이를 보였다.40) 외로운 사람들은 면역 반응이 바뀌며 스트레스 상황에서 확장기 혈압이 더 올라가고 코르티솔이 더 많이 분비된다.41)

외로운 사람들은 또한 심장병과 유방암, 알츠하이머병의 발병률이 높고 자살을 더 많이 생각한다.42) 외로움은 관상동맥 우회술 후 사망률에도 영향을 미친다. 심장 수술을 한 1,290명의 환자를 조사한 스웨덴의 연구에 따르면, '외로움을 느낀다' 항목에 동의한 환자들은 수술 후 사망률이 훨씬 더 높았다.43)

외로운 사람들과 외롭지 않은 사람들을 비교한 연구에 따르면, 외로운 사람들은 혈압과 혈관의 말초저항이 높고, 혈관을 이완하는 일산화탄소 수치가 낮으며, 인체가 위험에 처했을 때처럼 심장박동수와 심수축성이 변하는 등 심혈관 기능에 변화가 있었다.

연구자들은 또한 외로운 사람들이 잠을 잘 자지 못할 거라고 생각하는데, 수면 시간이 충분하지 못하면 포도당 내성이 낮아지고, 코르티솔 수치가 올라가며, 교감신경계가 흥분해 투쟁 또는 도피 반응이 유발된다. 이는 정상적인 노화 과정에서 나타나는 반응으로, 외로운 사람들이 신체적으로 고통받는 이유를 설명해준다.44)

항상 외로움에 사로잡혀 있는 사람들은 하루 내내 타액의 코르티솔 수치가 높은 것으로 밝혀졌다. 이는 스트레스 반응을 일으키는 부신피질자극호르몬이 더 많이 분비되고, 시상하부 뇌하수체 부신피질 축이 활성화됨을 의미한다.45) 여러 연구에서 밝혀졌듯, 외로움은 면역 기능을 억제해 감염을 물리치고, 암세포를 공격하며, 스스로 회복하는 인체의 능력을 저하시킨다.46)

카시오포는 사람들과 많은 시간을 보낸다고 해서 외로움이 해소되는 건 아니라고 설명한다. 그는 타인을 보는 '사고방식'이 문제라고 생각한다. 외로운 사람들의 시각에서 타인은 위험한 존재일 수도 있다. 위험에 처했다고 느낄 때 우리는 스트레스 호르몬 등의 공포 화학물질을 방출한다. 따라서 외로움이 사라지면 몸은 저절로 치유된다.

마음은 단절감, 소속되지 않는 느낌, 사랑받지 못하는 느낌 등 외로움의 정체를 인식할 수 있다. 하지만 파충류 뇌는 오직 한 가지 방식으로 인체의 다른 부분과 소통한다. "휴스턴, 문제가 발생했어!" 마음은 먹잇감을 찾아 배회하는 야생동물과 외로움을 구별할 수 있지만, 위협에 대한 반응으로 인체가 많은 호르몬을 방출하는 것은 동일하다. 마음이 경계경보를 울리면 시상하부 뇌하수체 부신이 활성화되고, 아드레날린, 노르에피네프린, 코르티솔과 같은 스트레스 호르몬이 대량 방출되어 마치 폴 리비어Paul Revere(미국의 은세공사로 렉싱턴 콩코드 전투에서 전령으로 활약했다-옮긴이)처럼 전속력으로 혈류를 질주하며 야생동물이 나타났다고 모든 기관에 알린다.

보통의 경우 파충류 뇌가 사자가 사라졌다고 인식하면 스트레스 반응이 멈춰 인체 기관이 정상을 회복하지만, 항상 외로움에 휩싸여 있다면 몸의 스트레스 반응이 계속되어 시간이 지나면서 건강이 악화될 뿐만 아니라 수명이 단축된다. 이처럼 외로움이 흡연만큼 건강에 위험하다면, 의사들이 사회적 지원과 외로움의 해소 역시 건강한 생활 방식으로 처방해야 하지 않을까?

관계가 다 평등한 건 아니다

연구 자료에 의하면 건강한 관계는 마음에 영향을 미치고, 그 결과 몸에 영향을 미친다. 그러나 분명히 말하지만, 모든 관계가 평등한 건 아니다. 외로운 사람 중 많은 이가 심신을 해치는 충격적인 관계를 경험한 후 혼자 있기를 선택한다. 어린 시절에 학대나 방치를 경험할 경우 수명이 짧아진다는 사실은 잘 알려져 있다.47) 잦은 갈등이나 적대감을 견디면서 관계를 유지하는 사람들은 신체적, 정서적으로 고통받는다.48) 결혼생활에서 신체적으로 학대당하면 상해를 입거나 죽을 수도 있다. 거리에서 총을 쏴대는 갱단을 가족으로 둔 사람의 건강은 분명히 위태롭다. 서로 헤로인 주사를 놔주는 공동체에 속해 있다면, 차라리 홀로 있는 게 건강에 이로울 것이다.

이런 예들로 잘못된 관계가 건강에 해롭다는 것을 분명히 알 수 있지만, 사회적인 유대감은 그 외에도 좀 더 미묘한 방식으로 건강을 해친다. 교회 공동체에서 사회적 기준에 순응하지 않았다는 이유로 질책받는다면 마음에서 스트레스 반응이 작동해 몸에 악영향을 끼칠 수 있다. 집에만 가면 사사건건 가족들이 비난한다면, 일요일 오후의 가족모임은 건강에 이롭지 않을 것이다. 아이들 학교의 어머니 모임에 참석했지만 누구와도 솔직하게 마음을 터놓고 대화할 수 없다면, 몸은 위협을 느낄 것이다.

불건강한 관계가 건강에 나쁘다는 이야기는 오래전부터 있어왔다. 이는 결코 놀라운 소식이 아니다. 그러나 현재의 관계가 몸에 좋지 않다는 걸 알지만 인체의 생리에 어떤 영향을 미치는지는 알지 못했을 수도 있다. 암에 걸렸을 때, 폭력적인 결혼으로 인한 스트레스 반응이 만성화되어 면역계가 약해졌기 때문이라고 곧바로 결론 내리지는 않을 것이다. 심장마비가 왔을 때, 전화할 때마다 모진 소리를 하는 언니나 만날 때마다 기를 죽이고 뒤에서 험담하는 친구를 원인으로 연관 짓지는 않을 것이다.

연구 자료가 증명하듯이 최상의 건강을 위해서는 다른 사람과 어울리는 일이 필요하지만, 정말로 필요한 것은 비난이나 비판 없이 진정한 자신의 모습을 드러낼 수 있는 건강하고 진실한 관계다. 사람들을 만나는 것만으로는 충분하지 않다. 자신의 연약한 모습을 보여줄 수 없는 사람들과 함께한다면 몸에 스트레스 반응이 나타날 수 있다.

사랑과 보살핌, 연민, 애착, 그리고 소속감은 몸의 긴장을 풀고 기쁜 마음을 주는 옥시토신, 도파민, 엔도르핀 같은 호르몬의 분비를 유도하는 데 비해 공격성이나 증오, 배신 같은 감정을 불러일으키는 부정적인 관계는 스트레스 반응을 유발한다.

사람들과 어울려라. 혼자 있지 마라. 친구들이나 가족들과 함께하라. 하지만 관계를 선택할 때 신중을 기해야 한다. 측근들을 지혜롭게 선택하라. 함께 어울리는 사람들에게 비판이나 비난을 받거나 괴롭힘을 당하거나 스트레스를 받거나 위협당하지 않고 지원받는 일이 가장 중요하다.

일반적으로 인간은 사회적 동물이다. 역사적으로 공동체 속에서의 유대감은 위험천만한 세상에서 진화적 우위를 제공했다. 우리는 영혼 깊은 곳에서 사랑과 소속, 다른 사람과의 유대를 열망한다. 물론 내성적인 성향의 사람이 있는가 하면 외향적인 성향의 사람도 있다. 누군가에게 상처를 받아 더 이상 정신적 외상을 입지 않으려고 마음을 열지 못하는 사람도 있다. 심신을 이완하기 위해 사람들을 많이 만나야 하는 사람도 있고, 몇 시간씩 홀로 명상을 해야 하는 사람도 있다. 결국 직관과 지혜를 바탕으로 자신에게 맞는 이완과 심신의 치유법을 찾아야 한다.

안전하지 않다고 느끼는 상태에서 타인에게 마음을 열기는 쉽지 않다. 많은 이가 그렇듯이, 큰 상처를 받은 적이 있다면 결코 마음을 열어 자신의 약한 모습을 보이고 싶어 하지 않을 것이다. 하지만 마음을 여는 일은 매우 중요하다. 수치심을 느끼고, 터놓지 않고, 홀로 있는 것은 치유의 적임을 기억하자.

취약성의 힘

휴스턴대학 교수이자 《대담하게 맞서기 Daring Greatly》와 《불완전함의 선물 Gifts of Imperfection》의 저자인 브레네 브라운 Brene Brown은 수치심을 타인과의 친밀한 유대감으로 바꾸기 위해 수치심, 공포, 취약성의 힘을 연구했다. 저서뿐 아니라 인기 있는 TED 토크 TEDx Talk '취약성의 힘'에서 브라운은 수치심의 역할과 수치심으로 인해 사회적으로 고립되는 과정을 설명했다. 그녀는 용기를 내 약점을 드러내고, 타인의 불완전성에 측은지심을 가지며, 건강한 경계선을 수립한다면 건강한 관계를 만들어나갈 수 있다고 조언했다.

《불완전함의 선물》에 브라운은 이렇게 썼다. "진심으로 사랑하며 살고 가치 있게 살기를 원한다면 걸림돌이 되는 것들을 이야기할 수 있어야 한다. 수치심, 공포, 취약성에 대해 말이다." 그녀는 수치심은 사랑받지 못할 것이라는 생각에서 비롯되는 공포라며, 이는 우리 모두에게 존재하는 감정이므로 "수치심을 느끼는 게 사람이다"라고 선언했다.

수치심을 느끼는 방식과 내용은 사람마다 다르다. 그 원인 역시 신체 이미지, 직업, 돈, 관계, 중독, 육아, 섹스, 노화, 가족 등 매우 광범위하다. 하지만 반가운 소식도 있다. 누구나 수치심을 느낀다면, 브라운이 이름 붙인 '수치심 회복력'도 누구나 가지고 있을 것이다. 이는 수치심이 고개를 들 때 그것을 인정하고, 건강한 방식으로 유도하며, 가치와 진실성에 의존하고, 수치심을 이용해 역시 수치심을 느끼는 타인에 대한 연민과 용기, 그리고 결과적으로 타인과의 연결성을 개발하는 능력이다.

　브라운에 따르면, 죄책감과 수치심의 차이는 죄책감은 '나는 나쁜 짓을 했다'라고 생각하고, 수치심은 '나는 나쁘다'라고 생각하는 것이다. 죄책감이 정직하게 살려는 욕구를 자극하는 경우가 많은 데 비해, 수치심은 진실한 관계에 독이 될 뿐이다. 브라운은 오히려 용기를 내 솔직하게 취약성을 드러내고, 자기 연민을 받아들이며, 완벽주의를 버리고, 그녀가 말하는 '진정성'을 키우라고 조언했다. 여기서 진정성이란 거짓 없이 살며 사랑하는 것이다.

　수치심, 공포, 취약성 연구에서 브라운은 진정성 있는 사람들은 완벽주의, 무감각, 확실성, 탈진, 자만, 멋지게 보이기, 세상에 맞추기, 비판, 결핍을 피하고 가치, 휴식, 놀이, 신뢰, 믿음, 직관, 희망, 진실, 사랑, 소속, 기쁨, 감사, 창조성이 충만한 삶을 산다고 밝혔다.[49] 하루하루가 소중한 사람들과 좀 더 친해질 수 있는 기회다. 가슴을 열고, 수치심을 극복하고, 타인에 대한 비판을 중단하고, 용서의 기술을 배우고, 진실하게 살고, 영혼을 내보인다면 마음이 일으킨 기적이 인체의 자가 회복 능력을 극대화할 것이다.

외로움을 위한 처방

　사람들과 교제하는 것을 포기했든, 홀로 있기를 선택했든 우리는 외로움과 사회적인 고립으로 인한 부정적인 영향을 충분히 피해갈 수 있다. 집에서 이완 반응을 유도하고 스트레스 반응을 줄일 수 있는 방법은 8장에서 소개하겠다. 외롭게 생활하면서도 건강을 개선하고 싶거나, 해로운 관계로 인한 몸의 손상을 치유하고 싶다면 이 책을 계속 읽어라. 10장에서는 불균형한 관계를 진단하고 외로움을 해소하며 건강한 관계에서 비롯되는 신체의 건강을 만끽하는 방법을 알아볼 것이다.

그전에, 외로움을 해소하는 최선의 방법은 '자신의 진정한 모습 찾기'라는 것을 알기 바란다. 진실하고 아름답고 멋진 자신의 진짜 모습을 세상에 알려라. 많은 사람이 세상에 맞추기 위해 자신이 아닌 다른 사람이 되려고 애쓰며 너무나 많은 에너지를 소비한다. 사회에서 인정받기 위해 우리는 자신의 일부를 상실하고, 그 결과 결국 건강이 나빠진다.

사회적으로 인정받는 것이 목표인 사람들은 끊임없이 움직이는 인정의 과녁을 맞히려고 노력한다. 이들은 유행의 첨단을 걷고, 자신을 타인과 비교하며, 타인을 위해 자신이 좋아하는 것을 희생하고, 인위적인 순응의 기준에 집착한다. 그러나 멋지게 보이려고 노력할수록 외로움은 더해간다. 작가이자 블로거인 크리스 길아보Christ Guillebeau가 주최한 세계 기부 정상회의World Domination Summit에서의 감동적인 강연에서 브라운이 말했듯이, "소속을 힘들게 하는 첫 번째 장애물은 남들에게 맞추기다." 남들에게 맞추는 일은 언제나 외로움을 낳는다. 외로울 뿐 아니라 아프기까지 하니 비싼 값을 치러야 하는 셈이다.

사회에 적응하지 못하는 사람들은 상처받지 않기 위해 사회적으로 인정받고 싶어 한다. 우리는 모두 사랑받고 인정받기를 원한다. 어딘가에 속하고 싶어 한다. 하지만 그 대가는? 하루가 다르게 변하는 사회적 요구에 맞추기 위해 자신의 모습을 끊임없이 가공하며 자신을 매도할 만한 가치가 있을까?

아니다.

가면을 벗어버리고 내면의 빛을 발한다면, 멋지게 보이지는 않을 수도 있지만, 깊은 관계를 맺을 기회를 얻을 수 있다. 자기의 진짜 모습을 당당히 드러내기 위해서는 진정한 용기가 필요하다. 대중문화의 요구와 전혀 상반될지라도 진정한 자기일 수 있을 만큼 용감한 사람보다 멋진 사람은 없다. 당당하게 자신을 드러낼 수 있을 만큼 용감하다면, 자신과 마찬가지로 두려움 없이 살기를 열망하는 사람들을 자석처럼 끌어들일 것이다. 그것이 외로움을 줄일 수 있는 확실한 방법이 아니겠는가?

6장
마음과 몸을 해치는 일

"원하지 않는 일을 하면 엄청난 스트레스가 생긴다."
– 《바가바드 기타 *The Bhagavad Gita*》

당연한 얘기지만, 일터에서의 위험은 건강을 해친다. 병사가 전투에서 총에 맞는다. 경찰이 범인의 표적이 된다. 공사장 인부가 20층 건물에서 떨어진다. 연구자들이 화학실험을 하다가 사고를 당해 희귀한 전염병에 걸린다. 이처럼 직업상 업무는 몸에 영향을 미친다. 하지만 신체적인 위험만이 몸에 영향을 미치는 것은 아니다. 마음의 힘을 통해 몸에 영향을 미치기도 하는데, 일에 반응해 스트레스 반응이 일어나거나 이완 반응이 시작되는 것이다. 일을 하면 스트레스를 받을 가능성이 있다. 하지만 좋아하는 일을 하고, 일에 깊이 몰두하며, 사명감과 목적이 뚜렷하거나, 중요한 일을 한다는 사실에 감사를 느낄 때도 있을 것이다. 그런 감정들은 스트레스 반응이 몸을 해치는 만큼이나 몸에 유익하다.

직업적인 스트레스는 몸에 아주 해로워 신체적인 증상으로 나타나기도 한다. 사업상 거래가 성사되지 않았을 때 두통이 생기거나 상사에게 깨진 뒤 어깨가 뭉쳐본 경험은 누구나 있을 것이다. 하지만 종양을 치료하기 위해 좋아하는 일을 하라고 처방하거나, 직장을 그만두면 과민성대장증상이 나을 것이라고 귀띔한 의사가 있는가? 뇌졸중의 근본 원인이 일 스트레스라고 스스로 진단하거나 만성질환이 저절로 나은 이유가 직업적인 성취감 때문이라고 생각한 적이 있는가?

생각의 틀을 바꿀 때가 되었다.

일이 건강에 영향을 준다고 심각하게 생각해보지는 않았을 것이다. 몸이 아프면 불완전한 유전자나 부실한 식사, 운동 부족, 생화학적 불균형 등이 원인이라고 추측했을 것이다. 이는 물론 사실이다. 하지만 일 스트레스가 한몫했거나 원인의 하나일 수 있다. 질병에 대한 처방이 정제나 수술이 아닐 수도 있다는 사실에 놀랄지도 모른다. 불안을 줄이기 위해 현재의 직업에 변화를 주거나, 더 나아가 새로운 직업을 찾는 등 일 스트레스를 해소하는 새로운 방법을 찾을 수도 있을 것이다.

일하다가 정말로 죽을 수 있다. 건강으로 행복을 찾을 수도 있다. 일본에서는 일 스트레스가 몸에 끼치는 영향을 오래전부터 인식해왔다. 그래서 '과로사'라는 뜻의 '가로시過勞死'라는 단어까지 존재한다.

주 60시간 넘게 열심히 일하는 훌륭한 일꾼인 77만 명의 일본인 중 1명인 히라오카 사토루平岡聡는 회사가 가장 우선이고 가족을 가장 나중에 생각하는 사람이었다. 그의 머릿속에 여가 시간이나 주말의 휴식, 휴가 같은 사사로운 생각은 들어 있지 않았다. 히라오카는 28년이 넘는 세월 동안 오사카에 있는 쓰바키모토 세이코 정밀 베어링 공장에

서 중간관리자로 하루 12~16시간 충실히 일했다. 일주일에 95시간 죽은 듯이 일만 할 때도 많았다. 이는 결코 과장이 아니다. 히라오카의 작업 시간 기록을 보면 그가 돌연사하기 전 1년 동안 1,400시간 이상의 추가 근무를 했음을 알 수 있다. 완벽한 직원이 흔히 그렇듯, 그는 병가를 낸 적도 없고, 술 마시고 다음 날 결근한 적도 없으며, 아이들의 운동 경기를 응원하려고 회사를 빠진 적도 없었다. 그는 이상적인 기교-센치(회사의 일꾼)였다.1) 그러던 1988년 2월 23일, 15시간 일하고 집에 돌아온 48세의 히라오카는 이른바 '급성 심부전' 증상을 호소한 직후 사망했다.

일본의 직업병 의학 전문가와 심장병 전문의 집단이 이 현상을 연구하지 않았다면, 히라오카의 죽음, 그리고 이와 유사한 수만 명의 죽음은 알려지지 않았을지도 모른다. 의사들은 과로하는 사람들은 심장마비나 뇌졸중 같은 예기치 못한 심혈관 질환과 뇌질환으로 사망할 위험이 크다는 것을 발견했다. 첫 번째로 보고된 사례는 1969년 29세에 뇌졸중으로 사망한 노동자다.2)

일본 노동부는 1987년 되어서야 과로사 통계를 수집하기 시작했다. 일본 관리들은 그때까지 연간 약 1만 건의 과로사가 발생했을 거라고 추정했다.3) 일부 변호사와 학자 들은 일본의 과로사 수는 매년 발생하는 교통사고 사망자 수와 일치하거나 이를 초과한다고 주장했다.4)

오사카에 위치한 사회의학연구협회 회장인 다지리 슈니치로田尻秀一郎에 따르면, 과로사 희생자는 일반적으로 40~50대의 건강한 남성으로 하루 12시간 이상, 주 6~7일 일하며 스트레스가 많은 중간급 관리자다. 과로사한 사람들은 대부분 사망 직전에 어지럼, 구토, 심한 두통, 위통 등 다양한 증상을 호소했다. 과로사의 95퍼센트는 이 같은 증상이 나타난 후 24시간 이내 사망했다. 물론 과로사 이전에 때때로 좀 더 경미한 증상이 나타나기도 했지만 말이다. 〈시카고 트리뷴Chicago Tribune〉 기사에서 다지리는 "모두 질병의 징후가 전혀 없는 건강한 남성들이었다. 이들은 단순히 일을 많이 해서 죽은 것이다"라고 말했다.

히라오카의 미망인은 노동자 보상금을 받기 위해 과로사 보상금을 신청한 많은 일본인 가운데 하나였다. 하지만 스트레스로 인한 생리적인 변화를 규명하기 힘들어 과로사를 질병으로 규정할 수 없고, 희생자의 사망이 과로나 추가 업무와 직접적인 관련이 있는지 입증하기 어려워 과로사의 경우 직장에서 사고사당한 사람들보다 보상을 받기 힘든 것이 사실이다.5) 그러나 노동자들이 보상금을 받는 사례가 점점 늘어나고 있다.

미국의 과로사

과로로 죽는 건 일본 사람만이 아니다. 과로사는 새로운 현상이 아니다. 1863년 런던의 한 일간지에 '단순한 과로로 인한 사망'이라는 제목의 기사가 실렸다. 한 여성이 의류 공장에서 하루 평균 16시간 일하다가(바쁜 시기에는 연속 30시간 일했다) 죽었다는 이야기였다. 디킨스의 소설에나 나올 법한 이야기이지만, 일본이나 영국뿐만 아니라 미국에서도 현재 일어나고 있는 현실이다.

정보의 시대를 맞아 우편물과 메모지를 주고받는 과정에서 자연스레 발생하는 틈새 시간이 사라지면서 우리는 일 중독자가 되어버렸다. 이메일과 휴대전화, 호출기, 팩스, 노트북 컴퓨터, 아이패드의 출현으로 거의 언제나 정보에 노출되면서 근로자들의 건강은 점점 나빠지고 있다. 몸이 좋지 않다고 근로자들이 결근을 하는 건 아니다. 건강보험 회사인 옥스퍼드 건강보험이 연구한 바에 의하면, 미국인 5명 중 1명이 아프거나 다치거나 병원 진료를 받아도 직장에 출근했다.6) 'Expedia.com'의 설문조사에 따르면, 미국 근로자의 3분의 1가량이 이와 유사한 일중독 상태라 누적된 휴가를 쓰지 못한다고 했다.

마찬가지로, 영국 근로자의 약 4분의 1이 휴가를 다 쓰지 못하며, 프랑스에서도 다수의 근로자가 휴가를 다 쓰지 못한다. 차이점이 있다면, 미국인들이 연평균 14일의 휴가를 쓰는 데 비해 영국인들은 26일, 프랑스인들은 37일의 휴가를 쓰는 등 대개 유럽인들이 휴가를 많이 쓴다는 점이다. 또 하나의 차이점은, 137개국이 유급 휴가를 필수로 지정한 데 비해 미국은 선진국 가운데 유일하게 유급 휴가를 필수로 지정하지 않고 있다.7)

휴가를 쓰지 않는 것과 조기 사망은 실제로 연관이 있다. 2000년 〈심신의학 *Psychosomatic Medicine*〉에 발표된 연구에 의하면, 9년 동안 1,200명의 남성을 관찰한 결과, 연차 휴가를 쓰지 않은 사람은 전 원인 사망 위험이 21퍼센트 높고, 심장마비로 사망할 확률이 32퍼센트 높았다.8) 이와 관련, 〈미국 전염병학 저널 *American Journal of Epidemiology*〉에 흥미로운 연구 결과가 발표되었다. 존스홉킨스대학의 연구자들이 20년 동안 프래밍험 심장 연구소의 환자 자료를 수집한 결과, 휴가 횟수가 6년에 1회 이하인 여성이 2년에 1회인 여성에 비해 관동맥성 심장병이나 심장마비에 걸릴 확률이 거의 8배나 높았다. 9)

현재 미국 등 많은 나라에서 일중독자갱생회Workaholics Anonymous 12단계 프로그램을 활발히 운영하고 있는 데는 그만한 이유가 있다. 과로사에 관한 자료는 대부분 일본의 것이지만 국제노동기구는 과로에 관한 한 미국이 일본을 뛰어넘는다는 통계를 발표했다. 미국 정부는 과로사를 하나의 질병으로 인정하거나, 일본처럼 근로자에게 보상 혜택을 제공해야 한다. 일 스트레스로 인한 미국인의 조기 사망의 통계 수치는 조사된 바 없기 때문에 그 정도를 명확히 알기는 어렵다. 하지만 장담하건대, 많은 이의 건강에 영향을 미쳤을 것이다.

일 스트레스의 종류

일 스트레스에 시달린다고 호소하는 직장인들은 대개 직장에서 근무하는 시간 내내 스트레스 반응이 반복해서 나타나는 경향을 보인다. 귀에서 김을 내뿜는 만화 주인공처럼 붉은 얼굴에 볼록 튀어나온 배를 가진 지방 검사가 법정에서 벌벌 떨며 흐느끼는 목격자에게 소리치다가 심장마비로 쓰러지는 장면을 상상해보라. 그리고 A형 성격을 가진 월스트리트 주식 거래인으로 하루 16시간씩 야단스럽게 소리를 질러 대다가 혈압이 치솟아 42세 나이에 뇌졸중을 맞이한 여성도 있다(A형

성격은 성급하고 경쟁적이며, 시간에 대한 지나친 걱정으로 특징지을 수 있는 사고와 행동의 한 유형을 말한다. A형 성격을 지닌 사람들은 심장병과 다른 질병에 걸릴 위험이 상당히 높다고 알려져 있다-옮긴이)

황금 수갑(전문 인력을 확보하거나 신기술을 도입할 목적으로 이뤄지는 기업 인수합병 과정에서 도입되는 필수적인 기법으로, 인수합병 대상 기업의 주요 임직원에게 높은 급여 혹은 인센티브 등을 지급해 회사에서 빠져나가는 것을 막는 행위다-옮긴이)은 여전히 유용하다. 막대한 힘을 가진 전문가들은 높은 임금의 대가로 새벽에 출근해서 밤늦도록 주 100시간을 일한다. 그 밖의 평범한 근로자들도 임금만 높지 않을 뿐, 그에 못지않게 뼈 빠지게 일한다. 의사, 투자은행가, 사업 컨설턴트, 트럭 운전사, 비행기 조종사, 변호사 등 수많은 직업에 종사하는 사람들이 긴 노동 시간과 막중한 업무에 시달린다.

일 스트레스의 종류는 다양하지만, 스트레스가 몸에 영향을 미치는 방식은 대개 유사하다. 먼저 대인관계에서 오는 스트레스가 있다. 변호사, 채무 수금 대행업자, 고객 서비스 상담원, 동료나 상사, 고객에게 괴롭힘당하는 직업인들이 이에 속한다. 의사, 간호사, 소방관, 군인, 항공관제사, 민간 항공사 조종사, 형사소송 전문 변호사같이 생명을 다루는 고위험군 직업인이 경험하는 스트레스도 있다.

영혼을 팔거나 정직성을 희생해야 하는 직업도 있다. 건강에 좋지 않은 제품을 선봉에서 홍보해야 하는 광고 책임자, 회사가 저지르는 비리에 대해 침묵해야 하는 사무직 종사자, 윤리적으로 정당하지 않다고 생각하는 작전을 수행해야 하는 군인, 법안을 통과시키기 위해 자신의 가치관을 희생하는 정치인 등이 그렇다.

일터에서 느끼는 무력감에서 비롯되는 스트레스도 있다. 의사가 잘못된 치료를 한다는 것을 알고도 지시에 따라야 하는 간호사, 훌륭한 생각이 있지만 회사가 받아들이지 않을 거라고 생각하는 말단 사원 등이 있을 수 있다.

그 밖의 일 스트레스로 운영상의 제약이 있다. 간섭하는 동료, 필요한 정보의 제한, 업무를 성공적으로 완수하기 위해 필요한 권한의 결핍 같이 업무를 제대로 해내지 못하게 하는 싫증나고 불만스러운 방해물이 있다.

역할의 혼동, 즉 무슨 일을 해야 하는지, 혹은 해야 할 일을 잘하고 있는지 알지 못할 때 생기는 스트레스도 있다. 그런가 하면 지시가 엇갈려 생기는 스트레스가 있다. 여러 사람에게 서로 다른 지시를 받아 머리를 긁적이게 되는 경우다.

마음은 이런 스트레스 요인들을 모두 다르게 해석하지만, 파충류 뇌는 이를 모두 위협으로 인식한다. 그리고 이때 생리적인 스트레스 반응이 일어난다. 스트레스의 원인이 무엇이든, 인체는 만성적인 외로움에 시달릴 때와 유사한 생리적인 반응을 나타낸다. 마음은 호르몬을 통해 인체와 소통하므로, 상사에게 호되게 깨지든 화가 난 고객을 달래든 건물의 화재를 진압하든 생리적인 반응은 동일하다. 따라서 다음번에 야근을 하거나 상사에게 호된 꾸지람을 듣거나 일에서 무력감을 느낄 때는 심장이 부담을 느끼고, 혈관이 닳으며, 위장관이 자극받고, 부신이 피로해지며, 면역계가 약화되고, 췌장이 스트레스를 받는다는 사실을 명심하라.

그런데 정말로 이런 모든 고통을 무릅쓸 만한 가치가 있을까? 승진하기 위해 열심히 일하거나 경제 불황 속에서 자리를 지키려고 고군분투하거나 일을 잘하지 않을 경우 월세를 걱정해야 한다면, 애써 스트레스 상황을 견디는 것을 정당화하기 쉽다. 하지만 정말로 수명을 단축하면서까지 돈을 더 벌고 고객을 더 끌어모아 상사에게 인정받고 싶은가?

대신 일의 경계선을 정하고 자신을 돌봄으로써 앞으로 몇 년간 건강에 투자하는 것을 고려해보라. 8장에서는 일 스트레스로부터 몸을 보호하는 방법을 소개하고, 3부에서는 최상의 건강을 위해 최고의 진정성을 갖고 일할 수 있는 방법을 알아볼 것이다. 지금은 일 스트레스가 몸에 해롭다는 것만 지적하겠다. 무병장수하기 위해서는 평화롭고 이완된 상태에서 일할 수 있는 방법을 찾는 것이 중요하다.

일 스트레스의 전형적인 증상

일터에서 스트레스를 받은 몸은 소리를 지르기 전에 속삭임을 보낸다. 심장마비나 뇌졸중으로 쓰러지거나 암이 생기기 전에 요통, 두통, 눈의 피로, 불면증, 피로감, 어지럼증, 식욕 저하, 소화 장애 같은 경미한 신체 증상을 경험할 가능성이 크다. 다음 증상들은 더 심각한 질병이 진행되고 있다는 경고 신호다.

요통

몇몇 연구에 의하면, 관절염과 섬유근육통과 관련된 통증과 마찬가지로 직장생활에서 매일 발생하는 스트레스에 대한 반응으로 요통이 증가하고 있다.10) 요통이 발생하는 이유는 반복되는 스트레스로 시상하부 뇌하수체 부신피질 축이 활성화되어 코르티솔이 고갈되고 프로락틴 수치가 올라가면, 면역계가 억제되어 염증이 증가하면서 통증에 대한 인체의 민감성이 커지기 때문이다.11)

두통

밤샘 후에 겪는 두통이 증명하듯이, 일 스트레스는 두통을 유발하는데 통증 신호를 보내는 뇌의 경로가 스트레스 상황에서 과민해졌기 때문일 가능성이 가장 크다. 뇌가 고통스러운 자극에 과도하게 민감해지면 아주 사소한 통증에도 뇌 속의 신경이 흥분해 통증을 느끼고 근육이 긴장한다.12)

눈의 피로

직업적인 스트레스로 눈이 피로해질 수도 있다. 눈이 가렵거나 뻑뻑하거나 시릴 뿐 아니라 침침하거나 사물이 겹쳐 보이는 증상이 여기 포함되는데, 눈 안이나 눈 주위에 염증이 생기고, 통증 자극에 대한 반응성이 증가하기 때문이라고 알려져 있다. 컴퓨터 사용 같은 특정한 업무 역시 눈 근육의 피로를 증가시킨다.13)

불면증

잠을 설치게 만드는 것으로 악명 높은 일 스트레스는 불면증의 최대 원인으로 손꼽힌다.[14] 스웨덴의 연구에 의하면, 노동 인구의 10~40퍼센트가 일로 인한 불면증을 호소했다.[15] 과학자들은 스트레스 반응으로 부신피질자극호르몬과 코르티솔 수치가 높아져 숙면을 위해 밤에 대량 분비되는 멜라토닌이 적게 분비된다는 이론을 제시했다.[16]

피로감

일 때문에 밤에 잠을 자지 못하면 피로감을 느낄 가능성이 크지만, 잠을 잘 자더라도 일로 인해 스트레스를 받으면 다른 생리적인 요인 때문에 피로감을 느낄 수 있다. 피로감의 이유는 명확하게 밝혀지지 않았지만, 피로감은 일로 스트레스를 받을 때 경험하는 가장 흔한 증상 중 하나다. 일 스트레스는 또한 만성피로증후군의 위험을 높인다.[17] 유전적으로 스트레스를 조절하기 위해 피로감을 잘 느끼는 사람이 있을 뿐 아니라, 일 스트레스로 코르티솔이 고갈되어 피로감이 생긴다는 이론들이 있다.[18] 분명한 점은 스트레스로 인한 화학 변화에 반응하는 방식은 사람마다 제각기 다르며, 일로 인한 스트레스로 피로감을 더 잘 느끼는 사람들이 있다는 사실이다.[19]

어지럼증

어지럼증을 유발할 정도가 아닌 직업도 있지만, 일로 스트레스를 받아 어지럼증이 생기는 사람들이 있다. 이 같은 증상은 교감신경계가 흥분해 심박수, 혈압, 호흡률이 변하기 때문으로 여겨진다.[20] 이런 생명 징후가 변하면, 특히 호흡률이 높아지면 과호흡증후군이 발생해 신체의 산·염기 균형이 깨지고, 균형과 조정을 수행하는 대뇌와 여덟 번째 뇌신경에 대한 신경계의 반응이 무너진다.[21]

식욕 저하

각기 다른 인체 생리에 따라 일 스트레스로 인해 식욕이 늘기도 하고 줄기도 해 체중이 불거나 빠진다. 물론 가장 흔한 반응은 식욕이 떨어지는 증상이다.[22] 연구 대상자 중 21퍼센트가 심한 스트레스를 겪고 나서 식욕이 상당히 줄었다고 보고했다.[23] 스트레스를 받으면 뇌가 부신피질자극호르몬과 멜라닌세포자극호르몬을 방출해 식욕이 줄고 따라서 살이 빠진다.[24]

반대로, 자율신경계가 흥분하면 위에서 허기를 느끼게 하는 아미노산인 그렐린이 분비되어 살이 찔 수도 있다.[25] 스트레스를 느끼기 시작하면 이런 기전이 발생하는데, 만성적인 일 스트레스는 코르티솔을 생산해 식욕에 영향을 미친다. 코르티솔 수치가 높아지면 체지방이 증가하고, 코르티솔 수치가 낮아지면 펩타이드 렙틴이 방출되어 식욕이 억제된다.

소화 장애

일 스트레스로 메스꺼움, 속 쓰림, 위경련, 설사, 과민성대장증후군 같은 소화 장애가 흔히 발생한다. 대부분 스트레스 반응이 일어나면서 부신피질자극호르몬 수치가 높아졌기 때문에 이런 증상이 나타난다. 부신피질자극호르몬에 반응해 위 배출이 지연되고, 그 결과 위통과 위경련이 생길 수 있다. 속 쓰림은 더 심각한데, 위산 수치가 올라갈 뿐 아니라 스트레스 반응으로 위통의 역치가 낮아져 속 쓰림을 쉽게 느끼고 위궤양이 발생할 가능성이 커진다.26) 스트레스 반응은 또한 위의 확장 능력을 감소시켜 결장 근육이 수축되어 설사를 하고 과민성대장 증상처럼 대부분 부신피질자극호르몬 방출인자의 과잉 생산으로 인해 다른 증상을 일으킨다.27)

일 스트레스와 생명을 위협하는 질병

요통, 복통, 불면증이 건강에 심각한 문제를 일으키지 않을지는 모르지만, 인체의 스트레스 반응에서 비롯되는 조기 경보 신호임을 기억하자. 이런 증상들은 외로운 사람들이 겪는 증상과 흡사하다. 미국인은 하루에 평균 50회 정도 스트레스 반응을 경험한다. 외로운 사람이나 일터에서 과도한 스트레스를 받는 사람은 그 이상을 경험하기 때문에 건강한 항상성을 유지하는 데 몸의 에너지를 집중할 필요가 있다.

처음에는 몸이 어느 정도 버틴다. 하지만 시간이 흐름에 따라 몸이 지치면서 좋지 않은 방향으로 진행된다. 혈압이 자주 상승하다 보면 혈관 벽이 두꺼워지고 찢어진다. 지방산과 포도당이 과잉 생산되어 판을 형성하면 심장병의 원인이 된다. 만성적으로 근육이 긴장하고 염증이 생기면 통증을 느끼고 근골격계 질병이 생긴다. 코르티솔이 과잉 생산되면 면역계를 억제해 쉽게 감염되고 암에 걸리기 쉽다.[28)]

일 스트레스로 스트레스 반응이 지속적으로 발생하면 심장병, 갑상선 질환, 궤양, 자가면역질환, 비만, 당뇨병, 성기능 장애, 우울증, 거식증, 쿠싱증후군, 만성피로증후군, 염증 질환, 암 등이 발생할 수 있다.[29)] 열악한 직업 환경에서 일하는 사람들은 요절할 가능성이 더 크다고 밝힌 연구도 있다.[30)] 7,000명을 대상으로 한 또 다른 연구에 따르면, 고용된 사람들은 실업 상태에 있는 사람들보다 일반적으로 건강 상태가 양호하지만, 낮은 임금과 과중한 업무에 시달리면서 권한도 없이 홀대받는 직업에 종사하는 것보다는 실업 상태가 건강에 이롭다.[31)] 스트레스에 시달리며 높은 임금을 받는다면 임금보다 훨씬 값비싼 대가를 치를지도 모른다는 점을 명심하라.

금전적인 스트레스와 건강

일 스트레스가 심각해 건강이 좋지 않은 것 같다면, 업무 시간을 줄이거나 일을 그만두거나 직장을 옮기는 것을 생각해볼 수 있다. 그런 사람에게는 파충류 뇌 속의 마귀가 "이 바보야, 직장을 그만두면 어떻게 먹고살아! 손가락 빨고 있을래?"라고 사악하게 속삭일 것이다. 많은 사람에게 이런 문제는 정말로 심각하다. 스트레스가 과도한 직업 환경으로 인해 대상 부전이 생길 수도 있지만, 실직의 공포는 스트레스를 더욱 부추긴다.

대개 일 스트레스와 금전적인 스트레스는 서로 연결된다. 금전적인 스트레스는 일 스트레스나 외로움만큼 건강에 좋지 않기 때문에 그야말로 진퇴양난의 상황이다. 부와 건강의 연관성을 연구한 사례는 수없이 많다. 보건복지부의 고팔 싱Gopal Singh은 네브래스카대학 의료 센터 교수인 모하메드 시아푸시Mohammad Siahpush와 함께 교육, 소득, 빈곤, 주택, 기타 요인들에 관한 인구 통계 자료를 이용해 사회적·경제적 상태를 측정하는 지표를 개발했다. 1998년에서 2000년까지의 자료를 조사해본 결과, 부유한 사람들이 가난한 사람들보다 4.5년 더 오래 살았다(79.2년 Vs. 74.7년). 싱에 따르면, 이런 수명의 차이는 시간이 갈수록 더 커졌다.32) 부유한 사람들은 암을 제외한 거의 모든 질병에 걸릴 가능성이 작으며, 암에 걸려도 생존 가능성이 훨씬 컸다.33) 부유한 사람들은 사고를 당하거나 장애인이 될 가능성이 더 작고, 부유층의 아기는 빈곤층 가정에서 태어난 아기에 비해 생존 확률이 두 배나 높았다.34)

부자는 사망하기 전에도 가난한 사람보다 덜 고통받는다. 한 연구에서 연구자들은 사망 당시 순자산 7만 달러 이상을 보유한 70세 이상 남녀 사망자 2,604명의 유족을 면담했다. 이들은 사망하기 이전 해에 순자산이 가장 많은 사람이 고통에 시달릴 가능성이 33퍼센트 작다는 사실을 발견했다. 이런 사람들은 우울증이나 호흡 곤란을 경험할 가능성도 더 작았다. 이런 차이는 연구자들이 대상자들의 연령, 성별, 민족, 교육, 기존 병력 등을 참작한 후에도 동일했다. 이유가 무엇일까? 연구자들은 자산이 많을수록 증상을 더 적극적으로 표현하고 더 나은 치료를 요구할 거라고 추측했다. 부자들은 또한 건강보험이 보장하지 않아 비용 부담이 큰 치료를 받을 수도 있다.35)

물론, 이런 격차는 닭이 먼저냐 달걀이 먼저냐 하는 난제를 제기한다. 부자들은 건강하기 때문에 돈을 더 버는 걸까? 가난한 사람들은 아프기 때문에 경제적으로 불리한 걸까? 아니면 부자들은 단지 돈이 많기 때문에 병을 예방하고 특별한 치료를 받을 수 있는 걸까?

수준 높은 의료 서비스를 받기 때문이라고 주장하고 싶겠지만, 연구 결과를 살펴보면 그렇지 않다. 건강보험 혜택이 동일한 경우에도 조직 내 서열이 높은 사람들이 낮은 사람들보다 건강했다.36) 일부 의료 담당자는 사회적 불평등 자체가 건강에 독이라고 생각한다. 사회경제적인 위치가 낮은 사람들은 삶에 대한 통제력이 약하고 기본적인 욕구에 대해 더 많이 걱정하므로, 스트레스 반응이 일어날 가능성이 더 크다.

파산했거나, 주식 투자에 실패했거나, 좌천됐거나, 실직했거나, 하루 세끼 먹는 일이 버겁다면 스트레스를 받을 것이다. 하지만 그런 일이 실제로 일어나지 않더라도 그런 생각을 하는 것만으로도 스트레스를 받는다. 인체는 현실(정말로 알거지가 되었다)과 생각(알거지가 되면 어떡하지?)을 구별하지 못한다. 두 경우 모두 스트레스 반응이 만성적으로 일어나 병이 생길 수 있다.

하지만 꼭 그래야만 하는 건 아니다. 하룻밤 사이에 재정 상태를 바꿀 수 없다면 돈 걱정에 대한 마음을 바꾸면 된다.

행복한 근로자가 건강한 근로자

놀라울 것도 없이, 굴욕감을 느끼지 않고 창조성을 발휘할 수 있으며 융통성이 허용되고 긍정적인 사내 관계가 조성되는 직업 환경에서는 근로자들의 건강 상태가 더 양호하다. 세이프웨이Safeway(미국의 대표적인 슈퍼마켓 체인-옮긴이)처럼 건강을 개선했을 때 금전적인 보상을 제공하는 기업의 근로자들은 건강 상태가 더 좋다.37) 하지만 직장에서 굴욕감을 느끼지 않고 구내식당에서 건강한 음식을 먹을 수 있다는 보장은 없다. 일 스트레스로 말 그대로 죽을 수도 있지만, 좋아하는 일을 한다면 목숨을 구할 수 있다는 증거가 있다.38)

직업적인 행복이 마음에 약이 될 수 있으며, 몸은 더 나은 건강과 행복으로 반응한다. 행복 연구가이자 《행복도 연습이 필요하다The How of Happiness》의 저자인 소냐 류보머스키Sonja Lyubomirsky는 개인적, 직업적으로 중요한 의미를 가지고 어떤 일에 몰두하는 사람은 강렬한 꿈과 열망이 없는 사람보다 행복하다고 주장했다. 그녀는 "행복한 사람을 찾아라. 그러면 무엇을 해야 할지 알게 될 것이다"라고 말한다.

여러 연구에 의하면, 목표를 갖고 도전하며 경력을 넓히는 일은 원하는 일을 성취하는 것만큼 실제로 중요하다.39) 목표에 매진할 때 우리는 사명감과 함께 무엇을 추구하고 성장한다는 느낌을 받는다. 연구 결과들에 의하면, 이로써 삶을 통제한다는 느낌을 받는데, 이는 인체의 건강에 영향을 준다고 알려져 있다.40)

개인적인 목표와 맞아떨어지는 일을 하면서, 큰 꿈을 이루기 위한 작은 목표들을 점검할 때 자긍심이 강해진다. 그런 경우, 지루하고 위험 부담이 있으며 불확실한 일을 하면서도 의욕적으로 꾸준히 좋아하는 일을 할 수 있다. 목표를 추구하면 의미 있고 체계화된 삶을 살며, 임무에 충실하고, 나로 인해 좀 더 나은 세상이 될 거라는 확신을 갖게 된다. 후세에 유산을 남기거나 소명을 따르기 위해 노력한다면 행복감이 증진되어 건강에 좋은 호르몬들이 넘쳐나기 때문에 면역계가 강해지고 심혈관계가 이완하며 스트레스 반응이 줄어든다.

여기서 한 가지 기억해야 될 게 있다. 여기서 '일'이란 무엇이든 하루 중 대다수의 시간을 소모하는 것을 의미한다. 일로 보수를 받는 사람도 있지만 보수를 받지 않고 아이를 키우거나, 병든 부모를 간병하거나, 자원봉사하는 사람도 있다. 이런 일들은 다른 직업과 똑같이 스트레스를 안기므로 똑같이 몸에 부정적인 영향을 미칠 수 있다. 그리고 이런 일들 역시 삶에 의미와 목적을 주므로 몸에 긍정적인 영향을 미칠 수 있다.

기억해야 할 핵심은 하루를 보내면서 마음 상태, 즉 이완된 상태인지 행복한 상태인지, 그리고 성취감을 느끼는지에 따라 인체의 생리가 변한다는 점이다. 너무나 많은 사람이 TGIF('고마워라, 금요일이다!'라는 뜻으로 주말의 해방감을 나타낸다-옮긴이)를 외치며, 월요병에 시달리며, 수요일이나 목요일쯤 안도의 한숨을 쉬고, 주말 내내 폭음을 한 후 다음 날 도살장으로 끌려가듯 일터로 향한다. 양육을 위해 좋아하는 일을 그만둔 후 상실감을 느끼는 사람 역시 그 나름의 스트레스를 받는다.

하지만 일에서 창조성을 발휘하며, 자율성을 누리고 존중을 받으며,

명확한 목표를 추구하면서 성취감을 느끼고, 동료들의 지원을 받으며, 양심에 어긋나는 일을 하지 않는다고 여기고, 다른 사람을 돕는 일을 한다고 생각하며, 사명감과 목적을 갖고, 일에서 타고난 재능을 발휘하며, 보수가 충분하고, 일 이외의 다른 활동을 할 시간이 충분하다면 일 스트레스를 덜 받고 최상의 건강을 누릴 가능성이 크다.

창조성과 건강

창조성이 부수적인 건강 요인이라고 생각하는가? 질병을 예방하거나 치료하기 위해 취미생활을 처방했다는 말을 들어본 적 있는가? 하지만 연구 결과에 의하면, 창조성을 표현하면 스트레스 반응을 상쇄하는 이완 반응을 유도할 수 있다.

슬프게도, 창조성은 부당한 비난을 받고 있다. 어린 시절부터 우리는 과학, 수학, 경영이 미술, 음악, 연극, 글쓰기보다 더 가치 있다고 주입받았다. 우리 사회는 창조성을 발휘하면 즐거울 뿐 아니라 건강에 유익하다는 점을 잊고 있는 듯하다. 여기서 '창조성'이란 단어가 매우 광범위하게 정의된다는 점을 명심하기 바란다. 나는 창조성을 예술에만 국한하지 않는다. 어떤 경우에는 그림 그리기나 춤추기, 악기 연주하기, 시 쓰기 등이 창조적인 표현이 될 수 있다. 또한 스크랩이나 꽃꽂이, 사진 찍기, 정원 가꾸기, 실내장식 하기, 블로그에 글쓰기, 뜨개질하기, 훌라후프하며 춤추기, 샤워하며 노래 부르기, 사업 아이디어 토론하기 등을 통해서도 창조성이 표현될 수 있다. 또 완벽한 이메일을 쓰거나, 아이팟의 음악 목록을 공들여 선정하거나, 직장에서 신상품 아이디어를 내놓는 일 역시 자기를 표현하는 행위다. 워크숍을 기획하거나, 보석을 디자인하거나, 컵케이크를 완벽하게 구울 수도 있다.

무엇을 하든, 창조성의 근육을 단련하는 것은 이두박근을 단련하는 것만큼 인체의 전반적인 건강과 행복에 있어 중요하다. 창조성과 건강의 관계는 확실히 밝혀졌다. 좀 더 창조적으로 산다면 몸과 마음의 생리에 유익하다.41) 창조성을 표현하면 엔도르핀과 기분을 좋게 하는 다른 신경전달물질이 분비되고, 우울과 불안이 줄어들며, 면역 기능이 향상되고, 신체 통증이 감소하고, 부교감신경이 활성화되어 심박수와 혈압이 내려가고, 호흡이 느려지며, 코르티솔 수치가 낮아진다.

창조성이 표현되면 또 수면의 질이 향상되고, 전반적인 건강 상태가 좋아지며, 병원에 가는 횟수가 줄어들고, 약을 덜 사용하며, 시력 문제가 덜 발생한다. 창조성은 여성 암환자들의 고통스러운 증상을 줄이고 삶의 질을 향상시킨다. 긍정적인 감정을 강화하고, 고통을 줄이며, 존재와 영혼의 문제를 명확하게 한다. 알츠하이머병의 위험을 줄이고, 불안을 감소시키며, 기분을 좋게 하고, 사회적 기능과 자긍심을 높인다.42)

또한 자연스럽게 창조성을 발산할 때 치유를 돕는 무의식에 접근하게 된다. 창조성을 표현하면 우뇌가 단련되어 몸뿐만 아니라 감정 상태에도 영향을 미쳐 행복감이 증진된다. 그리고 7장에서 소개하겠지만, 행복한 사람이 건강할 가능성이 크다는 증거는 아주 많다.

창조성의 건강 효과는 믿을 수 없을 정도다. 창조성을 표현하는 정도가 곧바로 건강에 영향을 미친다! 창조성은 직업, 인간관계, 성, 영성, 정신 건강에도 영향을 미친다. 예술 치료사인 마르티 핸드Marti Hand가 말했듯, 자신을 창조적으로 표현하면 연민, 관용, 친절, 조화, 확장, 성장, 협력, 존중, 치유의 마음이 커져 사회적인 평화도 증진된다. 창조력을 발산함으로써 생식력 향상같이, 전혀 관련 없어 보이는 영역에서도 혜택을 얻을 수 있다.

창조적인 생활이 인체를 이완하는 강력한 원천이 될 수 있는 반면, 창조성이 위축되면 스트레스 요인이 되기도 한다. 내 환자는 몇 년간 소설을 구상했지만 직장 일에 치여 집필을 시작하지 못하고 있었다. 그녀는 책을 써보지도 못하고 죽을지도 모른다는 생각에 매일 스트레스를 느꼈다. 창조성은 그것이 발휘될 시간이 마련됐을 때만 치유에 도움을 준다. 따라서 자기를 표현하는 나름의 방식을 찾기 바란다.

누구나 우리의 내면에는 부를 수 있을 때 꼭 부르고 싶은 노래가 있다. 시인인 마리 올리버Mary Oliver가 "말하라. 험하고 소중하고 유일한 인생에서 그대는 무엇을 계획하는가?"라고 썼듯 말이다.

일 스트레스의 처방

일이나 돈 때문에 스트레스를 느낀다면 절망하지 마라. 스트레스 반응을 없애기 위해 사표를 제출하거나 복권에 당첨될 필요는 없다. 대신 이 문제가 건강에 미치는 영향에 대해 진지하고 솔직하게 자신과 대화를 나누어보라. 질병을 예방하거나 치유하는 데 전념할 생각이라면, 진실을 대면할 수 있을 만큼 용감해야 한다. 이런 스트레스 요인들이 몸에 영향을 준다고 생각한다면 희망은 있다. 몸의 이완 반응을 유도하는 긍정적인 변화를 꾀함으로써 질병을 예방하거나 치유할 수 있다. 직업을 바꿀 수 없는 상황이라면, 적어도 임상적으로 인체의 생리적인 이완을 활성화해 건강을 개선하는 것으로 입증된 기법으로 스트레스 반응으로 인한 부정적인 영향을 어느 정도 줄일 수 있다. 8장에서 이런 건강 증진 기법을 소개하겠다.

우선 지금은 다음 사항을 마음에 새겨라. 타인에게 잘 보이기 위해, 좀 더 '전문적'으로 보이기 위해, 불완전한 자신을 가리기 위해, 상처받지 않기 위해 쓴 가면을 벗어던지면, 기적처럼 최상의 건강을 얻을 수 있다. 직장에서뿐만 아니라 가정에서, 학교 운동장에서, 교회에서, 어디에서든 자신을 당당히 드러낸다면 마음이 안정되며, 스트레스 반응이 멈추고, 몸이 치유된다. 직장에서든 일상에서든 진실함은 인체의 약이 된다.

7장
행복은 예방약이다

"행복은 미리 만들어지는 게 아니다. 행복은 우리 행동에서 온다."
— 《법왕 달라이 라마 His Holiness the Dalai Lama》

행복하고 정신적, 정서적으로 안정된 사람이 그렇지 않은 사람보다 더 건강한 것은 분명한 사실이다. 그런데 주치의가 심장병 예방 수단으로 금연만큼 효과적이라며 낙관주의를 습득하는 법을 배우라고 처방한 적이 있는가? 수명을 7.5~10년 연장하기 위해 생활 방식을 바꾸고 과학적으로 행복감을 증진시키는 것으로 입증된 실천 방안들을 예방약으로 처방한 적이 있는가?

현대 의학에서 정서와 정신 건강은 생화학적 원인에 뿌리를 둔 신체 건강에 비해 등한시된다. 우리는 정서와 정신 건강을 신경정신과의 어두운 구석으로 밀쳐놓은 채 건강한 식단, 운동, 금연, 체중 조절같이 신체적인 건강을 관리하는 데 열을 올린다. 하지만 행복과 건강의 연관성을 밝히는 과학 자료들은 놀라울 정도로 많아, 질병을 예방하는 데 관심이 있다면 행복과 행복의 쌍둥이 자매인 긍정성을 개발하는 치료법이 중심이 되어야 한다고 믿게 될 것이다.

여러 연구에 의하면, 행복과 건강은 복잡하게 연결돼 있다.1) 우울이나 불안, 양극성 장애 같은 정신 장애를 앓는 사람들은 자살, 약물 오용, 그 외 신체 건강에 직접적으로 영향을 주는 심각한 질환에 노출될 위험이 크다. 놀랍겠지만, DSM-IV(정신장애(병)진단통계편람 제4판-옮긴이) 기준을 충족시킬 만큼 상당히 진행된 정신 장애인 경우에나 일반화된 불안 장애나 주요 우울증이 건강에 영향을 주는 건 아니다. 단순히 불안이나 슬픔, 화, 무기력, 좌절감, 절망감을 느끼는 것만으로도 스트레스 반응이 일어난다. 그런데 이런 기분을 느껴보지 않은 사람이 있을까?

미국의 성인들을 대상으로 설문조사한 결과, 대상자의 반 이상(54퍼센트)이 스스로 "정신이 중간 정도로 건강"하지만, 매우 건강하지는 않다고 평가했다.2) 우울증은 매년 2,100만 명의 미국인을 괴롭히며 15~44세 연령대 장애의 주요 원인이다. 또한 매년 미국에서 일어나는 자살 3만 건의 주요 원인이기도 하다.3) 미국인의 21퍼센트가 평생 한 번은 우울증 같은 기분 장애로, 28퍼센트는 불안 장애로 고통받으며, 5명 중 1명은 정신질환 약을 복용하는데, 대부분 항우울제다.4)

많은 사람이 정신적으로 건강하지 않다고 느낀다. 그런데 정확히 행복이 무엇이며, 인체의 건강과 무슨 관련이 있는 걸까? 행복 연구자들은 행복을 '자신의 삶 전체에 대체적으로 감사하는 것'이라고 정의한다.5) 본질적으로 행복은 자신의 인생을 얼마나 사랑하며 매일 아침 눈을 떴을 때 얼마나 열정을 느끼느냐에 달려 있는 문제다.

연구 자료에 의하면, 행복하지 않은 사람이 신체적으로 병이 날 확률이 훨씬 높은 건 분명하다. 우울증은 암의 위험을 높이고, 심장병의 주요 위험 요인이며, 다양한 통증 장애와 연관 있다.6) 불안은 암의 위험을 높이고 뇌졸중으로 발전하기도 하는 목동맥 죽상동맥경화를 증가시킨다.7)

행복은 기대수명까지 늘린다. '주관적인 행복감'이 높은 사람은 그렇지 않은 사람보다 최고 10년 더 오래 산다.8) 행복은 또한 줄기세포 이식 성공률, 당뇨병의 치료, HIV 양성 환자의 에이즈 발병률, 뇌졸중의 회복, 심장 수술, 엉덩이 뼈 골절을 포함해 건강에 관련한 일부 결과에 영향을 준다.9) 여러 연구에 따르면 기쁨, 행복, 긍정적인 에너지 같은 긍정적인 심리 상태는 삶의 만족도, 희망, 낙관, 유머감각 같은 특성과 함께 건강한 사람과 질병을 앓는 사람 모두의 사망률을 낮추고 수명을 늘린다.10) 실제로 행복과 그와 관련된 정신 상태는 심장병, 폐병, 당뇨병, 고혈압, 감기의 위험을 낮추고 병세를 누그러뜨린다. 네덜란드에서 노인 환자들을 9년간 연구한 결과, 낙관적인 정신 상태를 지닌 노인들의 사망 위험이 50퍼센트 감소했다.11)

그랜트 연구

행복과 신체적 건강의 연관성은 '그랜트 연구'라는 역사적이고도 장기적인 연구로 분명하게 증명되었다. 그랜트 연구는 하버드대학 2학년 3개의 반 학생들 중에서 신체적, 정신적 건강의 정점에 있고, 미래가 촉망되며, 탁월하고 비범한 재능을 지닌 학생들을 추적 관찰한 연구다. 연구의 목표는 건강, 행복, 관계, 성취를 중심으로 그들이 살아가는 과정을 관찰함으로써 행복하고 건강하며 성공적인 인생을 사는 사람과 그렇지 못한 사람을 가르는 요인을 예측해 삶을 통제하는 방법을 밝혀내는 것이었다.

그랜트 연구에 적합한 대상자들을 선별하기 위해 알리 보크Arlie Bock 연구팀은 학생들의 의료 기록, 학점, 학과장의 개인적인 추천 등을 샅샅이 검토했다. 1942, 1943, 1944년 하버드대학 2학년생 268명은 심리학자, 사회복지사, 생리학자, 의사에게 평가를 받았다. 이 외에도 보크는 접근 가능한 모든 사람으로부터 이 젊은이들의 대학교 2학년 기록 자료를 모았다.

종합 신체검사에는 장기 기능에서 음낭의 길이, 뇌파전위기록으로 측정되는 뇌 활동까지 모든 영역이 포함되었다. 사회복지사들은 어린 시절 야뇨증이 있었는지, 성 교육은 어떻게 받았는지, 가정환경은 어땠는지 기록했다. 젊은이들은 로흐샤흐 잉크반점 검사, 필체 감정과 더불어 광범위한 심리 검사를 받았다. 모두 '정상', 더 나아가 '재능이 탁월함'이라는 평가를 받았다. 젊은이들이 대학을 졸업한 후에도 보크와 그의 후임자들은 학생들의 삶을 연구했다. 대상자들은 계속 정밀한 신체검사를 받았고, 주기적으로 면담을 하고, 설문에 응답했다. 이를 면밀히 연구한 결과, 건강과 행복, 성공의 진정한 비결이 드러났다.

젊은이들이 대학을 졸업하고 참전했을 때, 그중 많은 수가 전장의 트라우마를 견뎌냈다. 삶에 시련이 닥쳐왔지만, 그중 많은 수가 꽤 성공했다. 4명이 미국 상원의원에 출마했으며, 1명은 베스트셀러 작가가 되었고, 1명은 〈워싱턴 포스트〉 편집자가 되었다. 또 1명은 국무위원이 되었으며, 1명은 대통령이 되었다(존 F. 케네디John F. Kennedy가 그랜트 연구의 대상자 중 1명이라는 사실이 나중에 밝혀졌다).

하지만 시간이 지나면서 경향이 드러나기 시작했다. 1948년 젊은이들 중 20명이 심각한 정신병의 징후를 보였다. 50세가 되자 그중 3분의 1이 정신병을 앓았다. 빛나는 학과장 추천장의 이면에는 예상치 못한 마음이라는 복병이 숨어 있었던 것이다. 〈애틀랜틱Atlantic〉 기사에서 보크는 "내가 뽑았을 당시에는 정상이었어요. 신경정신과 의사들이 그들을 망친 게 분명해요"라고 말했다.[12]

이들의 우울증은 신체적인 건강과 밀접한 연관을 보였다. 50세 때 우울증 진단을 받은 사람 중 70퍼센트가 63세 되는 해에 사망하거나 만성 질환을 앓았다. 자신의 인생에 매우 만족한다고 보고한 대상자들은 중병에 걸리거나 사망한 확률이 불행한 대상자의 10분의 1에 불과했다. 이는 알코올, 흡연, 비만, 조상의 수명 같은 다른 요인들을 걸러낸 후에 나온 결과다.[13]

낙관론자가 비관론자보다 건강할까?

여러 해 지난 후, 《낙관성 학습Learned Optimism》의 저자이자 삶과 건강에 미치는 낙관성의 영향을 연구하는 마틴 셀리그먼Martin Seligman은 '비관적인 사람보다 낙관적인 사람이 오래 사는가'를 연구할 방법을 찾고 있었다. 여러 해 동안 그는 사람들이 자신에게 일어난 불행한 사건이나 행복한 사건을 설명할 때 취하는 방식을 연구했다. 그리고 낙관주의자와 비관주의자의 차이는 좋거나 나쁜 사건을 얼마나 오래, 광범위하게, 개인적으로 인식하느냐에 달려 있다고 밝혔다.

비관주의자는 나쁜 사건을 영구적이고("항상 이렇게 나쁠 거야"), 광범위하게("이것이 모든 걸 망칠 거야"), 개인적으로("모두 내 잘못이야") 인식하기 때문에 절망이 뒤따른다. 누구에게나 필연적으로 일어날 수밖에 없는 나쁜 사건을 영구적이고 광범위하며 개인적인 것으로 받아들인다면 언제나 불행할 것이며 궁극적으로 질병은 따놓은 당상이다. 비관적인 사람은 나쁜 사건이 일어나면 자신의 잘못 때문이라고 믿는다. 반면 좋은 사건은 일시적이고 특별하며 자신의 손을 벗어난 일이라고 생각한다. 하지만 낙관적인 사람은 그와 정반대로 생각한다. 낙관주의자는 좋은 사건이 영구적이고 광범위하며 자신이 지닌 내면의 위력 때문에 생겼다고 인식하는 반면, 나쁜 사건을 일시적이고 특정하며 자신의 통제를 벗어난 일이라고 생각한다.

셀리그먼과 그의 동료들은 그랜트 연구 자료를 찾아내 어떤 사건을 설명하는 방식과 질병의 위험 사이에 상관관계가 있는지 검토했다. 우선 낙관성과 비관성이 일생 동안 일관되게 나타나는지 확인했다. "낙관적인 사람은 언제나 낙관적일까, 아니면 사람은 변하는 것일까?"라는 질문이었다.

이들은 시간이 지나면서 낙관성이 변하기도 하지만, 나쁜 소식을 설명하는 방식은 일생 동안 지속된다는 점을 발견했다. 그렇다고 바꿀 수 없다는 뜻은 아니다. 이 장의 끝 부분에 좀 더 낙관적이 되어 건강 혜택을 누릴 수 있는 방법을 설명하겠다.

나쁜 소식을 설명하는 방식이 평생 지속되는 경향이 있다는 것을 깨달은 셀리그먼과 그의 동반자 크리스 피터슨Chris Peterson은 그랜트 연구를 검토했다. 이들은, 그랜트 연구의 대상자 중에 비관적인 사람들은 45세 때 이미 낙관적인 대상자들보다 건강 상태가 열등한 것을 발견했다. 비관적인 남성들은 낙관적인 남성들보다 더 일찍 병들기 시작했고, 증세가 더 위중했다. 그리고 60세가 되자 비관적인 남성들은 훨씬 더 아팠다.14)

낙관적인 환자들은 관상동맥 우회수술을 받은 후에 더 잘 회복되고, 면역계가 더 건강하며, 더 오래 살았다. 이들은 암, 심장병, 신부전 같은 질환이 있어도 덜 고통받았다.15) 낙관적인 사람은 또한 비관적인 사람보다 더 오래 살았다. 미래를 긍정적으로 내다보는 사람들은 부정적으로 생각하는 사람들보다 특정한 기간에 전 원인 사망 확률이 45퍼센트 낮았고 심장병으로 사망할 확률이 77퍼센트 낮았다.16) 긍정적인 태도는 감염을 이겨내는 능력에도 영향을 미친다. 한 연구에서, 건강한 지원자들이 태도에 관해 면담한 후, 일반 감기와 독감 바이러스에 노출시켰다. 성격이 쾌활한 사람들이 그렇지 않은 사람보다 회복이 더 빨랐다.17)

이후 낙관성과 비관성을 비교한 다른 연구들이 발표되었다. 낙관성을 연구하는 하버드대학의 심리학자 로라 쿠브잔스키Laura Kubzansky는 10년 동안 1,300명의 남성을 추적 관찰해 낙관적인 사람의 심장병 발병률이 비관적인 사람의 절반이라고 밝혔다. 두 집단은 흡연자와 비흡연자의 차이만큼이나 격차가 심했다.[18]

비관적인 사람은 우울증에 더 잘 걸리고, 직업적으로 성공하는 데 어려움을 경험할 가능성이 더 크며, 기쁨을 느낄 가능성이 더 작고, 관계에서 어려움을 겪을 가능성과 아플 가능성이 더 크다.[19] 또한 낙관적인 사람은 비관적인 사람보다 전염병에 덜 감염되며, 면역력이 더 강하고, 혈압이 더 낮으며, 더 오래 살며, 심장 질환에 걸릴 확률이 더 낮다.[20] 비관적인 사람은 낙관적인 사람보다 전염병에 두 배 더 걸리고, 병원을 두 배 더 자주 방문한다.[21]

긍정적인 행복감을 느끼면 심장을 보호할 수 있다. '정서적인 활력'이 강한 환자들은 그렇지 않은 환자들보다 관상동맥 심장병을 앓을 가능성이 19퍼센트 떨어진다.[22] 마지막으로, 자긍심이 커 자신을 좀 더 긍정적인 관점에서 바라보는 사람들은 심장이 스트레스를 덜 받고, 더 빨리 회복하며, 스트레스 호르몬인 코르티솔의 기본적인 수치가 더 낮다.[23]

희망이 치유한다

의대생 시절, 4기 암환자인 조Jeo라는 어린 소년을 돌본 적이 있다. 조는 아버지를 한 번도 만난 적이 없었다. 그는 힘겨운 항암화학요법을 받는 와중에 아버지에게 편지를 써서 자신의 상태를 알리며 비행기를 타고 플로리다로 와달라고 간청했다. 아버지가 어디에 사는지 아는 조의 어머니는 편지를 보내주겠다고 약속했다. 태어나서 처음으로 부자상봉을 약속하는 아버지의 답장을 받은 조는 대단히 기뻐했다.

아버지를 기다리는 동안 조의 암세포들은 치료에 잘 반응하지 않았다. 그의 몸은 점점 쇠약해졌다. 하지만 조는 낙관주의자였다. 그는 암에서 회복되어 오래 살 것이며, 그동안 꿈꿔왔던 아버지와의 만남이 이뤄질 거라고 믿었다. 그러나 어느 시점이 되자 조의 장기들이 멈추기 시작했다. 우리는 마지막이 멀지 않았음을 짐작했다. 조의 어머니는 아버지에게 전화를 걸어 그날 밤 속히 와달라고 부탁했다. 조는 아버지가 항공권을 샀고 일주일 후에 도착한다는 소식을 들었다. 다음 날 조의 상태는 상당히 호전됐다. 그는 일어나서 병실을 걸어 다녔고, 신이 나서 모든 간호사에게 아버지가 곧 오실 거라고 얘기했다.

부자상봉은 토요일에 이뤄질 예정이었다. 조는 일주일 내내 아빠에게 줄 그림을 그리고, 이야기를 썼으며, 녹음기에 녹음해가며 아빠에게 들려줄 노래를 연습했다. 아빠가 방문한다는 사실에 갑자기 활기가 넘치는 조를 보고 우리는 깜짝 놀랐다.

금요일 밤, 조는 잠을 이룰 수 없었다. 담당 의사는 아빠가 도착했을 때 조가 너무 지쳐 있을까 봐 수면제를 투약했다. 토요일 아침, 조는 공항에 나가 아빠가 비행기에서 내려 걸어 들어오는 모습을 보게 해달라고 졸랐다. 하지만 조는 정맥주사를 맞고 있어야 해서 의사가 허락하지 않았다. 대신 조는 휠체어를 탄 채 병원의 앞 테라스에서 진을 쳤다. 거기서 조는 어머니와 함께 택시를 타고 병원에 도착할 아버지를 기다리기로 했다.

아버지의 비행기는 오후 2시에 도착할 예정이었다. 공항이 멀지 않았기 때문에 늦어도 3시 반에는 병원에 도착할 수 있을 터였다. 그런데 그 시간이 됐는데도 아버지는 오지 않았다. 조는 하염없이 기다렸다. 하지만 아버지는 오지 않았다. 어머니가 전화를 걸었지만 응답이 없었다. 조가 메시지를 남겼지만 끝내 전화는 오지 않았다.

그날 근무일이었던 나는 조를 계속 살펴보았다. 조는 아버지가 탄 비행기가 연착되었거나 차가 막히는 게 분명하다고 우겼다. 하지만 조의 어머니가 공항에 확인해본 결과 비행기는 예정대로 도착한 터였다. 조의 어머니는 그가 성숙하지 못한 탓에 아버지가 되는 법을 잘 모르는 것 같다고 조에게 애써 설명했다. 하지만 조는 수긍하지 못했다. 조는 아버지가 올 거라고 확신했다. 아무것도 아이의 믿음을 흔들 수 없었다.

그날 밤 야간 근무였던 나는 조가 걱정되었지만 소아병동의 새로운 입원 환자들을 돌보기 위해 이리저리 뛰어 다니느라 그를 지켜볼 수 없었다. 밤 11시가 되어서야 조는 어머니의 설득으로 병실로 돌아갔다. 병원 복도에서 조의 휠체어와 마주친 나는 몸을 숙여 조를 안아주었다. 조는 아빠에게 바람맞았다며 울음을 터트렸다. 피골이 상접한 조그마한 몸을 들썩이며 흐느끼는 조를 바라보며 나를 비롯한 간호사들, 조의 어머니 등 병동의 모든 사람이 눈시울을 붉혔다.

자정 무렵이 되어 조는 잠이 들었다.

5시간쯤 후 응급실에서 뇌막염을 앓는 아기의 병력과 신체검사 기록을 쓰고 있는데 스피커에서 "99, 심장 의사"라는 소리가 들렸다. 심폐소

생술을 의미하는 암호였다. 누군가가 죽어가고 있었다. 근무 중인 의대생으로서 그곳에 가는 일은 나의 임무였다. 교환원에게 전화해 어느 방의 코드냐고 묻자 병실을 알려주었다. 그것이 조의 방이라는 걸 알았을 때 나는 심장이 얼어붙는 것만 같았다. 전날 밤에 상태가 좋았던 조가 호흡을 멈췄다. 심폐소생술을 시도했지만 소용없었다. 그의 어머니가 조의 아버지를 장례식에 초대했지만 그는 끝내 오지 않았다.

희망이 조의 생명을 붙들고 있었을까? 낙관성의 위력을 보여주는 이야기다. 희망이 좌절된 조의 이야기는 슬픈 결말을 맞았지만, 희망으로 치유된 마리아Maria의 사례는 행복한 이야기다. 마리아는 여덟 살 때 일종의 백혈병 진단을 받았다. 의사는 골수이식 후 독하기 그지없는 항암화학요법을 받을 것을 권했다. 하지만 적합한 골수를 찾을 수 없었다. 그래서 마리아의 부모는 친형제의 골수가 이식에 적합할 가능성에 희망을 두고 아기를 하나 더 낳는 극단적인 선택을 감행했다. 마리아의 어머니가 아이를 낳기 전까지 의사들은 백혈병을 치료할 수는 없지만 악화되지 않을 정도의 약한 항암요법을 사용했다. 목표는 아기가 태어날 때까지 마리아가 생존하는 것이었다. 출생 시 입수한 제대혈을 이식에 사용할 수 있으리라는 희망이 있었기 때문이다.

동생이 생기기를 바라왔던 마리아는 엄마의 임신 소식에 뛸 듯이 기뻐했다. 항암요법으로 쇠약해지긴 했지만 마리아는 의기충천했다. 마리아는 간호사들에게 암이 사라져야 좋은 언니 혹은 누나가 될 수 있다고 말했다. 혈액 검사 결과 암은 그대로였지만 마리아의 희망을 꺾고 싶지 않았던 간호사들은 고개를 끄덕여주었다. 마리아는 화학요법을 잘 견뎌냈고, 몇 달 후에는 약한 항암요법으로는 기대할 수 없는 혈액 검사 결과가 나와 의사들을 놀라게 했다.

아기가 태어났을 때 분만실에 있던 마리아는 허약하고 민감한 몸이 감염되지 않도록 보호 장비를 착용하고 있었다. 마리아가 갓 태어난 동생을 팔에 안고 흔들었을 때 분만실에 있던 사람들은 모두 큰 감동을 받았다.

하지만 출생 시 입수한 제대혈은 마리아에게 맞지 않았다. 마리아의 부모는 망연자실했지만, 마리아는 걱정하지 말라며 암이 벌써 사라져서 골수이식을 받을 필요가 없다고 말했다. 마리아가 받은 항암요법은 암을 치료하기엔 불충분한 양이었으므로 종양과 의사들은 고개를 저으며 불가능한 일이라고 생각했다.

하지만 마리아의 말이 옳았다. 다음 번 검사에서 마리아에게 암의 흔적은 찾아볼 수 없었다. 적은 양의 항암제로도 치료된 거라고 주장하는 사람이 있겠지만, 나는 희망과 낙관성이 치료제였다고 믿는다.

학습된 무기력과 질병

병원에서 일하다 보면 낙관성이 병을 낫게 하고 비관성이 병을 키웠다는 놀라운 이야기를 자주 듣는다. 셀리그먼은 비관주의자와 낙관주의자를 구별하는 것은 그가 명명한 '학습된 무력감'이라고 주장했다. 원하는 대로 일이 풀리지 않을 때, 낙관주의자든 비관주의자든 모두 일시적으로 무력감을 느낀다. 남자친구가 이별을 선언하거나, 상사에게 해고 통지서를 받거나, 부인이 죽거나, 아이가 유괴당하거나, 청천벽력 같은 암 선고를 받았을 때 충격에 빠져 정신을 못 차리며, 슬픔, 분노, 걱정, 공포 같은 부정적인 감정을 경험할 가능성이 크다.

나쁜 일이 생겼을 때, 낙관주의자와 비관주의자의 차이는 회복 속도에 있다. 낙관주의자는 금방 회복된다. 이들은 설사 위태롭고 불안한 상황이라도 항상 일이 잘 풀릴 거라고 생각한다. 낙관주의자들도 의기소침하거나 일시적으로 우울함을 느끼지만, 곧 훌훌 털고 일어나 다시 행복한 삶으로 돌아간다. 반대로 비관주의자들은 오랜 시간 동안 무력감을 느껴 심각한 우울증으로 발전하는 경우가 많다. 연구에 의하면 비관주의자의 경우 관계, 일, 개인적인 목표 달성에 실패하면 부정적인 경험이 영구적으로 지속될 거라고 생각하기 때문에 마음을 잡지 못하고 결국 무력감을 갖게 된다. 시간이 흘러도 이들은 많은 경우, 기나긴 시간 동안 자신이 쓰레기 같다고 느끼며 무력감을 학습한다.[24] 잘 알려져 있듯이 부정적인 생각과 스트레스 요인은 병을 일으킨다. 연구자들은 부정적인 신념이 몸에 스트레스 반응을 일으켜 인체의 타고난 자가회복 능력을 억제해 질병을 일으킨다고 추측한다.[25]

면역 반응과 무력감

무력감이 병을 일으키는 기전을 상세히 설명하기 위해 셀리그먼의 동료 매들런 비신테이너Madelon Visintainer는 쥐를 세 집단으로 나누어 실험했다. 첫 번째 집단에게는 미약하고 벗어날 수 있는 충격을 줘 쥐들이 충격에서 벗어나는 방법을 배워 피할 수 있게 했다. 두 번째 집단은 미약하지만 벗어날 수 없는 충격을 줘 무력감을 느끼게 했다. 세 번째 집단에게는 전혀 충격을 주지 않았다. 이 가여운 쥐들을 실험하기 전에 비신테이너는 쥐의 옆구리에 암세포를 몇 개 주입했다. 암세포를 얻게 된 쥐는 면역계가 약할 경우 예외 없이 죽음을 맞이해야 했다. 비신테이너는 정상적인 조건에서 쥐의 절반가량이 종양을 이겨 살아남고, 나머지 절반은 이기지 못해 죽을 수 있도록 주입하는 암세포 수를 신중하게 계산했다. 그 외의 모든 조건, 즉 쥐의 식단, 거주 장소, 종양 크기 등은 완벽하게 통제됐다. 세 집단의 유일한 차이는 쥐가 경험하는 심리였다. 벗어날 수 있는 충격을 경험하는 쥐들은 금방 요령을 터득해 충격을 피할 수 있었다. 반면에 벗어날 수 없는 충격을 받는 쥐들은 무력감을 배웠다. 그리고 충격을 받지 않는 쥐들은 무언가를 이해하려는 노력이나 충격으로 인한 트라우마 없이 그저 하던 일에 열중했다.

예상대로, 한 달 안에 충격받지 않은 쥐의 절반이 죽었고 절반은 종양을 물리쳤다. 흥미롭게도, 벗어날 수 있는 충격을 받고 충격을 피하는 요령을 터득한 쥐들의 70퍼센트가 종양을 물리쳐 충격을 받지 않은 쥐들보다 생존율이 높았다. 하지만 충격을 피하지 못했던 쥐들은 무기력해져 27퍼센트만이 종양을 극복했다.[26] 이 실험을 통해 통제감, 희생을 피하는 능력, 희망의 느낌을 경험하는 것이 어려운 상황에 직면했을 때 질병에 걸리느냐 건강하냐를 결정짓는 데 영향을 미친다는 점을 알 수 있다.

이 자료를 바탕으로, 연구자들은 충격을 피할 수 없던 쥐들이 학습한 무력감이 종양의 암세포를 물리친다고 알려진 면역계를 억제한 게 틀림없다고 결론 내렸다. 무기력한 쥐들을 후속 연구한 결과, 벗어날 수 없는 충격이 정말로 면역계를 약화시킨 것으로 밝혀졌다. 무기력한 쥐의 T-세포는 더 이상 증식하지 않았고, 외부의 침입을 받았을 때 암세포를 물리치지 못했다. 암과 외부의 침입물을 물리치는 데 중요한 자연 살해 세포는 자연 살해 능력을 상실했다. 이런 연구로 연구자들의 추측이 옳다는 것을 확인할 수 있다. 심리 상태는 일부 질병, 적어도 암처럼 면역력의 영향을 받는 질병의 회복에 직접적으로 영향을 미칠 수 있다.[27]

이는 낙관주의자가 비관주의자보다 건강한 이유를 설명해준다. 낙관주의자들은 부정적인 사건을 건강한 방식으로 설명하기 때문에 인생의 충격에 좀 더 건강하게 적응해 무력감에 영향받지 않을 가능성이 크다. 반면에, 비관주의자들은 충격적인 일을 당했을 때 무기력한 쥐처럼 벗어날 수 없다고 느껴 우울해지고 면역계가 약해진다. 인생에서 무력감을 학습할 기회가 적을수록 면역계가 더 강하며, 스트레스 반응과 그로 인한 건강 문제, 그리고 사망 가능성이 줄어든다.

무력감을 해결하는 통제력

쥐가 환경을 통제함으로써 암을 물리칠 수 있다면, 인간도 같은 방식으로 반응한다는 증거가 있을까? 통제력, 선택의 기회, 개인적인 책임을 증가시켜 학습된 무력감을 해소할 수 있는지 알아보기 위해 양로원 거주자를 연구한 연구자들은 양로원 시설의 긍정적인 변화에 반응해 거주자들의 신체 건강이 어떻게 변화하는지 그 방식을 평가하는 연구를 계획했다.

연구자들은 양로원의 거주자들을 1층과 2층, 이렇게 두 집단으로 나누었다. 모든 거주자는 양로원이 제공하는 새로운 혜택을 누렸다. 오믈렛과 스크램블드에그 중 하나를 먹을 수 있고, 수요일이나 목요일 밤에 영화를 볼 수 있으며, 원한다면 자기 방에서 화초를 키울 수 있었다. 하지만 1층 거주민들은 이런 기회를 얻기 위해서 또 다른 선택을 해야 했고 추가적인 책임을 부여받았다. 계란을 스스로 선택하고, 수요일과 목요일 중 하루를 선택해 영화를 신청하며, 화초에 물을 줘야 했다. 반면 2층 거주자들은 같은 기회를 얻었으나, 선택하거나 책임질 필요가 없었다. 정해진 일정에 따르기만 하면 됐다. 월요일과 수요일, 금요일에는 오믈렛이 제공되었고, 화요일과 목요일에는 스크램블드에그를 먹었다. 선택의 여지없이 정해진 날 밤에 영화를 봤고, 키우고 싶은 화초를 선택하거나 물을 줄 필요가 없었다.

1년 반이 지난 후, 연구자들은 선택하고 책임감을 느꼈던 1층 거주민들이 더 활동적이고 행복했으며 연구 기간 사망한 비율이 낮다는 걸 발견했다.28) 선택, 개인적인 책임, 그리고 자신이 쓸모 있다고 생각하는 것이 인체의 건강에 영향을 미치며, 아마도 이로 인해 더 행복하다고 느끼기 때문에 인체의 자가회복력이 향상된 것으로 보인다.

쾌활한 사람이 장수한다

행복하지 못한 사람들이 좋은 식단을 찾고 운동을 하며 건강한 수면 습관을 지닐 가능성은 작다. 하지만 행복하지 못한 사람들의 건강 상태가 단지 몸 관리를 하느냐 하지 않느냐의 문제만은 아니다. 1986년 켄터키대학의 저명한 뇌 연구자 데이비드 스노든David Snowdon은 그랜트 연구 같은 또 하나의 장기 연구를 시작했다. 이번에는 하버드대학 2학년생이 아니라 로마 가톨릭 수녀들이 연구 대상이었다.

일반적으로, 장수에 대한 연구는 편견투성이다. 유타 주 사람들이 네바다 주 사람들보다 오래 산다. 그런데 이유가 뭘까? 모르몬교의 금욕적인 생활습관이 라스베이거스와 리노(두 도시 모두 네바다 주에 속한다–옮긴이)의 요란한 술판과 도박, 흡연 문화보다 건강에 이로워서일까? 유타 주 사람들이 영양이 더 풍부한 음식을 먹는 걸까? 유타 주의 공기가 더 깨끗할까? 유타 주에 사는 사람들은 스트레스를 덜 받을까? 이런 변수들로 인해 장수에 대한 자료들을 분석하는 일이 쉽지 않기 때문에 많은 변수가 통제된 집단을 연구하는 것이 좋다. 수녀 연구는 그래서 유용하다.

수녀들의 건강습관은 일반인과 달리 아주 잘 통제되어 있다. 이들은 대체로 소박한 음식을 먹고, 흡연이나 음주를 하지 않으며, 결혼이나 출산을 하지 않고, 성병에 걸리지 않으며, 사회적·경제적인 측면에서도 유사한 계층에 속하며, 모두 적절한 의료 혜택을 동일하게 받는다. 이런 조건 덕분에 장수의 요인을 찾아내는 일이 수월했다. 이렇게 유사한 인구 집단은 기대수명 또한 유사할 거라고 생각할지 모르지만, 여러 가지 변수가 통제되었는데도 수녀들의 장수와 건강 상태는 다양하고 광범위한 양상을 띠었다.

무엇이 이 같은 차이를 만들었을까? 수녀원에 들어오면 신입 수녀들은 그때까지 살아온 인생을 수기로 써야 한다. 수기를 쓸 당시 그들의 평균 연령은 22세였다. 연구를 시작했을 때 이 수녀들 중 많은 수가 노인이 되어 있었다. 연구자들은 여러 해 전에 쓴 수녀들의 수기를 바탕으로 젊은 시절의 행복도를 평가했다. 그리고 그 이후의 삶을 추적했다. 그중 1932년 노트르담 수녀원에 수련 수녀로 들어온 세실리아 오페인Cecilia O'Payne이 있었다. 그녀는 수기에 이렇게 썼다. "신이 내린 헤아릴 수 없는 축복으로 내 인생은 순탄하게 시작되었지요. (중략) 작년에 노트르담대학에서 지원자로 공부하면서 매우 행복했어요. 이제 나는 성모의 거룩한 습관과 하느님의 사랑과 함께하는 공동생활을 수용할 것을 손꼽아 기다리며 열렬한 기쁨을 느낍니다."

또 다른 수련 수녀인 마르게리트 도넬리Marguerite Donnelly는 이렇게 썼다. "나는 1909년 10월 26일, 2남 5녀 중 맏이로 태어났습니다. (중략) 마더하우스에서 협력자 생활을 했고, 노트르담 협회에서 화학과 2학년 라틴어를 가르쳤어요. 신의 은총으로 우리 수녀회와 포교, 저의 성화를 위하여 최선을 다할 것입니다."

두 사람의 차이가 뭘까? 세실리아는 '매우 행복한'과 '열렬한 기쁨' 같은 열광적인 표현을 사용한 반면, 마르게리트의 문장에는 그런 쾌활함이 없다. 과연 이 두 젊은 수녀는 어떻게 되었을까? 셀리그먼의 저서 《긍정심리학Authentic Happiness》에 의하면, 세실리아 오페인은 98살에도

아픈 데 없이 생존해 있었다. 마르게리트 도넬리는 59세 때 뇌졸중이 발병해 곧 사망했다.[29]

수녀들의 수기를 조사한 결과, 가장 쾌활한 수녀의 90퍼센트가 84세까지 생존한 데 비해 가장 쾌활하지 않은 수녀들은 34퍼센트만이 생존했다. 가장 쾌활한 수녀의 54퍼센트가 94세까지 생존한 데 비해 가장 쾌활하지 않은 수녀들은 11퍼센트만이 생존해 있었다. 행복한 수녀들은 행복하지 않은 수녀보다 7.5년을 더 살았다.[30] 다른 연구들을 살펴보면, 행복한 사람은 행복하지 않은 사람보다 최장 10년 더 오래 산다.[31] 분명히 행복은 예방약이다. 이 장의 마지막에 행복을 증진시켜 인체의 치유 과정을 돕는 방법을 설명하겠다.

기분의 생리학

그렇다면 마음이 좋지 않을 때 인체에는 어떠한 일이 벌어질까? 감정적인 고통은 마음에서 시작되지만, 결국 몸으로 나타난다. 불행은 마음에서만 경험되는 게 아니다. 고통이 스트레스 반응을 통해 온몸을 휩쓸 때 몸은 그것을 느낀다. 감정적으로 상처받으면 경보가 울린다. 즉각적으로 신체의 위험을 느끼지 않더라도 곧 스트레스 반응이 시작된다. 분노, 실망, 좌절, 비관, 상심, 비통, 그 밖의 속상한 감정들이 그렇다. 이제 불안과 우울이 몸에 부정적인 영향을 미치고, 행복이 상한 마음을 치유하는 방식을 설명하겠다.

불안

편도체는 뇌의 중앙 측두엽 깊은 곳, 변연계에 위치한 아몬드 모양의 핵 덩어리로, 다양한 감정을 처리하고 기억하는 일을 관장한다. 실제로 편도체는 의식적인 뇌가 인식하기도 전에 감정을 경험한다. 스트레스 반응이 반복적으로 일어나면 편도체는 위협에 민감하게 반응해 스트레스 반응을 부추기고, 따라서 편도체가 점점 더 흥분하는 악순환에 빠진다. 편도체는 '암묵 기억'을 형성하고, 의식의 저변에 있는 지난 경험을 추적하는 일을 한다. 편도체가 민감해지면 지나간 공포의 기억을 끌어내 암묵 기억을 점점 늘려 뇌가 현재의 상황과 아무런 관련 없는 비이성적인 불안을 경험하게 만든다.

'외현 기억', 즉 실제로 일어난 일에 대한 분명하고 의식적인 기억을 형성하는 해마는 인체의 스트레스 반응에 의해 마모된다. 코르티솔과 다른 글루코코티코이드는 뇌의 시냅스를 약화시켜 새로운 시냅스 생성을 방해한다. 해마가 약화되면 새로운 뉴런이 형성되기 힘들어 새로운 기억도 만들어지기 어렵다. 결과적으로 민감한 편도체가 기록한 고통스럽고 무서운 경험은 암묵 기억 속에 프로그래밍되는 한편, 약화된 해마는 새로운 외현 기억을 기록하지 못하는 것이다. 이렇게 되면 새로운 기억을 저장하기 힘든 반면, 이미 일어난 나쁜 일, 그것도 아주 나쁜 일을 매우 분명하게 인식하게 된다. 트라우마를 경험한 사람들이 의식적인 마음은 전혀 이유를 알 수 없는데도 무의식을 자극하는 상황에 반응하는 이유도 바로 그 때문이다. 영문을 모른 채 불안하고 초조해지는 것이다.

우울증

우울증 때문에 스트레스 반응이 반복해서 주기적으로 일어나면 지속적으로 우울한 기분을 느끼게 된다. 스트레스 반응의 결과, 코르티솔이 떠돌아다니면 기민함과 활기를 느끼게 해주는 노르에피네프린이 고갈되어 심드렁하고 산만해진다. 코르티솔은 또한 좋은 기분을 느끼는 데 중요한 역할을 하는 도파민 생성을 감소시킨다. 스트레스 반응은 긍정적인 기분을 느끼는 데 가장 중요한 신경전달물질인 세로토닌도 감소시킨다. 세로토닌 수치가 내려가면 노르에피네프린 수치는 더 내려가 기분이 한없이 처진다.

부정적인 감정은 스트레스 반응을 유도할 뿐더러 염증성 시토카인 분비를 촉진해 염증을 유발하는데, 염증은 특정 암, 알츠하이머병, 관절염, 골다공증, 심혈관 질환과도 연관된다. 게다가 부정적인 감정을 느끼면 상처가 더디 낫고 감염되기도 한다.[32] 비관주의, 무력감, 절망감, 불안, 우울감 같은 부정적인 감정을 항상 느끼면 스트레스 반응이 일어나 사라지지 않기 때문에, 소화기 질환이 생기고 감염과 암에 취약해지며 심장병과 대사 장애 등에 걸린다.[33]

행복한 사람들이 독감 예방주사를 맞으면 항체가 50퍼센트가 더 생겨 면역 반응이 강하게 나타난다는 점에서도 알 수 있듯이, 그들은 면역계가 더 강하다.[34] 반대로 행복하지 않으면 면역계가 약화된다. 깊은 슬픔에 빠진 미망인들을 연구한 결과, 비통함을 느끼면 T-세포가 느리게 증식하는 것으로 드러났다.[35] 면역력의 차이는 낙관적이고 비관적인 HIV 양성 여성 환자를 비교 연구한 결과에서도 알 수 있다.[36]

행복

신경과학계에서 그동안 마음이 불행한 이유를 많이 연구했지만, 행복에 관해서는 아직 모르는 게 많다. 그런데 뇌파전위기록술과 함께 기능적 MRI 기계의 출현으로 행복의 과학을 좀 더 쉽게 연구할 수 있게 되었다. 행복감을 느낀다는 이들을 대상으로 실험한 결과, 연구자들은 행복감을 느끼는 뇌 부위가 좌측 전전두엽피질이라는 결론을 내렸다.

그렇다면 무엇이 이 부위를 활성화하는 걸까? 그리고 좌측 전전두엽피질을 활성화하려면 어떻게 해야 할까? 답은 도파민과 옥시토신, 산화질소, 세로토닌에 있다.

연구자들은 '행복'을 두 종류의 기분 좋은 감정으로 나누었다. 하나는 긍정적인 일을 기대할 때의 감정이고, 또 하나는 그것을 실제로 경험할 때 느끼는 감정이다. 예를 들어, 발리에서 보낼 휴가를 상상할 때나 좋은 실적 때문에 받은 연말 상여금을 어떻게 쓸지 계획할 때, 사랑하는 사람과 첫 키스를 하는 상상을 할 때 행복감을 느낀다. 수정처럼 맑고 푸른 물에 몸을 담그고 따뜻한 햇볕을 쪼일 때나 연말 상여금으로 산 포근한 캐시미어 스웨터를 입을 때, 그리고 연인의 부드러운 입술을 어루만지며 기쁨으로 온몸이 깨어날 때도 행복을 느낀다.

즐거운 일을 기대하며 행복감을 느낄 때는 뇌의 쾌락 중추인 측좌핵 부위가 환하게 빛난다. 이 부위를 활성화하는 신경전달물질로는 도파민이 손꼽힌다. 도파민은 좌측 전전두엽 피질과 측좌핵의 감정 중추 사이에서 긍정적인 감정을 조절한다. 도파민 수용체가 민감한 사람들은 어떤 상황에서도 기분이 더 좋은 편이다.

도파민은 기본적으로 목표를 추구해서 성취할 때 행복감을 느끼게 하는 신경전달물질이다. 다른 신경전달물질들은 사랑의 감정이나 육체적인 즐거움 같은 다른 종류의 행복감을 느끼게 한다. 예를 들어, '포옹 호르몬'이라 불리며 짝짓기의 달콤함을 느끼게 해 사랑에 빠졌을 때나 자식을 끌어안을 때 분비되는 옥시토신에 주목하면 행복감이 건강에 미치는 방식을 이해할 수 있다.

시상하부에서 만들어져 뇌하수체에 의해 분비되는 옥시토신은 시토카인을 감소시켜 염증을 줄인다. 또한 부신피질자극호르몬 방출을 직접적으로 억제해 스트레스 반응 중 활성화되는 시상하부 뇌하수체 부신피질 축을 누그러뜨린다. 행복한 사람들은 코르티솔 수치가 낮다고 밝혀졌는데, 이들은 대부분 스트레스와 화, 그 밖의 스트레스 반응을 일으키는 감정을 덜 느낀다.

옥시토신은 또한 세로토닌 수용체를 활성화해 기분을 좋게 하고, 스트레스 반응을 일으키는 공포의 진원지인 편도체를 억제한다.[37] 옥시토신은 또한 통증을 줄이고 운동할 때 느끼는 '러너스 하이'(격렬한 운동 후에 맛보는 도취감-옮긴이) 같은 황홀한 감정을 유도하는 천연 모르핀인 엔도르핀 방출을 자극한다. 운동을 하거나 사랑을 할 때, 또는 신이 날 때 뇌하수체에서 나오는 엔도르핀은 도파민 방출을 유도해 측좌핵을 자극함으로써 즐거운 기분을 느끼게 한다. 감각적으로 즐거움을 느끼면 강력한 혈관 확장제인 산화질소가 방출되어 혈류가 증가하는데, 산화질소는 장기에 혈류가 부족할 때 생기는 허혈성 손상에서 특정 장기들을 보호하는 데 중요한 역할을 한다.

종양에 걸린 쥐가 벗어날 수 있거나 벗어날 수 없는 충격을 당하는 실험에서 볼 수 있듯이, 행복은 면역계에도 영향을 미친다. 쥐뿐 아니라 비관주의자가 경험하는 무력감은 면역계를 수동적으로 만들어 감염, 암, 다른 면역 관련 질병에 더 취약하게 만든다. 낙관주의자는 학습된 무력감을 느끼는 경향이 적어 일생 동안 면역계를 더 강하게 유지할 수 있다. 장기간 면역계가 강하게 유지될 뿐 아니라 인체에 스트레스 반응이 덜 일어나는 효과 때문에 행복한 사람과 불행한 사람의 수명에는 차이가 나타난다.

행복이 질병을 치유할까?

행복이 예방약 역할을 함으로써 건강한 사람의 수명을 늘릴 수 있다는 증거는 아주 많지만,[38] 행복이 이미 발병한 질병을 치료할 수 있는지는 불분명하다. 연구 자료들의 내용은 서로 엇갈린다. 일부 연구 결과, 행복한 사람이 질병에서 회복될 가능성이 현저히 컸다.[39] 어느 소규모 연구에서 암이 재발한 국립암연구소의 여성 환자 34명을 평가했다. 환자들은 낙관성 분석을 포함해 강도 높은 신체, 심리 검사를 받았다. 암이 재발할 경우 생존할 가능성이 희박하기 때문에 1년 후 대부분의 여성이 사망하기 시작했지만, 몇 명은 살아남았다. 누가 가장 오래 살아남았을까? 가장 행복한 사람들이었다.[40] 일부 연구에서는 명랑한 태도와 투지를 지닌 환자들의 생존율이 높고 긍정적인 태도가 질병을 예방할 수는 있지만 이미 발병한 질병을 항상 물리칠 수 있는 건 아니라고 판명됐다.41) 실제로, 행복으로 중병을 물리친다는 생각은 환자에게 모든 책임을 돌리는 터무니없는 오해에 불과하다고 주장하는 사람들도 있다.42)

그렇다면 행복이 질병을 예방할 수는 있어도 치료하기 힘든 이유는 무엇일까?

단언하기 힘들지만, 행복이 인체에 긍정적인 영향을 주는 이유는 일이 벌어진 후에 행복이나 긍정적인 기분만으로 인체가 치유된다기보다는 행복으로 인해 누적되는 심리 효과 때문일 것이다. 행복을 느끼면 평생 동안 스트레스 반응에 노출되는 횟수가 줄어 심혈관 질환의 위험이 줄어든다. 하지만 죽상동맥경화로 이미 관상동맥이 막혔다면, 긍정적인 기분만으로 해결할 수는 없을 것이다.

연구 자료가 엇갈리는 또 다른 이유는, 질병의 기전이 다양하고 인체의 자가회복 기전 또한 다양하기 때문이다. 행복은 면역 기능을 강화하고 무력감을 약화시키는 것으로 밝혀졌다. 하지만 면역 기능과 관련 없는 질병의 경우, 기분은 질병의 결과에 영향을 덜 미친다. 정신 상태와 기분, 태도가 분명히 삶의 질을 높일 수 있지만, 특정 질병에 대해서는 행복이 어느 정도까지만 영향을 미친다. 하지만 연구 자료가 엇갈리고 행복이 주는 다른 장점들도 있으니, 좀 더 행복해지려고 노력한다고 해서 손해 볼 건 없지 않을까?

비관주의의 해결책

불행을 잘 느끼는 비관주의자라도 절망하지는 마라. 행복 연구자들에 의하면 낙관주의와 행복은 학습될 수 있으며, 그 결과 신체적·정신적 건강 혜택을 누릴 수 있다.《낙관성 학습》에서 셀리그먼은 ABC라고 부르는 훈련을 알려주었다. ABC는 역경Adversity, 믿음Belief, 결과Consequences의 머리글자를 딴 것이다. 역경을 만났을 때 우리는 먼저 그 사건을 생각한다. 그리고 이 생각은 곧바로 신념으로 바뀌는데, 조심하지 않으면 이것이 습관화된다. 이 신념은 우리의 기분과 행동에 영향을 미친다. 역경을 신념으로 적절히 바꾸고 그 신념에 따라 행동하는 방법을 배움으로써 부정적인 생각을 희망적인 생각으로 전환할 수 있다.

- A : 들어가려던 주차 공간에 누군가가 비집고 들어온다.
- B : 기분이 상해 이렇게 생각한다. '저 사람이 내 자리를 뺏었어.' '무례하고 이기적인 행동이야.'
- C : 화가 나서, 창문을 내리고 그 사람에게 소리를 지른다.

- A : 친한 친구가 응답 전화를 하지 않았다.
- B : 이렇게 생각한다. '내가 이기적이고 배려심이 없어서 나를 피하는 것 같군.'
- C : 하루 종일 우울하다.

셀리그먼은 이런 식으로 며칠 동안 ABC 일지를 써서 역경에 반응하는 자신의 방식을 평가하라고 권했다. 그러기 위해서는 자신의 내면을 들여다보고, 역경을 만났을 때 어떠한 신념이 생기는지 알아보아야 한다(단, 신념은 감정이 아니라 생각이라는 것을 잊지 마라. 감정은 실제로 생각의 결과다). 그리고 나서 결과를 기록하라. 역경의 순간에 생긴 신념에서 비롯된 감정이나 취한 행동 같은 것들을 말이다. 역경에 부닥쳤을 때 생긴 신념을 검토해보면, 비관주의자들은 신념이 부정적인 감정 상태나 행동을 촉발한다는 것을 깨닫는 데 비해 낙관주의자들은 신념이 역경을 곧바로 극복하게 돕는다는 사실을 알게 될 것이다.

반전을 위한 비법이 있다. 천성적으로 비관주의자 성향을 갖고 있다면, 역경의 순간에 일어나는 신념을 바꾸는 방법을 배우면 된다. 신념을 바꿈으로써 결과를 바꿔 건강을 개선할 수 있다. 비관적으로 생각하는 습관이 몸에 밴 사람에게 셀리그먼은 2가지 방법을 제안한다. 주의를 돌려 다른 일을 생각하거나, 신념을 반박하는 것이다.

비관적인 신념에서 주의를 돌리려면, 연구자들이 '생각 중지 기법'이라고 부르는 방식을 시도해보라. 손바닥으로 벽을 쾅 치며 "중지!"라고 크게 외치는 행동처럼 자동적으로 가동되는 생각의 습관을 중지시키는 것이다. 또한 생각을 멈추기 위해 종을 크게 울리거나, 빨간색 펜으로 커다랗고 두껍게 '중지'라고 쓴 3×5인치 카드를 갖고 다닌다거나, 손목에 고무줄을 끼고 있다가 힘껏 튕기는 방법도 있다. 이런 기법들과 주의 돌리기 방식을 결합하면 결과를 오래 지속시킬 수 있다. "중지!"라고 외치거나 고무줄을 튕길 때, 의식적으로 다른 일을 집중해서 생각하라.

그래도 생각을 그만둘 수 없다면, 그날 시간을 정해 자신의 비관적인 신념에 대해 깊이 생각해보라. 자신에게 "그만하자. 이 일은 나중에 다시 생각하자"라고 말하거나, 자신의 생각을 글로 써보라. 그러면 꼬리를 무는 생각을 끊을 수 있어 부정적인 생각에서 벗어날 수 있을 것이다.

주의를 돌리는 방법보다 더 효과적인 것은 신념을 반박하는 것이다. 신념을 반박하기 위해서는 자신과 논쟁하는 법을 배워야 한다. 자신의 비관적인 신념을 검토하고, 더 지혜롭고 더 자애로우며 더 연민이 많은 자아의 지혜에 접근해 자신이 옳지 않음을 입증하라. 친한 친구가 응답 전화를 하지 않아서 '내가 형편없는 친구라서 나를 피하는 거야'라는 생각이 든다면 그 생각을 반박하라. 친구가 바쁘거나, 자동 응답기에 남겨진 메시지가 전달되지 않았거나, 친구가 전화를 하려다가 깜빡했을 뿐이라며 친구가 나를 사랑하고 나는 좋은 친구라고 반박하라. 달리 말해 문제가 영구적이고 광범위하며 개인적인 것이 아니라, 일시적이고 특정하며 외부에서 비롯된 것이라고 생각하라. 이런 새로운 낙관적인 신념에 근거해 새로운 결과를 선택함으로써 비관적인 생각이 일으키는 불쾌한 감정의 소용돌이를 없앨 수 있다.

부정적인 신념을 성공적으로 반박하는 비결에는 부정적인 신념이 옳지 않다는(옳지 않다면) 증거를 찾고, 역경에 비관적인 이유가 아닌 다른 이유가 있을 거라고 해석하며, 부정적인 신념으로 무엇을 얻을 수 있는지 생각하고, 부정적인 신념이 초래할 영향을 심사숙고하면서, 그 신념이 정말로 사실일지 생각하는 일이 포함된다. 친구가 전화를 하지 않은 다른 이유를 생각한 후에 자신의 마음이 곧바로 부정적인 추측을 한 이유를 점검하라. 아마도 무시당한 피해자라는 느낌에서 무언가를 얻게 될 것이다. 친구가 응답 전화를 하지 않았을 때 정의로운 분노에 사로잡혀 우월감을 느낄지도 모른다. 친구가 전화를 하지 않은 진짜 이유가 형편없는 친구인 당신을 싫어하기 때문이라면 이 신념에서 무엇을 배울 수 있을까? 이 신념을 이용해 더 나은 친구가 되는 방법을 배울 수 있지 않을까? 결국 이 우정이 지속될 수 없음을 깨닫는다면, 그 관계에서 자신에 대해 무언가를 배울 수 있을 것이다. 그리고 당신 뒤에 새롭게 친한 친구가 되고 싶어 안달하는 누군가가 있을 가능성도 있다.

다시 한 번 말하지만 부정적인 신념을 점검하라. 그리고 그럴 수 없다면, 최악의 시나오를 상상해보라. 그러고 나면 설사 그런 일이 벌어지더라도 세상이 끝나지 않는다는 걸 깨닫게 될 것이다.

셀리그먼은 또한 부정적인 신념에서 한 발짝 떨어져 신념은 신념일 뿐, 사실이 아님을 깨닫고, 자신을 끌어내리기보다는 끌어올리는 활기찬 생각으로 내면의 대화를 마치기를 당부했다.

자신과 논쟁해 더 행복해질 준비가 되었는가? 그렇다면 몸이 감사할 것이다.

불행의 해결책

더 행복하고 더 건강해지려면, 불행한 사건을 낙관적으로 해석하는 것만으로는 충분치 않다. 반가운 소식이 있다. 류보머스키의 연구에 따르면, 우리가 느끼는 행복의 40퍼센트는 쉽게 통제할 수 있다.

그렇다. 행복의 50퍼센트는 타고난 성향에 지배받는다. 행복은 뇌의 좌측 전전두엽 피질의 활동과 관련 있다. 타고나기를 좌측 전전두엽 피질이 활동적인 사람이 있다. 쌍둥이 연구 결과, 우리는 모두 특정한 기질을 타고난다. 천성적으로 성격이 밝은 사람이 있는 반면 우울한 성향을 타고난 사람도 있다. 행복의 방정식에서 유전적인 부분은 바꿀 수 없지만 전반적인 행복감은 향상시킬 수 있다. 그리고 행복의 비밀은 우리 생각과 다를지도 모른다.

'진정한 짝'을 만나거나, 완벽한 직업을 갖거나, 거래를 성사시키거나, 저서가 베스트셀러 목록에 오르거나, 임신하는 등 자신이 진정 원하는 대로 환경이 바뀌면 더 행복할 거라고 생각할 수도 있지만, 연구 결과 생활환경은 행복에 10퍼센트밖에 영향을 미치지 못한다고 한다. 건강 상태나 집안 환경, 외모, 결혼 유무, 인생의 굴곡이나 트라우마 경험 등은 확실히 행복감에 영향을 주지만 우리가 생각하는 것만큼은 아니다.

생활환경이 행복감에 커다란 영향을 미치지 못하는 이유는 뭘까? 심리학자들은 '쾌락 적응(긍정적인 경험을 한 후 행복지수가 급격히 높아졌다가 얼마 지나지 않아 다시 평상시로 돌아가는 경향-옮긴이)'이라는 강력한 힘 때문이라고 말한다. 우리가 원하는 것, 즉 사랑하는 대상이나 많은 돈, 높은 지위, 훌륭한 외모, 소유물 등을 얻었을 때 느끼는 행복감은 오래가지 못하고 곧바로 원래 상태로 돌아온다. 좋은 일이 생겼을 때 느끼는 행복감은 지속되지 않는다. 예를 들어, 신혼의 행복은 보통 2년 정도 유지되다가 평상심으로 돌아온다.[43]

눈이 번쩍 뜨이는 소식도 있다! 행복의 40퍼센트는 타고난 성향과 더불어 '쾌락 적응'과도 관련 없다. 과학 연구에 의하면, 그저 매일 밤 감사 일기만 써도 이 40퍼센트에 영향을 줄 수 있다.44)

《긍정심리학》에서 기술했듯이, 셀리그먼은 연구를 진행한 후 우울증이 심한 집단에게 행복감을 느끼는 방법을 하나 가르쳤다. 대상자들은 우울증이 너무 심해 침대에서 나오기조차 힘들어했지만 매일 간단한 임무 하나를 실천해야 했다. 웹사이트에 들어가서 그날 일어났던 일을 3가지 쓰는 것이었다. 15일 이내에 그들의 우울증이 '매우 심한' 상태에서 '경미하거나 중간 정도'로 개선되었다. 94퍼센트가 기분이 좋아졌다고 보고했다!

《행복도 연습이 필요하다》에서 류보머스키는 행복한 사람들을 조사한 결과, 가장 행복한 사람은 가장 부자이거나, 가장 아름답거나, 가장 성공한 사람이 아니라는 것을 알아냈다. 행복의 비결은 타고난 성향이나 생활환경을 바꾸는 데 있는 게 아니라 행복감을 증진시키는 과학적으로 입증된 특정한 행동을 취하는 데 있다. 이 연구에 의하면, 행복한 사람들에게는 공통된 특성이 있었다. 이들은 가족과 친구 들에게 많은 시간을 쏟으며, 서슴없이 자신이 가진 것에 감사를 표현하고, 가장 먼저 도움의 손길을 내밀며, 미래를 낙관적으로 바라보고, 인생의 기쁨을 음미하며, 순간에 살기 위해 노력하고, 운동을 자주하며, 인생의 목표와 포부에 몰입하며, 인생에서 피할 수 없는 시련을 만났을 때 침착성과 강인함을 보였다.

류보머스키가 연구한 결과에 따르면 과도한 생각을 피하고, 곱씹는

7장 행복은 예방약이다 / 205

생각을 끊으며, 남과 비교하지 않고, 문제가 발생했을 때 곧바로 행동을 취하며, 스트레스나 상실, 트라우마 상황에서 의미를 찾고, 용서를 실천하며, 몰입할 수 있는 활동을 하고, 더 많이 웃으며, 몸 관리에 노력을 쏟을 때 더 행복할 수 있다.

나는 진실하게 사는 것도 행복의 비결이라고 믿는다. 이는 연구에서도 확인됐다. UCLA 에이즈 연구소의 스티브 콜Steve Cole과 동료들은 동성연애 사실을 공개하는지 여부가 에이즈 진행에 영향을 미치는지 알아보기 위해 에이즈 환자인 게이들을 연구했다. 연구 대상자들은 '항상 비밀에 부친다', '대부분 비밀에 부친다', '50 대 50이다', '대부분 밝힌다', '항상 밝힌다' 가운데 하나를 골랐다. 그런 후 연구자들은 병의 진행 상태를 추적했다. 어떤 결과가 나왔을까? 합산해보니, 환자들이 '비밀에 부친' 정도와 HIV에 감염되는 속도는 정비례했다. 진실하게 살수록 건강했다. 결과는 분명했다. 대부분 혹은 항상 비밀에 부치는 환자들은 대부분 혹은 항상 공개한 환자들보다 CD4 항원의 수가 40퍼센트 빨리 최저점에 이르렀으며, 21퍼센트 일찍 사망했다.[45)]

더 행복하기 위해 노력한다면, 신체의 건강도 따라온다.

8장
스트레스 반응에 대처하는 법

"누구나 자신의 내면에 불꽃을 가지고 있다.
신성한 불꽃이라 불리는 그것은 건강의 길을 밝힌다. 고칠 수 없는 병은 없다.
다만 고칠 수 없는 사람이 있을 뿐이다."

− 버니 시겔

지금은 상식이 되었지만 1960년대만 해도 의사가 스트레스와 질병을 연관시키면 이단으로 취급받았다. 고혈압 같은 질병마저 스트레스와 연결시키는 사람이 없었다. 고혈압hypertention이라는 병명 안에 스트레스tension라는 의미가 포함되어 있는데도 말이다. 의사들은 환자가 병원에 올 때 혈압이 올라가는 경향이 있다는 것을 알았다. 그것을 '백의 혈압 상승(진료실이나 의사 앞에서 혈압을 측정하면 수치가 올라가는 현상-옮긴이)'이라 불렀다. 그런데도 의사를 보면 불안해지고, 그런 스트레스 때문에 혈압이 올라가지만 집에 돌아가 긴장이 풀리면 혈압이 내려가는 현상을 심사숙고한 사람은 아무도 없었다.

스트레스와 고혈압이 연관 있는지 궁금했던 하버드대학 심장 전문의 허버트 벤슨 박사는 동료들과 토론하기 시작했다. 동료들은 대부분 그런 이야기를 하는 것만으로도 미친 사람 취급을 했지만 벤슨은 끈질기게 답을 찾았다. 하지만 아무것도 찾을 수 없던 벤슨은 홀로 연구를 하기 시작했다. B. F. 스키너B. F. Skinner와 닐 밀러Neal Miller의 바이오피드백 연구와 명백히 반사적인 생리 현상을 통제할 수 있는 인체의 능력에 영감을 받은 그는 원숭이를 대상으로 고혈압 실험을 했다. 혈압의 높고 낮음에 따라 원숭이들에게 보상을 하는 실험이었다. 그는 원숭이의 혈압이 내려가면 색깔 있는 불빛을 비췄다. 마침내 그는 불빛 신호만으로 원숭이들이 스스로 혈압을 조절할 수 있도록 훈련했다. 원숭이들은 오직 지력으로만 혈압을 조절할 수 있게 되었다.

1969년 이 같은 연구가 발표되자 초월 명상을 하는 사람들의 큰 관심을 끌었다. 당시 초월 명상은 비틀스The Beatles와 미아 패로Mia Farrow를 비롯한 유명인들 덕분에 널리 알려져 있었다. 벤슨이 원숭이를 연구한다는 소식을 들은 명상 실천자들은 명상을 하면 혈압이 내려갈 것이라고 믿었지만, 아무도 이를 입증하려는 사람이 없었다. 하버드대학에서도 훗날 '심신의학'이라고 이름 붙여진 이 분야의 위치가 확고하지 않은 상황이라, 처음에 벤슨은 명상 관련 연구를 하지 않으려고 했다. 하지만 명상 지지자들은 끈질기게 요구했다.

그때 벤슨은 또 다른 연구자, 로버트 키스 월리스Robert Keith Wallace에 대한 이야기를 들었다. 월리스는 어바인에 소재한 캘리포니아대학에서 초월 명상을 주제로 박사 논문을 쓰고 있었다. 호기심에 찬 두 사람은 머리를 맞대고 협동 연구를 했다. 자료를 정리하던 이들은 충격에 빠졌다. 자료에 반박의 여지가 없었기 때문이다. 명상할 때 일어나는 생리적인 변화는 놀라웠다. 심박수, 호흡률, 대사율이 급격히 떨어졌다. 초기 연구에선 명상 중에 연구 대상자들의 혈압이 내려가지 않았지만, 명상을 한 연구 집단은 대체로 명상을 하지 않은 집단보다 혈압의 기준선이 상당히 낮았다.

벤슨은 명상하는 사람들이 경험하는 생리적인 변화를 '이완 반응'이라고 명명했다. 이 책에서 '스트레스 반응'의 반대 개념으로 사용되는 바로 그 용어다. 그는 시상하부의 일부가 자극받을 때 스트레스 반응이 촉발되듯 어떤 이완 반응은 시상하부의 다른 부분이 자극받을 때 촉발된다고 주장했다. 경비원이 가끔씩 울리는 응급 경보에 대응하듯이 말이다.

이 단순한 기법으로 혜택을 보는 환자들을 목격하고 큰 감명을 받은 벤슨은 자문했다. 10~20분 명상을 해서 이렇게 엄청난 결과를 얻는다면, 수준 높은 명상을 하는 사람들에게는 어떤 일이 벌어질까? 그즈음 마치 도술처럼 인체의 생리를 바꿀 수 있다는 소문이 돌고 있었다. 명상하는 승려를 연구한 연구자들은 승려들이 대사율을 20퍼센트 줄일 수 있다고 밝혔는데, 이는 보통 4~5시간 자고 난 후에만 가능한 일이라고 했다. 이로써 마음의 활동만으로 인체의 '자율' 기능을 조절할 수 있음이 증명된 셈이다.

벤슨이 티베트의 승려들을 처음 만났을 때 그들은 연구 대상이 되는 일에 관심을 보이지 않았다. 벤슨은 달라이 라마와 친구가 된 뒤에야 연구 지원을 받을 수 있었다. 갑자기 승려들이 관심을 보인 것이다. 그는 샅바만 걸치고 꽁꽁 얼어붙은 460미터 고도의 히말라야 산에서 젖은 천으로 몸을 감싸고 있는 승려들을 목격했다. 몸이 얼어 동사할 수도 있는 상황에서 승려들은 배에서 열을 내 젖은 천이 마를 정도로 체온을 높였다.

벤슨은 이완 반응이 극대화된 상태에서는 체온을 올리거나, 혈압을 내리거나, 암을 물리치거나, 요통을 줄이는 등 바라는 것을 상상해 생각에 주입할 수 있다는 걸 깨달았다. 그는 연구자로서 이 같은 과정을 계속 집중적으로 연구했다. 수년 동안 벤슨은 수천 명의 환자를 연구하고 의학 학술지에 많은 기사를 발표했다. 그는 이완 반응에 반응을 보이는 질환의 목록을 작성했다. 다른 질환들도 있을 수 있지만, 그의 연구에서 효과가 확실히 입증된 증상과 질환은 다음과 같다. 협심증, 심부정맥, 알레르기성 피부 반응, 불안, 중등도 이하의 우울증, 기관지 천식, 단순 포진, 기침, 변비, 당뇨병, 십이지장궤양, 어지럼증, 피로, 고혈압, 불임, 불면증, 임신 중 구역과 구토, 신경질, 수술 후 붓기, 월경전증후군, 류머티즘 관절염, 암의 부작용, 에이즈의 부작용, 요통, 두통, 복통, 근육통, 관절통, 수술 후 통증, 목·팔·다리 통증을 포함한 모든 종류의 통증.

1975년 벤슨은 《마음으로 몸을 다스려라 Relaxation Response》에서 수십 년 전에 캐넌이 설명한 투쟁 혹은 도피 반응을 상쇄할 수 있는 방법을 발견했다고 발표했다. 인체에는 야생동물에게서 도망치기 위한 생존 기전이 내장되어 있듯이, 투쟁 혹은 도피 반응으로 손상된 인체를 복구하기 위해 몸의 생리를 고요하게 안정시키는 기능도 있다.

벤슨의 책이 〈뉴욕 타임스〉 베스트셀러 목록에 오르자 그는 언론의 주목을 한몸에 받게 되었다. 하지만 그의 동료들은 "하버드 의사는 대중서를 쓰지 않는다"며 일제히 비난했다. 동료들은 이완 반응은 플라세보 효과일 뿐이라고 주장하면서 그를 계속 비판했다. 이들은 환자들이 혈압이 내려갈 거라고 믿었기 때문에 혈압이 내려갔다고 주장했다. 달리 말해, 이완 반응의 효과가 아니라 믿음의 효과라는 것이다.

당시 동료들만큼이나 과거에 플라세보 효과를 무시했던 벤슨은 이완 반응이 뚜렷한 생리 작용임을 입증하기 위해 부지런히 연구한 끝에 이완 반응이 플라세보보다 효과가 크다는 사실을 밝혔다. 하지만 그의 기법이 플라세보보다 효과적이라 해도 연구에서 플라세보의 힘이 차지하는 비중은 여전히 50~90퍼센트에 이르렀다. 벤슨은 플라세보 효과를 무시하기보다는 활용해야 한다는 것을 깨달았다. 그는 플라세보 효과를 '기억된 건강'으로 명칭을 바꾸자고 제안하며, 이완 반응이 유도하는 생리적인 상태와 대응되는 유용한 작용이라고 설명했다.

벤슨은 연구를 계속해서 일상적으로 일어나는 이완 반응으로 인체의 스트레스를 방지하고, 스트레스로 손상된 인체를 복구하며, 질병을 예방하고, 때로 치료할 수 있다는 사실을 알아냈다. 명상 이외의 다른 활동으로도 같은 반응을 이끌어낼 수 있는지 알고 싶었던 벤슨은 연구를 계속해 이완 반응을 확실히 유도해내는 4가지 기본 요소를 발견했다. 첫째, 조용한 환경. 둘째, 말이나 소리, 기도를 이용한 반복적인 문구 같은 정신적인 도구. 셋째, 수동적이며 판단하지 않는 태도. 넷째, 편안한 자세.

후에 그는 정신적인 도구와 수동적인 태도만으로 충분하다는 것을 알아냈다. 주문을 외우며 수동적인 태도를 유지한다면 변화한 거리를 조깅하면서도 이완 반응을 이끌어낼 수 있다. 요가나 기공, 걷기, 수영,

뜨개질, 노 젓기, 앉아 있기, 서 있기, 노래 부르기 등을 할 때도 마찬가지다. 평생 연구를 계속한 벤슨은 대부분의 건강 문제는 만성적인 스트레스 반응으로 발생하거나 악화된다는 점을 밝혔다. 다른 연구들에서도 병원을 방문하는 원인의 60퍼센트 이상이 스트레스 반응 때문임이 밝혀졌다.1)

우리 몸은 이를 직관적으로 안다. 스트레스를 많이 받으면 쉬고 싶어지니까 말이다. 그런데 문제를 악화시키기만 하는 알코올, 담배, 불법 약물처럼 잘못된 방식으로 스트레스를 해소하려는 경우가 너무나 많다. 하지만 인생의 스트레스를 치료하는 최고의 약인 명상처럼, 이완 반응을 유도하는 건강한 방법이 있다.

벤슨은 이완 반응을 효과적으로 유도할 수 있는지 시험하는 한편, 초월 명상처럼 초자연적이거나 기도처럼 종교적이지 않는 방식으로 이완 반응을 유도하는 방법을 환자들에게 알려주기 위해 《마음으로 몸을 다스려라》에서 다음과 같은 방법을 고안했다.

이완 반응을 유도하는 방법

1 자신의 신념 체계에 뿌리 깊게 자리 잡은 단어나 문구, 기도문을 하나 선택하라. 예를 들어, '하나', '평화', '주는 나의 목자시니', '은총으로 가득 찬, 성모여', '샬롬', '옴' 등이 있다.
2 편안한 자세로 조용히 앉는다.

3 눈을 감는다.
4 발에서 종아리, 허벅지, 복부, 어깨, 머리, 목 순으로 근육의 긴장을 푼다.
5 천천히 그리고 자연스럽게 호흡을 한다. 숨을 내쉬며 평소대로 원하는 단어나 문구, 기도문을 마음속으로 말한다.
6 수동적인 태도를 취하라. 자신이 잘하는지 염려하지 마라. 다른 생각이 떠오르면 속으로 '오, 이런' 하며 조용히 다시 원하는 말을 되뇐다.
7 이런 행동을 10~20분간 계속 한다.
8 곧바로 일어나지 말고 1분 정도 조용히 앉아 다른 생각들이 돌아오기를 기다린다. 그러고 나서 눈을 뜨고 1분 있다가 일어난다.
9 하루에 한두 번 이 기법을 실천한다. 아침 식사와 저녁 식사 전이 좋다.[2]

이 기법은 이완 반응을 유도하고 건강을 개선하는 데 매우 효과적이라고 밝혀졌다. 하지만 벤슨은 최근에 집필한 《영원한 치유: 믿음의 힘과 생리 Timeless Healing: The Power and Biology of Belief》라는 책에서 이완 반응을 유도하는 새로운 방법을 알려준다. 핵심은 다음과 같다.

이완 반응을 유도하는 쉬운 방법

- 단어나 문구, 기도문, 근육의 움직임을 반복한다.
- 수동적인 태도로 자동으로 떠오르는 일상적인 생각들을 무시하고 다시 반복한다.
- 이는 운동, 그림 그리기, 요리, 쇼핑, 운전 등 다른 일을 하면서도 가능하다.

명상하기

이완 반응을 유도하기 위해 꼭 벤슨의 처방을 따를 필요는 없다. 다른 형태의 명상도 건강에 매우 유익함이 확실히 증명되었다. 어느 정도까지는 모든 형태의 명상이 부교감신경을 활성화하고, 스트레스와 관련된 코르티솔을 줄이며, 호흡률과 심박수를 내리고, 대사율을 낮추며, 뇌의 혈류를 증가시키고, 좌뇌의 전전두엽 피질의 활동을 늘리며 (더 행복한 사람들에게서 관찰된다), 면역계를 강화하고, 이완 상태를 유도한다.3)

명상을 하면 또한 통증, 일 스트레스, 불안, 우울감이 줄고, 심혈관 건강이 증진되며, 인지 기능이 향상되고, 혈압이 내려가며, 알코올 오용이 줄고, 수명이 늘며, 체중 조절이 되고, 긴장성 두통이 줄며, 천식이 완화되고, 당뇨병 환자의 혈당이 조절되며, 생리 전 증후군이 완화되고, 만성 통증이 줄며, 면역 기능이 향상되고, 삶의 질이 높아진다.4)

행여나 벤슨의 동료들처럼 이 모든 것이 플라세보 효과 때문이라고 의심하진 마라. 가짜 명상을 실험한 연구 결과, 가짜 명상은 진짜 명상의 다양한 건강 효과에 미치지 못했다.5) 명상이 좋다는 얘기는 전에도 들어보았겠지만, 마음에만 좋은 게 아니다. 명상은 살면서 마음뿐만 아니라 몸이 겪는 만성적인 스트레스를 해소할 수 있는 중요한 기법이다.

명상하는 방법

이완 반응을 유도하는 벤슨의 방식이 자신과 잘 맞지 않는다면 다른 명상법도 있다. 디팩 초프라 박사는 아침에 깨자마자 명상하는 방법인 RPM(일어나기Rise, 소변 보기Pee, 명상하기Meditate)를 권한다. 나처럼 어린아이를 키운다면 아이들이 자거나 학교에 갔을 때 명상하는 것이 편할 것이다. 직장에 나가는 사람이라면 점심시간이나 자기 전에 하는 게 낫다.

언제 하든 명상이나 이 장의 후반부에 소개하는 다른 활동처럼 몸을 이완하는 시간을 갖는 것이 중요하다. 나처럼 유달리 성취욕이 강하고 하루에 12가지 일을 한꺼번에 몰아서 하는 사람이라면, 명상이 엄청난 시간 낭비로 느껴질 수도 있다. 하지만 명상은 생산적인 행위라는 것을 잊지 마라. 명상은 건강을 위한 것이다. 명상은 체육관에 가고, 몸에 좋은 음식을 요리하고, 잠을 잘 자는 것만큼이나 중요하다. 아니, 더 중요한지 모른다. 매일 20분씩 몸을 이완하는 시간을 우선순위에 놓아 반드시 실천하는 습관을 들이기를 강력히 권한다.

나도 그렇지만, 마음이 산란해 오만가지 생각이 떠오르면 명상을 할 수 없다. 조용한 시간에는 피하고 싶었던 감정이나 애통, 슬픔, 분노 같은 감정들이 일어나기 때문에 그만두고 싶어질 것이다. 지루함을 느끼기도 한다. 핑계가 무엇이든 우선 해보기 바란다. 몸의 건강뿐 아니라 종교적인 연결성을 더 강하게 느끼고, 자신을 더 깊이 이해하며, 직관의 지혜에 더 가까이 접근할 수 있는 등 명상의 다른 효과도 있으니 말이다.

한 번도 명상을 해본 적이 없다면 평화로운 환경을 만드는 일부터 시작하라. 나는 집에 명상할 수 있는 장소를 두 곳 만들었다. 나는 침실, 그리고 작업실 앞쪽에 앉아 명상을 한다. 제단에는 나에게 신성한 의미를 갖고 있는 물건들을 올려놓았다. '사랑 인생'이라는 글자가 조각된 돌, 빅서에서 구한 연철 하트가 들어 있는 철궤, 친구가 준 장미석영, 콘도르 깃털, 환자에게 받은 작은 조각상, 아끼는 친구가 그려준 그림, 액자에 넣은 사진, 성스러운 장소에서 구한 모래를 담아놓은 컵, 양초 몇 개가 그것이다. 나는 명상하기 위해 제단 앞에 앉은 뒤 양초에 불을 붙이고 향을 태워 잠시 마음을 가라앉힌다.

명상실을 따로 마련하는 사람도 있다. 하지만 공간에 부담을 느낄 필요는 없다. 작은 벽장이라도 몸을 이완하고 영혼을 연결하는 특별한 공간이 될 수 있다. 야외에서 명상하는 것도 좋은 생각이다. 캘리포니아 해안가에 사는 나는 대개 인적이 드문 로키 해변이나 삼나무가 평화롭게 펼쳐진 뮤어 우드에서 자주 명상을 한다. 자연에서 조용한 장소를 찾아보라. 인적이 드문 해변이나 강기슭, 목초지, 숲 등을 추천한다. 몸을 이완할 수 있고, 방해받지 않는 조용한 장소를 찾는 일은 쉽지 않다. TV와 전화기를 꺼라. 차분한 음악을 듣는 것도 괜찮다. 핵심은 일상의 어수선함에서 벗어나 몸을 이완할 수 있는 환경을 만드는 것이다.

명상을 처음 해본다면, 하루에 5분으로 시작해서 20분으로 늘려라. 손목시계를 볼 수 없다면 타이머를 설정하라. 가능하면 바닥에 앉아 눈을 감아라. 원하지 않는다면 굳이 결가부좌를 할 필요는 없지만 바닥에 앉으면 대지와 연결되는 느낌을 받고 자신의 몸을 깊이 인식하는 데도 도움이 된다. 베개나 쿠션 등 받침대를 사용해 몸을 편안하게 해도 된다. 깊고 편안하게 숨을 쉴 수 있도록 등을 펴라. 바닥에 앉는 자세가 불편하다면 의자에 앉아 발을 바닥에 확실히 붙여 대지와 연결되는 느낌이 들도록 하라.

편한 장소를 찾았다면, 보이는 방해물을 최소화하기 위해 눈을 감은 뒤 숨을 들이마시고 내쉬면서 호흡에 집중하라. 명상 교사인 잭 콘필드 Jack Kornfield는 기억하거나 계획하거나 상상하는 자신을 발견한다면, 스스로를 책망하지 말고 그것을 불러보라고 말한다. "안녕, 기억", "안녕, 계획", "안녕, 상상" 이렇게 말이다. 그러고 나서 현재의 순간으로 돌아와 호흡에 집중한다. 생각이 떠돌아다닌다고 느끼는 순간, 호흡으로 돌아와 마음을 비우려고 노력하라. 마음이 계속 떠돌고 호흡으로 마음을 비울 수 없다면, 호흡을 세거나 주문을 반복해 잡념을 없애라.

마음에 떠오르는 잡념을 없애려면 긴장이 풀리지 않은 신체 부위를 떠올리며 그 부위가 호흡하는 상상을 하라. 호흡이 금빛 광선이 되어 긴장된 부위로 흘러 그곳을 충분히 이완시킨다고 상상하라. 등과 어깨, 배, 얼굴 근육의 긴장을 풀어라. 긴장된 부위를 찾지 못한다면 이마에서 시작해 발끝까지 내려오며 몸의 모든 근육을 긴장시킨 후 이완하라. 또한 배에서 전기선이나 나무뿌리 같은 접지선이 나와 바닥에 닿고, 토양을 통과해 기반으로 들어가 지구의 중심핵에 도달해 자신과 연결된다고 상상하라. 연결선이 지구의 중심으로 들어가 재활용되지 않도록 연결선이 더 이상 나오지 않는다고 상상하라. 지구 중심의 연결 에너지가 연결선으로 흘러들어 자신을 치유의 빛으로 채운다고 상상하라.

실제 혹은 가상의 이완 장소에 있는 자신의 모습을 상상할 수도 있다. 여러 가지 감각을 이용해 이완 장소를 경험해보라. 보고, 느끼고, 냄새 맡고, 소리를 들어보라. 투병 중이라면 명상할 때 치유되는 상상을 해보라. 마음의 눈으로, 병든 부위가 완전하고 건강한 상태로 돌아가는 모습을 최대한 구체적으로 상상하라.

마음을 고요히 하는 일이 힘들다면, 명상 도우미를 이용하라. 'MindOverMedicineBook.com'을 방문하면, 내 목소리를 따라 이완 반응을 유도하는 치유 명상을 할 수 있는 명상 도우미를 다운받을 수 있다. 또는 벨러루스 나파르스텍Belleruth Naparstek의 헬스 저니 이미지 CDHealth Journeys guided CD를 이용해보라.

무엇보다도 명상을 하면서 자신을 평가하지 마라. 명상을 잘하지 못한다고 자책하거나 잡념이 사라지지 않는다고 스스로를 탓한다면 스트레스만 받을 뿐 몸을 이완시켜 자가치유하려는 목적이 무의미해진다. 너그러운 시선으로 자신을 바라보며 조금이라도 발전할 때마다 등을 토닥여라. 명상할 때 열 번 이상 호흡할 수 없는가? 자신을 한 번 껴안고 다음 날 다시 해보라. 무엇이든 그렇듯 연습이 필요할 뿐이다. 평생 명상을 하지 않던 사람으로서 말하는데, 규칙적으로 연습하면 정말 명상이 점점 쉬워지며 분명 노력한 만큼 보상받을 것이다.

이완 반응을 유도하는 그 외의 방법들

스트레스 반응을 차단하고 몸을 진정시키는 활동에 명상만 있는 것은 아니다. 창조력의 표현, 성적 발산, 사랑하는 사람과 함께 있기, 신앙 공동체에서 시간 보내기, 영혼을 풍요롭게 하는 일, 웃음, 애완동물과 놀기, 일기 쓰기, 기도, 낮잠, 요가, 마사지, 독서, 노래 부르기, 악기 연주하기, 정원 가꾸기, 요리, 태극권, 산책, 뜨거운 목욕, 자연 감상하기 등과 같이 그 밖의 이완을 유도하는 활동들 역시 부교감신경을 활성화해 몸을 휴식의 상태로 돌려 자가회복을 가능케 한다.

이는 질병을 치유하기 위해서뿐만 아니라 질병을 예방하고 수명을 연장하기 위한 방법으로 우리 모두에게 매우 중요하다. 설문 대상자의 75퍼센트가 자신의 스트레스 수준이 매우 높아 건강하지 않다고 느낀다고 응답했다.6) 이완 반응은 이 같은 상황에서 균형을 잡는 역할을 한다.

스트레스가 많지만 일을 그만둘 수 없는가? 불행하기만 한 결혼생활을 정리할 준비가 되지 않았는가? 인생의 동반자를 만나지 못했는가? 교회에 가고 싶지 않은가? 괜찮다. 최상의 건강을 위해 이 책에서 다룬 모든 것을 해야 할 필요는 없다. 하지만 바꿀 수 없거나 바꿀 준비가 되지 않은 스트레스 요인에 노출되어 있다면 인생의 스트레스에서 벗어나 균형을 잡기 위해 무엇보다도 먼저 이완 반응을 유도하는 활동들을 해야 한다.

전에 산부인과 의사로 일하면서 하루에 40명이 넘는 환자들을 볼 때, 나는 하루 12시간 진료를 마치고 집에 돌아와서는 화실로 들어가 잘 때까지 그림을 그렸다. 나는 항상 "진료는 출혈, 그림은 수혈"이라고 말했다. 그때는 미처 깨닫지 못했지만 성공적인 인생을 위해 자연스럽게 치료제를 처방했던 것이다. 의사라는 직업이 하루 종일 나에게 스트레스 반응을 일으켰지만, 그림으로 이완 반응을 유도한 것이다. 일을 그만둘 준비가 되어 있지 않고 명상도 하지 않았지만, 시간 가는 줄 모르고 주 40시간씩 창조적인 작업에 몰두함으로써 몸을 휴식과 자가회복의 상태로 안정시키며 내 몸에 약을 주었다.

부교감신경이 활성화되면 심신의 긴장이 풀린다. 교감신경이 차단되면 죽지 않지만(사자에게 먹힐 가능성은 크겠지만), 부교감신경이 차단되면 죽을 수도 있다. 스트레스 반응은 정상적인 몸 상태가 아니다. 마음을 조용히 하고, 몸을 이완하고, 고요함을 유도하는 건 부교감신경이다. 릭 핸슨Rick Hanson이 《붓다 브레인Buddha's Brain》에 썼듯, "몸에 소방서가 있다면, 그건 부교감신경이다."

이완 반응이 일어나면 부교감신경이 작동한다. 이렇게 이완된 상태에서만 인체의 자가회복 기능이 작동해 인체의 고장 난 부분을 복구한다. 이것이 자연스러운 인체의 방식이다. 이완 반응은 또한 기분을 좋게 한다. 부교감신경이 작동할 때는 불안, 초조감이나 우울을 느끼기 어렵다. 이완 반응은 스트레스를 받은 인체에 붙이는 일회용 밴드처럼 만성 스트레스로 야기되는 세포 손상을 줄임으로써 유전자의 표현 방식까지도 바꿀 수 있다.[7)]

그렇다면 몸에 이완 반응을 유도해 몸에 기적을 일으키는 방법은 무엇일까?

자가치유의 비결

지금까지 마음에서 시작되어 몸의 기능을 해치는 스트레스 반응이 일어나는 방식을 설명했다. 그러니 이제 외로움을 해소하고, 사랑을 느끼며, 성생활을 즐기고, 일 스트레스를 줄이며, 돈을 더 벌고, 더 창조적이 되며, 행복감을 더 느끼고, 몸을 이완하는 방법을 정확하고 구체적으로 알려주기를 바랄지도 모른다. 어쨌든 나는 의사다. 의사는 처방전을 쓰지 않는가?

누구나 문제가 빨리 해결되기를 바라고, 결국에는 모든 문제를 해결할 비법을 가진 전문가가 있다고 믿고 싶은 마음이 간절하겠지만, 내가 처방전을 써준다면 그것을 읽고 당신은 아마 화를 낼 것이다. 아무리 냉철하고 명백한 과학을 근거로 하더라도 내(의사) 편에서 기울이는 노력은 뻔하다는 인상을 줄 가능성이 크다. 내 처방전은 다음과 같다. 한 번 읽고 생각해보라.

회복될 수 있다고 믿지 않는다면, 부정적인 믿음을 긍정적인 믿음으로 바꾸세요. 외로우면 클럽에 가입하거나, 커플 매칭 기관에 가입하거나, 적절한 신앙 공동체를 찾으세요. 일 때문에 스트레스가 심하다면 당장 직장을 그만두고 더 좋은 직업을 찾으세요. 창조성이 억눌린다고 느낀다면 무언가를 만드세요. 파산했다면 돈을 더 벌어야죠. 비관주의자라면 낙관주의자가 되세요. 불행하다면 더 행복해지세요. 스트레스로 힘들다면 긴장을 푸세요.

말은 쉽다.

노령으로 사망할 때까지 병을 고치기 위해 노력하든, 병을 예방하든 과정은 동일하다. 3부에서는 자가치유의 6단계를 활용해 자신만의 처방전을 쓰는 방법을 알아볼 것이다. 걱정하지 마라! 의대 교육을 받을 필요는 없다.

의사를 찾지 말라는 얘기는 아니다. 현대 의학의 혜택을 잘 활용해 자가치유 처방전을 보완해야 한다. 맹장염에 걸렸는데 수술을 받지 말라거나 감염이 심한데 항생제를 쓰지 말라는 뜻이 아니다. 몸이 좋지 않을 때 자가 처방전을 쓰면 분명히 몸의 자가회복 능력을 증진시킬 수 있지만, 이것만 고수하느라 생명을 위협하는 질병의 치료를 미뤄 목숨을 위태롭게 하려는 의도는 전혀 없다. 회복을 앞당기고, 최상의 결과를 확보하며, 질병을 낫게 할 몸을 만들기 위해 의사와 함께 만든 치료법과 더불어 부가적인 치료법으로서 이 과정을 적극 권장한다.

한 가지 유념할 점은 이는 응급 상황이 아니라 질병 예방과 만성질환에 최고의 효과를 발휘하는 방법이라는 것이다. 또한 활력과 행복을 증진하고, 수명을 늘리는 확실한 방법이기도 하다. 언젠가는 아파서 매일 먹는 약을 끊고 싶든, 검진상으로는 '정상'이지만 활력이 없다고 느끼든, 현재의 좋은 건강 상태를 잘 유지하고 싶든 지금 쓰려는 처방전으로 분명히 당신의 인생이 바뀔 것이다.

이 책의 범위를 넘어서는 내용이지만 최상의 건강을 성취하려는 사람들을 위해 일반적인 의사가 언급하지 않는 통합적이고 예방의학적인 조언을 하겠다. 곧 만들 치료 계획은 마음을 치유하는 것이 목적이지만, 목표가 최상의 건강이라면 마음만 관리하는 것으로는 충분하지 않다. 부정적인 믿음을 긍정적인 믿음으로 바꾸고, 우울과 불안을 치료하며, 일과 재정적인 스트레스를 없앴지만, 여전히 음주와 흡연을 하고 고도로 가공된 음식을 먹는다면 목표를 달성할 수 없다. 마음에 건강한 뇌 기능을 위한 적절한 영양과 규칙적인 운동으로 얻는 엔도르핀, 질 좋은 수면이 필요할 뿐 아니라 몸 역시 영양소가 필요하고 환경의 해악에서 보호되어야 한다.

만성질환이나 불치병을 치유하는 데 도움을 얻으려고 찾아오는 환자들에게 나는 매일 녹즙을 마시고, 최대한 생식을 하며(채식주의자가 되라!), 고기를 제한하거나, 최소한 동물성 식품을 현명하게 선택하고, 가공식품을 피하며, 클로렐라나 스피루리나, 해초, 개밀 같은 슈퍼푸드를 식단에 추가하며, 질 좋은 종합비타민을 복용하고, 백설탕, 글루텐, 카페인, 알코올, 담배, 불법 약물을 끊거나 최소한 줄이라고 권한다. 나는 생식 전문가인 트리시아 배럿Tricia Barrett의 권유로 질병 예방 차원에서 3개월에 한 번씩 21일 동안 생식·녹즙 해독을 한다. 그리고 병을 치료하려는 모든 사람에게 이를 권한다.

또한 인체의 호르몬과 뇌신경전달물질의 균형을 최적화하고 천연물질을 이용해 면역력을 증강시키며 인체의 자연치유 능력을 키울 수 있는, 의식 있고 열린 마음을 지닌 기능의학이나 통합의학 의사를 방문할 것을 권한다.

사는 환경도 건강에 영향을 준다. '환경 친화적'으로 살고 있는가? 플라스틱이나 살충제, 납, 가정 내 유독성 화학물질, 거푸집, 석면에 든 유해한 화학물질에 노출되어 있는가? 세계보건기구WHO는 전 세계 질병의 24퍼센트가 피할 수 있는 유해한 환경에 노출됨으로써 발생한다고 보고했다. WHO는 5세 미만 아동이 걸리는 질병의 33퍼센트 이상이 환경에서 비롯된다고 추정하며, 환경 문제를 해결하면 한 해 개발도상국 어린이 400만 명의 생명을 살릴 수 있다고 밝혔다.[8] 마음의 건강에 좋은 것을 모두 하더라도 몸이 식단이나 음료, 환경에서 비롯된 독소로 가득 차 있다면 자신이 몸에 끼친 해악을 건강한 마음이 당해내기란 어렵다.

이 문제에 대해 더 상세하게 연구된 자료들이 있지만 이에 대한 논의는 이만 줄이고, 몸의 소리를 듣고 질병을 악화시키는 근본 원인을 분석하며, 스트레스 반응을 줄이고 이완 반응을 유도하는 치료 계획을 짜 몸이 본래의 자가치유 능력을 회복시키는 6단계 과정을 소개하겠다. 자, 이제 자가 처방전을 쓸 준비가 되었는가?

3부

MIND
OVER
MEDICINE

처방전 쓰기

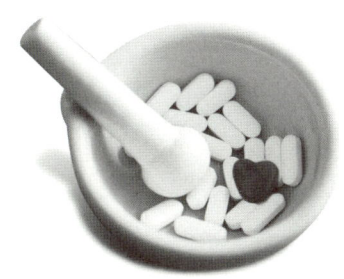

9장
철저한 자기 관리

"몸은 말로 할 수 없는 말을 한다."
— 마사 그레이엄Martha Graham

의사로서 나는 여러 해 동안 잘못된 가정 아래 진료를 했다. 나는 12년의 교육과 수련 기간을 거쳐 의사가 되었고, 표면상으로는 환자들의 몸을 그들보다 더 잘 안다고 생각했다. 의사는 몸의 전문가 아닌가? 몸에 이상이 생겼을 때 환자는 의사를 찾고, 우리는 이른바 '고치는' 방법을 교육받았다.

의사인 아버지 밑에서 자란 나는 의사만이 아픈 사람을 치료한다고 생각했을 뿐 환자 스스로 치료할 수 있다고는 생각하지 않았다. 의대생과 수련의 시절에는 아픈 사람을 진단하고 적절한 치료법을 처방하는 일이 나의 책임이라고 믿었다. 그들이 나으면 내 덕이고, 낫지 않으면 내 잘못이었다.

그래서 병원에서 진료를 하기 시작하면서 의사라는 직업의 막중함에 엄청난 무게감을 느꼈다. 정확하게 검사하고 진단하며 실수 없이 적절한 치료를 제공해야 한다는 강박관념에 시달렸다. 금연과 운동, 더 나은 식단 같은 생활습관 개선을 제외하고는 병의 치유와 관련, 환자들에게 별 기대를 하지 않았다. 나는 그들이 자신의 몸을 스스로 치유할 수 있다고 전혀 기대하지 않았다. 그건 내 일이었다.

그러다가 최근에야 내가 완전히 잘못 생각하고 있는지도 모른다는 의혹을 품기 시작했다. 환자보다 자신의 몸을 더 잘 아는 사람이 있을까? 의사가 손의 동맥이나 다리 근육의 명칭은 더 잘 알겠지만, 어떤 경우에는, 특히 스트레스와 관련한 질병의 경우에는 실제로 환자가 가장 잘 진단할 수 있다. 이 경우, 의사에게 의존하지 않고 환자가 질병의 근본 원인을 진단하고 생활에서 개선해야 할 사항들을 정리해 자신만의 처방전을 쓰는 것이 최선의 치료법일 것이다.

4장에서 간략히 설명했듯이, 나는 몇몇 환자에게 이른바 자가 처방전을 쓰도록 했다. 항생제가 필요한 경우에는 내가 처방을 했고, 유방 X-선 촬영이 필요하면 내가 지시했다. 하지만 검진과 약 등 환자에게 필요한 과정을 마친 다음 단계부터는 치유 과정에 환자들을 참여시켰다.

그렇다고 환자들이 전적으로 혼자서 처방전을 쓰도록 내버려둔 것은 아니다. 치료에 동참한다는 생각에 신이 난 환자도 많았지만, 자신 없어 하거나 두려움을 느끼는 환자도 있었다. 환자들은 진단하고 처방전을 쓰는 과정에서 안내와 지원을 원했다. 이 장에서 독자들은 내 환자들이 겪은 동일한 과정을 나의 안내를 받아 경험할 것이다.

의사로서 적절한 진단 검사를 지시하고 선택 가능한 치료법을 환자들에게 알려주는 일은 분명히 내 임무다. 허버트 벤슨은 '세 다리 걸상'

이라는 개념을 생각해냈다. 다리 하나는 약이고, 하나는 수술과 그 밖의 의료 절차, 나머지 하나는 환자의 자기 관리다. 그는 현대 의학이 이 세 다리의 중요성을 동등하게 평가해 환자들이 자신의 건강을 관리하는 데 있어서 중요한 역할을 하게 되는 날이 오기를 꿈꿨다. 그는 8장에서 소개한 이완 반응 기법 같은 훈련을 이용하는 자기 관리 치료법이 병원을 찾는 환자가 지닌 문제의 60~80퍼센트를, 나머지 두 다리가 그 외의 문제들을 해결할 거라고 설명했다.

연구하고 책을 집필하는 과정에서 배운 내용을 바탕으로 나는 위험을 무릅쓰고 벤슨의 생각을 한 단계 발전시킬 생각이다. 나는 약과 수술이 세 다리 중 두 다리에 해당되어서는 안 된다고 생각한다. 자기 관리, 또는 내가 이름 붙인 '철저한 자기 관리'가 차지하는 비중은 3분의 1을 훨씬 넘어야 한다. 현재의 의료 체계 안에서 자기 관리는 언급되더라도 약을 처방하고 수술을 논의한 후에 부수적으로 다루어질 뿐이다.

의사가 자기 관리를 언급하더라도 질병 발생에 영향을 주는 많은 문제를 언급하지 않는다. 영양가 있는 음식이 약이고, 운동이 필수이며, 흡연, 알코올, 불법 약물이 독이 될 수 있고, 비타민 복용으로 몸의 자가회복 능력을 증강할 수 있지만, 이런 형태의 자기 관리는 반복적인 스트레스 반응으로 인한 악영향을 막기에 불충분하다.

외롭거나, 해로운 관계에 갇혀 있거나, 자신에게 상처를 준 사람들에 대한 원한이 깊거나, 바람을 피우거나, 일 때문에 영혼을 팔거나, 정신적으로 황폐하다면 채소나 체육관, 12단계 프로그램, 비타민 등만으로는 몸에 생기는 문제들을 해결할 수 없다. 철저한 자기 관리에는 경계선 긋기, 진실하게 살기, 사랑과 유대감 느끼기, 좋아하는 일을 하며 시간 보내기 등이 포함된다. 건강습관뿐 아니라 생활 전체에서 철저한 자기 관리가 필요하다.

의사가 교육자의 역할을 해야 하는 만큼 의식의 대전환이 필요하다. 의사는 현대 의학이 제공하는 모든 혜택을 환자가 최대한 활용할 수 있도록 돕고, 영양과 운동, 그 밖의 질병을 예방하는 건강 전략들을 가르쳐주어야 하는 한편 외로움, 일 스트레스, 재정적인 근심, 비관주의처럼 건강에 영향을 미치는 생활 방식의 문제들도 다루어야 한다. 그런가 하면 명상과 그 밖의 정신적인 활동, 창조성의 표현, 섹스, 건강한 대인관계같이 건강을 개선하는 생활 방식을 권하는 일도 의사의 책임이다. 의사로서 최선을 다해 진단하고, 교육하고, 환자가 선택할 수 있는 치료법을 알려주었다면, 그다음에는 환자에게 주도권을 넘겨주고 뒤로 물러나야 한다. 의사는 몸을 좌지우지하는 사람이기보다는 믿을 만한 자문위원이 되어야 한다.

뒤에 이를 실현하기 위해 의사와 환자가 어떻게 공조해야 하는지 더욱 상세히 논할 것이다. 하지만 그전에 의사 가운을 벗고 의사가 아닌 환자로서 내 이야기를 들려주고 싶다.

나의 치유 이야기

서른세 살 무렵 나는 스트레스가 과도했고, 모든 에너지가 고갈된 상태였으며, 과중한 업무에 치여 늘 두렵고 불안한 상태로 살았다. 종합병원 산부인과 의사로 일주일에 36시간이나 72시간 교대 근무로 일하며, 하루에 40명이 넘는 환자를 보며 수술하고 출산을 돕는 일에 심한 염증을 느꼈다. 스트레스 많은 직업도 직업이지만, 두 번이나 이혼을 했고, 암으로 사랑하는 사람들을 잃었으며, 심하게 외롭고 우울했다. 내 몸에서 종일 스트레스 반응이 일어났기 때문에 언제 몸이 망가지더라도 그리 놀랄 일이 아니었다.

20대 때 나는 고혈압, 심부정맥, 외음부 전정염이라는 통증이 심한 성장애, 몸을 쇠약하게 만드는 중증 알레르기, 자궁경관의 전암병변을 포함해 다양한 질환을 진단받았다. 하지만 온갖 약물 치료를 실시했는데도 고혈압은 여전히 잡히지 않았고, 알레르기가 너무 심해 집 밖을 나가기조차 힘들었으며, 섹스를 할 때마다 칼로 찌르는 듯한 통증을 느꼈고, 심박수는 멕시코 벼룩처럼 마구 뛰어 올랐으며, 자궁경관은 수술을 했는데도 여전히 전암병변을 보였다. 한마디로 내 몸은 조기 심장마비가 우려될 만큼 엉망진창이었다. 그런데도 주치의는 방법을 찾지 못했다.

그러다 내 인생의 사랑, 매트를 만나 결혼을 했다. 사랑에 빠진 뒤 내 몸은 어느 정도 건강을 회복했다. 하지만 여전히 약은 늘어만 갔고, 내 몸은 건강과는 거리가 멀었다.

2006년 1월이 되자, 서문에 썼듯이, 우환이 겹쳤다. 나는 엄마가 되었고, 강아지를 잃었으며, 남동생이 흔치 않은 항생제 부작용으로 간부전을 앓았고, 아버지가 뇌종양으로 돌아가셨다. 이 모든 일이 2주 동안에 일어났다. 생각만으로도 스트레스 반응이 일어날 것 같지 않은가?

겨우 숨을 좀 돌릴 만해지자 갓난아기 돌보는 일을 전담하던 매트의 두 손가락이 테이블 톱에 싹둑 잘렸다. 외과의 덕에 손가락을 접합할 수 있었지만 매트는 몇 달 동안 딸 시에나를 돌볼 수 없었다. 우리 삶은 순식간에 아수라장이 되었다. 이렇게 한꺼번에 일이 터지자 토네이도로 기둥뿌리가 뽑힌 집처럼 모든 게 엉망진창이 되었다. 과도한 스트레스 반응으로 정신 상태뿐만 아니라 몸 또한 다시 나빠지는 건 당연한 일이었다. 나는 감정적, 신체적 고통으로 아무것도 할 수 없는 지경이 되었다. 사방에서 밀려오는 압력으로 점점 어둡고 깊은 곳으로 밀려 내려가던 나는 그 압력에 으깨질 것 같았다. 마치 좁은 산도에 끼어 숨을 못 쉬는 아기 같았다.

하지만 긍정적인 측면도 있었다. 이 시련의 시기에 경험한 트라우마로 가까스로 두르고 있었던 갑옷이 깨졌다. 갑옷이 벗겨나가자 지금 내가 '내면의 불빛'이라고 부르는, 오랜 세월 잃어버렸던 나의 한 부분을 발견하게 되었다. 우리 내면에는 누구에게나 이런 것이 존재한다. 바로 환하게 빛나는 우리의 정신으로, 최고의 자아 또는 그리스도 의식, 불성, 영혼이라 불린다. 이것은 우리의 삶을 고양시키는 내면의 작은 신성이다. 이것은 100퍼센트 진실하며, 절대 꺼지지 않고, 가끔은 희미해지지만 언제나 빛나는 불빛으로, 완전함과 행복, 건강을 돌아보게 만든다.

좁고 깊은 수렁에 빠져 있을 때, 마치 밤새도록 켜놓은 종야등이나 길잡이별처럼 나는 내 안에서 밝음, 지혜, 앎을 발견했다. 사방에서 누르는 압력의 세기는 점점 강해졌지만 내 안의 불빛은 점점 더 밝아졌다. 절망 속에서 나는 마치 여러 해 만에 돌아온 탕녀처럼 특별한 깨달음을 경험했다.

나의 몸은 10년 넘게 나에게 속삭이고 있었다. 하지만 나는 마지막까지 그 속삭임을 무시했고, 내 몸은 소리를 질러 나의 주의를 끌려고 했다. 내 몸과 내면의 불빛에 귀를 기울이기 시작하자 전에는 알지 못했던 내가 보이기 시작했다. 병이 난 이유와 내가 쌓고 있는 관계에서 변화되어야 할 것들, 직장을 바꿔야 할 필요성, 변화를 피할 수 없는 다른 많은 것이 명확히 보였다.

이 같은 불가피한 변화를 앞에 두고 나는 두려웠다. 내 인생을 밑바닥부터 샅샅이 점검하는 일은 위험한 절벽에 서서 끝이 보이지 않는 깊은 심연을 바라보는 것과 같았다. 갓 태어난 아기와 일시적인 장애로 인해 직장이 뚜렷하지 않은 남편, 갚지 못한 주택 융자, 대학원 학비 융자가 있었지만 아무런 대책도 없었다.

하지만 현재의 생활이 나를 죽이고 있는 것은 분명했다. 현상 유지의 고통이 알 수 없는 미래에 대한 공포를 능가할 때 우리는 절벽에서 뛰어내린다. 두려움에 떨면서도 해야 할 일은 해야 한다. 내 인생을 치유하지 않으면 일찍 죽을 것 같았다. 가족을 정성으로 돌봐야 할 아기 엄마로서 나는 살아야 할 이유가 충분했다. 안전함에 대한 환상을 놓지 못해 내 생명을 구하기 위해 감행해야 하는 변화를 막고 싶지 않았다.

명심하라. 자가치유는 겁이 많으면 할 수 없다. 나는 난소를 떼지 않기 위해 몇 가지 두려운 선택을 했다. 지금 생각하면, 그토록 용감했던 나 자신이 대견스럽다. 그리고 우리 둘 다 두려워했기 때문에, 나와 함께 절벽에서 뛰어내린 매트에게 정말 감사한다. 내 목숨을 살리기 위해 우리는 모든 것을 걸었다. 그리고 그럴 수 있었던 것을 신에게 감사한다.

나는 결국 일을 그만두었다. 집을 팔고, 퇴직금을 찾고, 나중에 불거질지 모를 의료 소송에 대비해 큰돈을 준비해야 했다. 우리는 번잡한 샌디에이고를 떠나 북부 캘리포니아 해변의 작고 조용한 도시로 이사했다. 그곳에서 나는 2년 동안 상처를 핥았고, 글을 썼으며, 그림을 그렸고, 딸과 돈독해졌으며, 나 자신을 치유했다.

후일 내가 '기다리고 되어가는' 시기라고 부르게 된 그 시간 동안 나는 내 인생의 목표를 뚜렷이 깨달았고, 남편이나 딸과의 관계가 보다 깊어졌으며, 신성과 깊이 연결되었고, 수많은 방식으로 창조성을 표현했다. 또한 자연에서 많은 시간을 보냈고, 요가를 했으며, 매일 걸었고, 연락이 끊겼던 어릴 적 친구들을 다시 만났다.

병원을 떠나고 2년이 지나자 나는 다시 한 번 치유자로서 역할을 해보고 싶다는 생각이 들었다. 하지만 좋아진 건강이 다시 나빠질까 봐 걱정됐다. 그때 샌프란시스코 만 지역에 있는 통합의학 병원에서 제의가 왔다. 나는 시골의 안식처를 떠나 대도시로 가는 것이 죽기보다 싫었기 때문에 선뜻 수락할 수 없었다. 그런데 통합의학을 펼치는 훌륭한 의사들은 내게 새로운 세계를 선사했다. 원하는 시간만큼 환자를 진료할 수 있었고, 치유를 돕는 아름다운 워크숍 장소를 이용할 수 있었으며, 내 그림을 전시할 수 있었고, 진정한 치유자로서 신성한 의술을 펼칠 무제한의 자유를 누릴 수 있었다.

우리 가족은 금문교 근처 해변에 인접한 조용한 주택가를 발견했다.

바다를 끼고 삼나무 숲과 산이 펼쳐진 그곳에서 우리는 문명과 떨어져 살 수 있었다. 나는 천국을 찾았다. 새 직장까지는 풍광 좋은 1번 고속도로를 달려 20분밖에 걸리지 않았다.

마린 카운티에 거주한 덕에 나의 치유 과정은 크게 발전할 수 있었다. 나는 영성 상담자들을 만났고, 엄청난 양의 녹즙을 마시기 시작했으며, 성적인 자아를 탐구했고, 매일 산을 올랐으며, 동시에 블로그 활동을 시작해 철저하게 자기를 관리하고 세상을 치유하는 데 전념하는 사람들을 만날 수 있었다. 내가 평생 동안 찾아온 사람들이었다. 나는 더 이상 외롭지 않았다. 내 인생의 목적을 알았고, 내 일을 사랑했다. 집이 나에게 약이었고, 사랑하는 사람이 있었다. 살면서 그렇게 행복한 적이 없었다.

나는 하나씩 약을 끊기 시작해 약에서 거의 해방될 수 있었고, 앓던 질환들이 거의 낫거나 현저히 개선됐다. 지금은 한 가지 약을 절반의 양으로 복용하며, 알레르기 주사를 전혀 맞지 않는다. 자궁경관은 추가 수술 없이 정상으로 회복되었으며, 성 장애와 심부전이 사라졌고, 혈압은 정상이다. 거기다 군살이 9킬로그램이나 빠지고, 우울감에서 해방되어 행복감을 자주 느끼며, 한층 활력이 생기고, 어릴 적 꿈들을 많이 이루었으며, 사랑으로 충만한 생활을 하고, 재정적으로도 과거에 상근 의사 생활을 할 때보다 풍요로워졌다(나를 위해 쓴 처방전의 상세한 내용을 알고 싶으면 부록 C를 보라).

의사들은 놀라움을 금치 못했다. 거의 그들의 도움 없이 정통 의학으로 치료할 수 없던 모든 증상을 스스로 치유했던 것이다. 어떤 의사는 내 수명이 30년 추가되었다고 말했을 정도다(그녀는 내가 10년은 젊어 보인다고도 했다. 그날 밤 포도주를 주문하면서 신분증을 보여달라는 말을 듣기 전까지는 빈말인 줄 알았다).

내가 어떻게 나를 치유할 수 있었을까? 물론 식단을 바꾸고 운동도 했지만, 기본적으로 마음을 치유한 덕분이라고 생각한다. 그리고 당신의 마음에도 치유의 힘은 존재한다.

기적을 일으키는 몸 만들기

내 이야기가 믿기 어렵다고 생각할지도 모르지만 나는 지금 초자연적이고 신비로운 형이상학을 논하는 게 아니다. 이는 지극히 단순한 생화학적 작용이다. 내 추정으로 내 병은 대부분 스트레스로 인한 것이어서 반복적인 스트레스 반응을 피하고 스트레스 반응을 이완 반응으로 바꾸는 생활 방식을 채택함으로써 인체의 생리가 변화한 것이 분명했다.

물론, 쉬운 일은 아니었다. 치유를 위해 내 몸이 그렇게 반응하는 근본적인 원인을 파헤치는 역겹고도 비통한 과정을 겪어야 했다(힌트. 나의 문제는 동맥의 압력이나 자궁경관의 바이러스, 혈류로 흘러드는 히스타민만의 문제가 아니었다). 내가 선택한 생활이 병을 불렀다는 무서운 진실로 무장한 나는 몸을 바꾸기 위해 삶을 바꾸는 처방을 내렸다. 내 몸은 스트레스 반응의 끊임없는 공격이 아닌 생리적인 이완 상태에서 쉬어야 했다.

무엇을 바꿔야 하는지 아는 것만으로는 충분하지 않다. 이 과정에서 가장 힘든 부분은 용기를 내 필요한 것을 실천하는 일이다. 행복하고, 긴장이 풀려 있고, 스트레스가 없을 때 몸은 놀랍고도 기적적이기까지 한 자가회복의 위업을 달성한다. 이런 이완의 상태에서 DNA의 오류가 수정되고, 효소가 회복 과정의 촉매로 작용하며, 면역세포가 부지런히 감염원을 먹어치우고, 활성산소가 찌꺼기를 없애며, 복구세포가 활발히 회복을 도모한다. 인체의 타고난 능력을 최대로 끌어올리기만 하면 몸은 언제라도 기적을 만들 수 있다.

나는 이제 몸의 원리를 이해한다. 생활이 건강하지 않으면 스트레스 반응이 일어나고, 몸이 우리에게 속삭이기 시작한다. 그 속삭임을 듣고 몸이 말하는 진실을 알아채 스트레스 반응을 줄이고 이완 반응을 유도하는 생활로 바꾼다면 심각한 병으로 진행되는 것을 막을 수 있다.

하지만 그 속삭임을 무시하거나 속삭임을 듣지 않을 정도로 몸에 무관심하다면 몸은 소리를 지르기 시작한다. 두통으로 시작해 뇌졸중이 된다. 가슴이 약간 뻐근했는데 심장마비가 된다. 귀에서 작은 소리가 들렸는데 동맥류가 된다.

몸이 고장 나기 전에, 몸의 속삭임을 언제 들을 것인가? 부탁하건대 지금 듣기 시작하라. 몸이 속삭이는가, 혹은 벌써 소리를 지르기 시작했는가? 자가치유의 여정을 떠날 준비가 되었는가?

이렇게 생각할 수도 있다. '당연하지. 저자는 아픈 진짜 이유를 진단해서 자기만의 처방전을 쓸 수 있어. 그녀는 의사잖아!' 하지만 장담하건대, 당신 역시 처방전을 쓰는 데 필요한 모든 것을 갖추고 있다. 준비와 각오가 되어 있다면, 집에서 치유할 수 있는 방법을 알려주겠다.

정통 의학을 최대한 활용했는데도 여전히 아프다면 약을 줄여 부작용을 없애거나, 급박하지 않은 수술을 피하거나, 체중 감량 같은 건강 목표를 이루려고 시도해보자. 몸과 인생 전체를 치유하고 싶은 마음이 간절하다면 나와 함께 치유의 기차에 올라 최상의 건강으로 향하는 여행을 떠나보자. 전원 승차!

완전한 건강 돌무덤

어떤 생활 요인들이 질환을 일으키는지 환자가 알 수 있도록 나는 내 연구 결과를 바탕으로 '완전한 건강 돌무덤'이라는 진단법이자 치료 모델을 개발했다. 이 모델에는 마음이 몸을 치유하거나 해치는 방식뿐만 아니라 전체 건강에 영향을 주는 신체, 환경 요인들도 포함된다(나는 2011년 인기 있는 TED 토크에서 강연한 '건강에 관한 충격적인 진실'을 통해 완전한 건강 돌무덤을 처음으로 세상에 알렸다).

의학 공부를 하는 동안 접한 몇 개의 건강 모델은, 파이 도표와 피라미드 도표를 이용해 영양, 운동, 사회적인 건강, 정신 건강 등에 대해 설명할 수 있었다. 그리고 대부분 몸을 기초로 인생의 다른 모든 영역을 설명했다. 그러나 이런 모델들을 접할 때마다 나는 항상 다른 생각이 들었다. 몸이 모든 것의 기초가 되어야 하는지에 대한 의문이 들었을 뿐 아니라, 파이를 나누듯 건강을 조각조각 나눈다는 생각에 동의할 수 없었다. 나는 좀 더 통합적인 무언가를 마음속에 그렸다. 그 안에서는 건강의 모든 측면이 상호 연결되며, 몸은 건강의 모든 측면과 균형이 합쳐졌다.

새로운 건강 모델이 머릿속에 떠오른 건 내가 좋아하는 북부 캘리포니아 집 근처의 해변 산책로를 걷고 있을 때였다. 화가로서 나는 늘 돌무덤을 좋아했다. 균형감 있게 쌓아 올린 돌무덤은 해변을 장식하고 산책로를 표시하며 신성한 이정표가 된다. 나는 돌무덤이 지닌 선禪적인 느낌을 좋아하지만, 뭐니 뭐니 해도 그 균형의 힘과 언제 무너질지 모르는 취약함에 매력을 느낀다. 잘 쌓인 돌무덤은 파도가 덮쳐도 버텨내지만, 자칫 돌 하나를 움직여 균형이 깨지면 전체가 무너져버리고 만다. 돌 하나하나는 나머지 돌들에 의지함으로써 안정감을 얻는다.

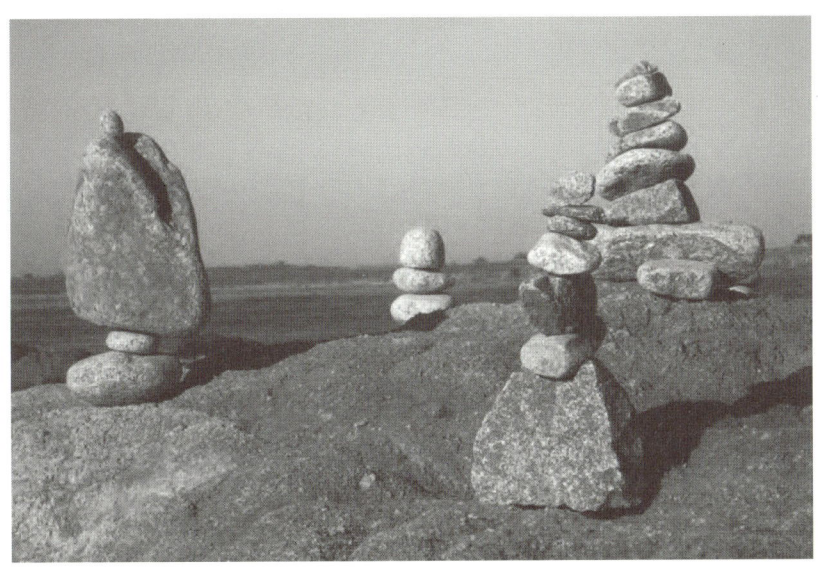

9장 철저한 자기 관리 / 239

인체의 강인함과 회복력은 돌무덤처럼 경외감을 불러일으킬 만하지만, 동시에 취약해서 쉽게 균형이 무너지기도 한다. 전체적인 건강이 쌓아 올린 돌무덤이라면, 몸은 맨 위에 올린 돌로 가장 불안정한 존재다. 따라서 다른 돌들이 움직이면 갑자기 굴러떨어질 가능성이 크다. 나 자신을 치유하는 과정에서 배웠듯이, 가장 기초가 되는 돌, 곧 가장 밑에서 다른 돌들을 받치고 있는 돌은 내면의 불빛이다. 그것은 내면의 앎이며, 자가치유의 지혜이며, 자신의 진실을 알아 자기만의 방식으로 건강을 회복하도록 이끄는 영혼이다.

내면의 불빛 위에 관계, 일·인생의 목적, 창조성, 영성, 성, 돈, 정신적인 건강, 환경 등 건강에 영향을 미치는 다른 모든 요인이 올라가 있다. 완전한 건강 돌무덤의 맨 꼭대기에는 신체적인 건강이 올라가 있

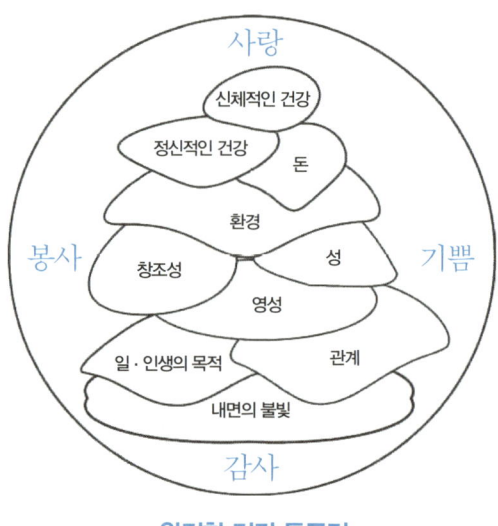

완전한 건강 돌무덤

다. 완전한 건강 돌무덤은 사랑, 감사, 봉사, 기쁨의 '치유 물방울' 안에 들어 있다. 나는 이 4가지가 모든 요인의 균형을 잡는 접착제라고 믿는다. 사랑과 연민, 사랑하는 가족, 친구, 의사뿐 아니라 특히 자신을 사랑하는 일은 자가치유의 여정을 시작할 때 가장 중요하다. 사랑은 가슴을 열고, 두려움을 이기며, 인생의 모든 방면에서 치유의 길을 열어준다.

감사 또한 중요하다. 감사가 없다면 지금 현재 누리는 것보다 인생에서 부족하다고 생각하는 것에만 관심을 기울이게 된다. 그럴 경우, 어쩔 수 없는 패배감과 절망에 휩싸여 스트레스 반응만 증가한다. 문제가 무엇이고 무엇을 바꿔야 할지 직시하기 전에 잔을 채우고 자신이 이미 가진 것에 감사해야 한다. 감사하면 낙관적이 된다. 앞서 설명했듯이, 낙관성은 건강을 개선한다. 감사에 집중하면 긍정적인 일들이 자꾸 생겨나 더욱 감사함을 느끼게 된다. 감사의 잔을 가득 채우고 있는 한 건강이 급속도로 나빠질 위험은 없다.

봉사는 치유 물방울의 일부다. 세상에 봉사하는 일에 열중하면 타인과의 유대감을 느끼며 자신보다 더 큰 무언가를 생각하게 된다. 《29가지 선물29 Gifts》의 저자인 카미 워커Cami Walker는 29일 동안 매일 누군가에게 선물을 하나씩 주는 일을 실천해 다발성 경화증을 치료했다. 이 일은 29 기프트 운동의 시발점이 되었다('29Gifts.org.'에 가입하면 이 운동에 동참할 수 있다). 비록 작지만, 다른 사람을 위하고 치유하는 일에 몰두한다면 몸과 마음, 영혼에 대단한 약이 될 수 있다.

즐거움은 무슨 일이든 더 재미있게 만들 뿐 아니라 엔도르핀, 도파민, 산화질소, 옥시토신같이 건강에 좋은 호르몬들을 분비시켜 몸의 활기를 돋운다. 치유의 과정은 때로 두려울 수도 있지만 무엇보다 즐거워야 한다. 그래서 반드시 웃음과 감각적인 즐거움, 재미를 많이 느껴야 한다.

완전한 건강의 돌무덤의 모든 돌은 치유의 과정에 꼭 필요하며, 치유의 물방울은 호르몬 환경을 개선함으로써 마음을 변화시켜 세포를 치유하는 적절한 페트리 접시 역할을 한다. 이 과정에서 내면의 독백을 긍정적으로 유지하는 일은 매우 중요하다. 내면의 비평가(나는 이를 그렘린이라 부른다)가 자신을 비난하면 치유가 일어날 수 없다. 끊임없이 자신에게 뚱뚱하다거나, 못생겼다거나, 중독되었다거나, 순응하지 않는다거나, 아프다거나, 변변치 않다거나, 통제력이 없다거나, 무가치하다고 말한다면 완전한 치유가 힘들다는 이야기다. 자신에게 최대한 친절해야 한다. 그렇지 않으면 희망을 잃고 나쁜 습관에 빠질 것이다.

진정으로 치유하는 유일한 방법은 진실한 자기 사랑과 자기 연민을 바탕으로 철저하게 자기 관리를 하는 것이다. 이때 내면의 불빛에서 흘러나오는 지혜롭고 자애로운 목소리에 귀를 기울이면 도움이 될 것이다. 그렘린을 내보내는 방법을 배우면 자기가 자신의 가장 친한 친구라는 것을 알게 되며, 내면에서 나오는 진실한 앎의 소리를 신뢰할 때 몸의 긴장이 풀리고 자가회복 능력이 깨어난다.

대부분의 건강 모델에서는 몸이 삶의 모든 영역의 기초이므로 몸이 건강하지 않으면 그 외의 모든 것이 고통스러워진다고 가르친다. 하지만 우리는 역으로 생각해야 한다. 몸은 건강의 기초가 아니다. 몸은 인생의 경험이 한데 어우러져 나타나는 결과물이다. 내면의 불빛을 따르지 않고 완전한 건강 돌무덤의 균형이 무너진다면 마음이 스트레스를 받는다. 그리고 마음의 스트레스가 몸의 고통으로 이어진다. 반가운 소식은 그리 건강하지 않을 때도 몇 가지 변화로 몸의 건강이 크게 개선될 수 있다는 것이다.

캘리포니아대학 박사 과정을 밟던 켈리 A. 터너Kelly A. Turner는 자연치유를 경험한 사람들에게 큰 흥미를 느꼈다. 그녀는 논문을 쓰기 위해 세계를 여행하면서 두 그룹의 사람들을 면담했다. 설명할 수 없는 자연치유로 암에서 회복된 사람들과 병원 치료로 고칠 수 없던 이 환자들의 치유를 도운 비대증요법 치료사들이었다.

미국, 중국, 일본, 뉴질랜드, 태국, 인도, 영국, 아일랜드, 잠비아, 짐바브웨, 브라질 등의 나라에서 이루어진 70건의 면담 내용은 3,000쪽이 넘는 원고로 정리되었고, 터너는 이를 분석해 반복되는 사항들을 찾아냈다. 그녀는 암 치료법을 70개 이상 알아냈는데, 그중 6개는 70명의 면담자 사이에서 가장 흔하게 사용된 다음과 같은 방법이었다.[1]

자가치유를 촉진하는 6가지 치료법

- **식단 바꾸기** : 면담 대상자의 대다수가 자가치유의 강력한 도구로서 식단의 공이 크다고 믿었다. 대부분 채소, 과일, 곡물, 콩을 통째로 먹고 고기, 설탕, 유제품, 정제 곡물 등을 피하라고 조언했다.
- **영성이 깊어짐** : 면담 대상자 중 대다수가 내면에서 샘솟는 신성과 사랑의

기운을 느꼈다고 말했다.
- **사랑·기쁨·행복을 느낌** : 일부는 자가치유의 능력과 함께 사랑과 행복을 많이 느끼며 생활한 것이 도움이 되었다고 말했다.
- **억제된 감정 풀기** : 많은 면담 대상자가 공포, 분노, 비통같이 마음속에 품은 부정적인 감정들을 모두 풀어버리는 것이 건강에 유익하다고 믿었다.
- **허브나 비타민 복용** : 면담 대상자들은 몸의 독을 씻어내고 면역계를 증강시킨다고 생각해서 다양한 형태의 보조제를 먹었다.
- **직관에 따르기** : 면담 대상자들은 치료와 관련한 결정을 할 때 직관에 따르는 것이 중요하다고 말했다.

치유로의 초대

생활 방식을 바꾸기 위해 위태로운 질병으로 몸이 소리를 지를 때까지 기다릴 필요는 없다. 다음 장에서 내가 환자들에게 권하는 6단계 과정을 알려주겠다. 이 6단계 과정으로 이 책에서 지금까지 소개한 자연치유가 가능했다. 이 과정은 과학 연구 자료에서 얻은 지식을 근거로 하는데, 그 결과는 그야말로 굉장하다. 건강 상태뿐만 아니라 인생 전반에 걸쳐 커다란 변화를 초래하기 때문이다.

6단계 과정으로 넘어가기 전에 대부분의 환자가 눈물을 흘렸다는 것을 미리 알려두겠다. 이 과정을 진행하는 동안 많은 사람이 수년 동안 보이지 않았던 사각지대와 마주하게 됐다. 이들은 깊은 통찰을 얻는 과정에서 과거가 남긴 마음의 그림자, 현재의 비통, 미래에 대한 걱정 등이 불거져 힘들어했다. 이런 상황에서는 자기회의, 자기비판, 자기혐오라는 그렘린이 고개를 들 수도 있다. 앞서 말했듯이, 자가치유는 겁이 많으면 할 수 없다.

불편할 수도 있는 이 과정을 겪어야 하는 이유는 무엇일까? 돌파하기 위해서는 깨져야 하기 때문이다. 이 과정을 통해 다시 태어나는 기회를 얻을 수 있다. 유스프 이슬람Yusuf Islam으로 이름을 바꾼 캣 스티븐스Cat Stevens가 노래했듯, "변화하기 위해서는 지금의 모습을 포기해야 한다."

진실, 삶, 병을 대면할 만큼 용감하다면 내면의 불빛을 따라감으로써 얻을 수 있는 행복을 맛볼 것이다. 그리고 그때 몸의 긴장이 풀리고, 자연회복 기능이 살아나고, 기적을 일으키는 몸이 된다. 기억하라. 무엇이든 가능하다.

준비되지 않았더라도 걱정하지 마라. 우리는 지금까지 최상의 건강을 이루기 위해 어떻게 변해야 하는지 많은 것을 배웠다. 아직 더 깊이 파고들 때가 아니라도 괜찮다. 안심하고 진행하면, 자기만의 방식대로 최상의 건강을 찾을 수 있을 것이다.

하지만 더 깊게 파고들 준비가 되었다면 믿을 수 있고, 당신이 맞닥뜨린 문제를 상의할 수 있는 협력자를 찾아라. 이상적인 협력자는 정서적인 문제가 발생했을 때 당신을 안내해줄 수 있는 경험 많고 노련한 사람이다. 치료사, 카운슬러, 신경정신과 의사, 정신적인 조언자, 인생 코치 등이 적합하다. 3장에서 설명했듯이, 치유의 여행을 홀로 떠나서는 안 된다. 마음을 치유할 때는 특히 그렇다.

'자신을 치유하다'와 '자가치유' 같은 용어는 모든 것을 혼자서 할 수 있다고 암시한다는 면에서 좀 부정확하다. '마음으로 몸을 치유하다'나 '마음-몸 치유'라고 하는 게 적절한데, 이것은 말이 좀 길다. 이 과정을 통해 많은 사람을 도와본 결과 누군가와 함께하면 이 과정이 더욱 효과적이고 즐거울 것이라고 자신 있게 말할 수 있다.

주치의에게 도움을 요청하라고 말하고 싶지만, 의료보험을 이용하지 않아 많은 시간을 내줄 수 있는 의사가 아니라면, 최소한 7.7분 이상 치유 과정을 함께할 수 있는 의사를 찾길 바란다. 의사라면 누구나 환자의 치유 여행을 돕고 싶은 마음이 굴뚝같겠지만, 대부분 과도한 업무 때문에 환자가 필요한 만큼 시간을 내줄 수 없는 형편이다. 치료사나 건강 코치, 인생 코치처럼 1시간 정도 시간을 할애해줄 수 있는 사람을 찾는 게 훨씬 나을 것이다. 상담할 때 주치의가 협조할 의향이 있다고 한다면 훨씬 더 힘을 얻을 수 있을 것이다. 할렐루야! 그렇다면 정말로 더 바랄 것이 없다!

내 말을 믿어라. 다음 장을 읽고 이 과정을 실행하기로 결정한다면 함께할 사람을 찾아라. 자신의 두려움과 제한된 믿음, 인생 경험을 환자에게 투사하지 않고 환자의 경험을 있는 그대로 볼 줄 아는 누군가를 찾아라. 신뢰감과 무비판, 안전함을 느낄 수 있고 따뜻하게 보살핌을 받는다는 느낌을 주는 사람인지 확인하라. 그래서 필요한 경우, 자신이 무너져도 다시 추스를 수 있도록 도와줄 누군가가 있다는 든든함을 느낄 수 있어야 한다. 또한 이 과정을 진행하는 동안 자신을 지극히 연민하기 바란다. 그렇다고 심하게 자책하거나 아픈 자신을 수치스럽게 생각해도 된다는 뜻은 아니다. 이 과정은 자신이 아픈 근본 원인을 확실히 밝힘으로써 몸의 기능을 최대한 활용한다는 목표 아래 생활 방식을 수정할 수 있는 기회다.

　내가 실제로 당신과 함께할 수는 없지만, 나의 마음은 언제나 당신과 함께한다는 걸 알아주길 바란다. 그리고 열린 마음과 할 수 있다는 믿음으로, 당신이 신의 사랑 안에 있다는 걸 알기 바란다. 당신은 두려울 게 없다. 당신은 모든 걸 다 가졌다. 필요한 모든 것은 이 순간 이미 당신 안에 있다. 나는 단지 당신이 자신의 내면을 볼 수 있도록 거울을 내밀 뿐이다. 그 안에 답이 있다.

10장
자가치유의 6단계

"직업적인 비밀이지만 어쨌든 말하겠다. 우리 의사들은 아무것도 하지 않는다.
우리는 그저 환자 내면의 의사를 돕고 격려할 뿐이다."

― 알베르트 슈바이처 Albert Schweitzer

이야기를 시작하기 전에 분명히 구분할 게 있다. 지금까지 이 책에서는 '치유healing'라는 단어와 '나음curing'이라는 단어를 혼용했다. 골절을 치유한다고 말하면 대개 골절이 낫는다는 의미다(부러진 뼈는 다시 붙는다). 이 경우, 두 단어는 같은 의미다. 사전에서는 '치유heal'를 2가지 의미로 정의한다. '치료되도록 하다'와 '완전하게 되다'이다. 지금부터 나는 '치유'라는 단어를 두 번째 의미로 사용할 것이다. 즉, 완전함으로 돌아간다는 뜻이다.

낫는 것과 이런 종류의 치유에는 차이가 있다. 치유되지 않아도 병이 나을 수 있으며, 병이 낫지 않아도 치유될 수 있다. 완벽한 세계에서는, 지금 시작하는 과정을 통해 병이 낫고 완전함을 되찾을 수 있다. 그렇다고 해서 당신의 병이 나을 거라고 장담할 순 없다. 내가 보장할 수 있는 건, 적절한 사람들의 지원과 함께 이 과정을 시작하면 낫지는 않더라도 치유와 완전함을 얻을 수 있다는 점이다.

병을 경험하는 것은 영적으로 깨어날 수 있는 기회가 되기도 한다. 영적으로 깨어나면 본래의 완전한 상태로 돌아갈 수 있다. 완전한 상태가 되면 마음과 몸이 적절히 편안한 상태가 되어 몸의 자가회복 기능이 최고로 발휘된다. 그게 사실이라면, 어떤 병에 걸리든 모든 사람이 다 낫지 않는 이유는 무엇일까? 왜 어떤 사람은 저절로 낫고, 어떤 사람은 낫지 않는 것일까? 어떤 사람들은 모든 질병이 정리되지 않은 생각의 결과라고 믿는다. 의식적으로는 나을 것이라고 믿더라도 무의식이 그에 동의하지 않아 방해를 받는다는 것이다. 병이 전생에 저지른 죄의 결과라고 믿는 사람들도 있다. 속죄해야 할 이 죄를 불교에서는 카르마 Karma 혹은 업보라고도 한다. 신의 섭리라는 사람들도 있다. 그리고 선한 사람에게도 나쁜 일이 그냥 생기며, 이는 순전히 우연이라고 믿는 사람들도 있다.

나는 신학을 논하거나 완전히 이해하지 못하는 내용에 대해 장광설을 늘어놓고 싶지 않지만, 이 문제를 전적으로 회피하고 싶지도 않다. 그렇다면 마음을 치유하고 병이 낫는 사람이 있는 반면 낫지 않는 사람도 있는 이유는 무엇일까? 다음이 내가 말할 수 있는 전부다.

내 환자가 용감하고 낙관적이며 치유를 위해 무엇이든 할 의지가 있을 때, 인체의 자가회복 능력이 기적 같은 일을 일으키기도 한다. 이런 일이 당신에게도 일어날 수 있다. 그러니 시작해보라. 자신의 진짜 모습을 되찾고, 자신의 진실을 알며, 기적을 일으킬 수 있는 몸이 될 때 모든 것을 얻을 수 있을 것이다. 몸의 병이 낫건 낫지 않건 간에 앞으로 소개할 단계를 밟는다면, 장담하건대 당신의 삶은 개선될 것이다. 당신을 믿는다. 부디 나와 함께 이 여정을 시작하기 바란다.

1단계 : 스스로 치유할 수 있다고 믿어라

플라세보와 노세보 효과를 연구한 자료에 따르면, 자신의 건강에 대해 부정적이고 자기 파괴적인 믿음에 시달린다면 아무리 스스로 치유하려 해도 한계가 존재하게 마련이다. 믿는 대로 몸에 나타난다. 그런데 대부분의 사람이 어떤 병이 불치 혹은 말기이거나 만성이라고 믿는데, 그런 믿음이 완전히 잘못된 것이라면 어쩌겠는가?

오랫동안 사람들은 인간이 4분 이내에 1마일(1,609미터) 뛰는 것이 생리적으로 불가능하다고 믿었다. 모든 사람이 그렇다고 믿는 동안에는 누구도 4분 이내에 1마일을 뛰지 못했다. 그런데 1954년 로저 배니스터Roger Bannister가 기록상 최초로 1마일을 3분 59초에 뛰어 스포츠 생리학자들이 틀렸음을 증명했다. 갑자기 생리적으로 1마일을 4분 이내에 뛸 수 없다는 전 세계적인 믿음이 사라졌다. 그 뒤로 4분 이내에 1마일을 뛸 수 있다고 말하는 육상 선수들이 몇몇 나타났다. 배니스터가 최초의 기록을 세운 지 46일 뒤 유명한 육상 대회가 열렸다. 배니스터와 존 랜디John Landy가 4분 안에 1마일을 뛰었고, 배니스터가 우승을 차지했다.

그전까지 선수들의 기록은 계속 빨라지고 있었지만, 4분은 그 누구도 넘을 수 없는 생리적인 한계선으로 간주되었다. 마치 마음이 이 믿음을 붙들고 있어서 몸이 그 선을 넘지 못하는 것 같았다. 하지만 배니스터에 의해 그 믿음이 깨지자 몸이 기적처럼 보이는 체육의 기술을 발휘한 것이다. 생리적으로 불가능하다는 제한된 믿음이 깨지자마자 실제로 세계적인 대회에서 경쟁하는 거의 모든 선수가 4분 이내에 1마일을 달리게 되었다. 현재 세계 기록은 4분보다 15초 이상 빠른 3분 43초 15다.

불치병이라는 믿음이 4분 기록을 깨지 못하게 만든 그 믿음처럼 치유를 막고 있다면 어쩌겠는가? 만일 당신이 자기 파괴적인 믿음을 바꿔 자연치유 프로젝트에 기적 같은 사례를 보고한 사람들과 켈리 터너가 연구한 암 환자들처럼 불치병이라는 생각에서 해방될 가능성이 있다면?

4분 이내에 뛰지 못하다가 뛸 수 있게 된 선수들처럼 당신의 믿음이 몸의 능력을 막고 있는지도 모른다. 당신이 불치병이라고 믿는다면, 이는 자기충족예언이 된다. 하지만 단순히 마음을 바꿈으로써 뇌가 바뀌고, 동시에 인체의 생리가 바뀐다면 어쩌겠는가?

내가 당신의 마음을 열 수 있도록 하라. 믿음을 바꿔라. '불가능한 것'에 기회를 줘라. 기적이 일어날지 누가 알겠는가?

눈 덮인 산 속에서 배에 불이 있다고 상상해 몸을 데운 승려들을 기억하는가? 당신도 생각의 힘으로 몸의 생리를 바꿀 수 있다. 명상을 시작하는 것이 도움이 될 것이다. 마음을 고요히 하면 믿음이 바뀌는 것을 더 예민하게 느낄 수 있다. 이완 반응이나 8장에 소개한 다른 명상 기법을 활용해보라. 명상을 하면 마음과 몸이 생리적으로 편안해지고 감수성이 예민해지므로 자신에게 계속해서 긍정적인 말을 건네라. "나는 완전하고 건강하며 병적 증상이 없다"같이 자신이 기대하는 내용을 문장으로 만들어서 하루 내내 이 말을 되뇌어라.

또한 마치 영화를 보듯 자신의 건강한 몸을 구체적인 이미지로 떠올려보자. 눈을 감고 심호흡을 몇 번 하고 마음의 눈으로 모든 병이 치유된 자신의 몸을 보라. 최대한 구체적으로 상상하라. 필요하다면 몸을 해부해 병이 난 부위를 면밀히 살펴라. 병든 기관이 건강할 때 어떤 모습인지 알기 위해서다. 병이 없고 건강한 자신을 보라. 감각을 느껴라. 상상할 수 있는 한 가장 상세하게 새로운 현실을 느끼고 보고 듣고 맛보라. 구체적으로 상상하고 확언하면 뇌가 무의식에 새로운 믿음을 심는다.

뇌의 후견인이 되는 일도 중요하다. 뇌에 전달되는 메시지의 힘이 얼마나 큰지 당신은 모를 것이다. '어머니가 암에 걸리셨으니까 또는 나는 건강하지 못하니까 암에 걸릴 거야'같이 건강에 대해 부정적인 생각을 하지 않도록 의식적으로 노력하라. 의식이 하는 부정적인 생각을 긍정적인 확언으로 바꿔라. 또한 원하지 않는 것이 아닌 원하는 것에 마음의 초점을 맞춰라. 무의식은 부정어를 처리하지 않는다. 따라서 "평생 아플 거라고 믿고 싶지 않다"라고 말할 때 무의식은 "평생 아플 거라고 믿고 싶다"라고 듣는다.

더 깊이 들어가 무의식의 차원에서 믿음을 바꾸려면 최면, 사이크-K, 정서해방기법EFT, 신경언어프로그래밍NLP 같은 기법들을 고려하라. 최면은 의식을 건너뛰고 곧바로 무의식을 파고들어 믿음이 더 빨리 바뀌게 한다. 사이크-K는 긍정적인 확언을 반복하는 동안 좌뇌와 우뇌를 일치시켜 원하는 결과를 이룬 것처럼 느끼게 한다. EFT("두드리기" 기법이라고도 한다)는 긍정적인 확언을 하면서 손가락으로 지압점을 따라 두드린다. 그리고 NLP는 우리가 선택하는 언어가 우리 내면의 무의식적인 믿음에 영향을 주므로 말을 바꿈으로써 믿음을 바꾸고 인생의 문제들을 치유할 수 있다는 전제에 기초한다. 모두 제한적이고 자기 파괴적인 믿음을 바꿔 무의식을 재설정하는 데 유용한 방법이다.

2단계 : 적절한 협력자를 찾아라

마음에는 몸을 치유할 수 있는 힘이 있지만, 이 여행을 홀로 해서는 안 된다. 치료사나 인생 코치, 그 밖의 안내자가 필요할 뿐만 아니라, 마음 치유의 보조 수단으로 의사와 현대 의학이 제공하는 치료법도 모두 최대한 활용하자. 치유의 여정을 성공적으로 마치기 위해서는 가능한 한 많은 사람이 필요하다. 치유의 원탁에 앉힐 사람들을 어떻게 찾아야 할까? 다음 사항을 마음에 새겨라.

협력자들을 면담하라. 만날 약속을 할 때 적절한 협력자인지 알기 위해 면담하고 싶다고 말하라. 의사나 치료사, 인생 코치, 그 밖의 치료자가 이를 거부한다면 다른 사람을 찾아라. 올바른 협력자라면 그런 요청에 모욕감을 느끼지 않을 것이다. 하지만 그런 면담은 보험 처리가 되지 않을 수도 있으니 비용을 준비해야 한다.

당신을 믿는 협력자를 찾아라. 연구 결과를 보면, 환자가 회복될 것이라고 믿는 치료자에게 치료받을 경우 병이 나을 가능성이 더 컸다. 치료자에게 "제가 나을 거라고 믿으십니까?"라고 솔직하게 물어보라. 그리고 그의 대답을 주의 깊게 들어라. 의사가 부정적인 통계 수치를 들먹이면서 예후가 좋지 않다고 주장하고, '불치'라는 딱지를 붙이며, 대체로 희망이 없다고 말한다면, 다른 사람을 찾고 싶은 마음이 들 것이다. 의사들이 현실주의자(비관주의자라고도 한다)로 교육받는다는 점을 기억하라. 그렇다고 해서 의사에게 긍정적인 믿음을 말하는 것을 두려워하지 마라. 의사에게 이 책을 건네고, 함께 갈 생각이 있는지 물어보라. 낙관적인 마음 자세로 질병을 치료하자고 요청하면, 많은 의사가 태도를 바꿔 긍정적인 사고가 곧 잘못된 희망이 아니라는 점을 상기하고 고마워할 것이다.

진정으로 환자를 위하는 치료자를 찾아라. 의료에서 '보살핌'이 회복될 때가 되었다. 환자는 병실 번호나 신체 부위 그 이상의 존재다. 치료자가 당신을 하나의 멋진 인간으로 대하지 않는다면 지켜보다가 그렇게 대할 수 있는 다른 사람을 찾아라. 예의와 존중으로 환자를 대하며, 크고 넓은 가슴으로 당신 같은 훌륭한 환자를 기다리는 재능 있는 치료자들은 널리고 널렸다.

협력할 의지가 있는 치료자에게 몸을 맡겨라. 동종요법 치료사가 의사들을 싫어하고, 주치의가 레이키 치료자를 돌팔이라고 생각한다면, 이들이 다른 사람과 협력하기는 어려울 것이다. 협력자 팀에 정통 의학의 범주에서 벗어난 치료자들이 포함된다면 서로 존중하며 대화할 의사와 열성이 있는지 그들에게 분명히 물어보라. 그렇지 않다면 엇갈린 조언을 들을 뿐 아니라 자칫 위험한 상황에 빠질 수도 있다.

몸의 지혜에 귀를 기울여라. 치료자와 함께 있을 때 본능적으로 어떤 느낌이 드는가? 그의 손길이 편안한가, 그를 신뢰하는가? 건강에 관해 제대로 된 조언을 들을 것 같은가, 아니면 이상한 느낌이 드는가? 몸의 반응을 살펴라. 팽팽하거나 조이거나 긴장되거나 차갑거나 떨리거나 막힌 느낌이 든다면 몸이 신호를 보내는 것이다. 확 트임, 따뜻함, 이완, 고요함의 느낌을 찾아라.

치료자가 당신의 직관을 존중하는지 확인하라. 예의 바르게 치료법에 대해 질문하고 의견을 말했는데, 당신의 직관을 존중받지 못했다면 그 치료자가 적임자인지 재고해봐야 한다. 치료자로서 우리의 일은 선택 가능한 것들을 알려주고, 위험과 장점에 대해 교육하며, 치료법을 권하는 것이다. 선택은 100퍼센트 환자의 몫이다. 자신의 권고를 따르지 않는다는 이유로 치료자가 화를 낸다면, 그것은 치료자에게 문제가 있는 것이지 환자의 문제가 아니다. 올바른 치료자는 환자의 반응을 수용하고, 다른 누구보다도 환자 자신이 자기의 몸을 가장 잘 안다고 생각해서 환자의 의견을 존중한다.

기꺼이 권리 포기 증서에 서명하라. 현대인들은 소송을 좋아하기 때문에 치료자나 치료자가 가입한 의료보험 회사가 자신들이 권하는 치료를 거절하더라도 계속 치료받을 것인지에 대한 권리 포기 증서에 서명할 것을 요구할 수도 있다. 이를 기분 나쁘게 받아들이지 마라. 이들은 그저 할 일을 할 뿐이지 그것이 환자의 자율권을 지지하지 않는다는 의미는 아니다.

당신은 가능한 한 최고의 치료를 받을 자격이 있다. 자신이 이런 종류의 탁월한 치료를 받을 만큼 충분히 선하거나 영리하거나 젊거나 부자인지 등을 생각하지 마라. 일부 진보적인 의사는 고급 의료를 제공하고 환자와 더 많은 시간을 보내기 위해 의료보험을 이용하지 않기 때문에 그 비용을 자비로 충당해야 할 수도 있다. 하지만 건강보다 무엇이 더 중요하겠는가? 당신은 최고의 치료를 받을 자격이 있다.

3단계 : 몸과 직관에 귀를 기울여라

내면의 불빛은 몸의 가장 절친한 친구로, 몸에 무엇이 필요한지 언제나 정확히 알고 있다. 그런데도 많은 사람이 자신도 모르게 내면의 불빛이 밝히는 지혜로부터 멀어진다. 많은 경우, 이는 우리가 더 이상 자신의 몸과 하나되어 살지 않기 때문이다. 몸과 일체된 삶을 살고, 직관의 지혜에 주의를 기울이며, 피부로 오감을 느끼는 대신 우리는 스스로를 분리한다. 의사들은 이를 누구보다 잘 안다.

수련의 시절, 나는 거의 쉬지 않고 일했다. 피곤해도 잘 수 없었고, 배가 고파도 먹을 수 없었으며, 방광이 가득 차도 소변을 볼 수 없었고, 어깨가 아파도 수술을 중단할 수 없었으며, 아파도 집에서 쉴 수 없었다. 내 몸이 어떠한 말을 해도 꾹 참고 나는 힘든 일을 계속해야 했다. 또한 나는 너무나 바빠서 조용히 속삭이는 직관의 소리를 들을 수 없었다. 그 결과, 길을 걷다가 난데없이 두꺼운 나무판자로 뒤통수를 얻어 맞은 것처럼 나는 꼼짝없이 당하고 말았다. 내 몸이 소리를 질러댈 때쯤 나는 내가 삶의 궤도에서 이탈한 것을 알아차렸다. 반복되는 통증과 불편함을 방어하기 위해 나는 몸에서 빠져나와 걸어 다니는 대뇌로 사는 법을 배웠다. 몸에서 빠져나오는 법을 배워 신체나 감정의 통증을 경험하지 않는 극단적인 예인 의사나 운동선수, 군인이 아니더라도 우리들은 대부분 적응하기 위해 어느 정도 심신 분리를 경험하며, 나중에 그 대가를 톡톡히 치른다. 몸에서 분리된 우리는 몸이 속삭이는 경보 신호를 듣지 못한다.

하지만 이런 것들은 모두 바꿀 수 있다. 내면의 불빛이 전해주는 치유의 지혜에 다가가기 힘들다면 몸을 치유를 돕는 직관으로 들어가는 훌륭한 입구로 사용해보라. 몸이 알려주는 지혜에 귀 기울이는 법을 배우면, 자가치유의 여정을 어느 방향으로 끌고 갈지 답을 찾을 수 있을 것이다. 또한 몸이 반란의 외침을 내지르기 전에 몸의 속삭임을 들음으로써 미래의 질병을 예방하는 방법을 배울 수 있을 것이다(부록 A의 몸 안에 있는 8가지 방법을 참고하라).

다음은 내면의 불빛의 지혜에 다가가도록 돕는 훈련이다. 따라해보라.

훈련 : 몸이 안내자가 되게 하라

1 고요히 하라. 눈을 감고 몇 분 동안 앉아 있어라.
2 심호흡하라. 가슴이 오르락내리락하는 것을 의식하라. 콧구멍을 통과하는 공기를 느껴라.
3 몸에 느껴지는 감각을 모두 의식하라. 통증, 긴장, 윙윙거리는 소리, 온기, 냉기, 탁 트임, 수축 등 병의 신체적인 증상이 느껴지는가?
4 몸에게 무엇을 말하려고 하는지 물어보라. 내면의 불빛이 대답하게 하라. 그것이 말하는 지혜에 귀를 기울여라.
5 이제 눈을 뜨고 신체 증상이나 병이 당신에게 편지를 쓰게 하라. 예를 들어, 요통이 있다면, 요통이 당신에게 편지를 쓰게 하라(친애하는 당신, 사랑해요. 당신의 요통이). 암이 있다면, 암이 편지를 쓰게 하라(친애하는 당신, 사랑해요. 당신의 암).
6 답장을 써라. 신체 증상이나 병이 쓴 편지에 답장을 하라(친애하는 요통, 사랑해요. 내가).
7 몸과 대화를 나누어라. 편지의 내용을 주의 깊게 살펴라. 내면의 불빛이 말하는 것이니 잘 들어야 한다.
8 몸의 지혜에 감사하라. 더 자주 만날 것을 약속하라.

우리는 내면의 불빛이 몸을 통해 보내는 메시지를 무시하는 경향이 있다. 이 같은 메시지를 듣지 못하거나, 그 내용을 좋아하지 않기 때문이다. 몸의 지혜에 다가가기 위해서는 변화가 필요하다. 아직 변화할 준비가 되지 않았다면 이런 메시지를 듣기 싫어할 수도 있다.

예를 들어, 계속 기침이 나온다면 담배를 끊으라는 몸의 신호다. 하지만 담배를 끊기 싫다면 십중팔구 내면의 불빛을 멀리할 것이다. 목에 혹이 생겼다면 병원에 가라는 신호다. 의사의 말을 듣기 두려워 그것을 무시했다가는 결국 증세가 심해져 목소리를 잃어버릴지도 모른다. 섹스 중 통증을 느낀다면 관계에서 안정감을 느끼지 못하는 것으로, 관계를 청산할 때라는 신호일 수 있고, 암이나 심장마비는 삶의 속도를 늦추라는 신호일 수 있다.

우리가 받아들이기만 하면 신체 증상은 우리와 내면의 불빛을 연결해주는 다리가 될 수 있다. 내면의 불빛이 말하는 뉘앙스를 듣는 법을 배운다면 몸이 겉으로 메시지를 드러내기 전에 알아챌 수 있어 신체 증상의 악화나 심각한 질병을 예방할 수 있다. 이 내면의 목소리를 노련하게 듣지 못한다면 몸이 안내자 역할을 할 수밖에 없다. 우리의 몸 안에는 듣기만 한다면 집으로 돌아갈 수 있게끔 안내해주는 완벽한 나침반이 있다.

4단계 : 질병의 근본 원인을 진단하라

협심증, 크론병, 당뇨병, 유방암 등의 질병이나 질환이 있다면 의사가 이미 진단을 했을 것이다. 증상이 있는데도 병원에 가지 않았다면 지금 당장 가라. 지난 세기 동안 현대 의학은 발전에 발전을 거듭해왔다. 의사가 제시할 수 있는 정통 의학 치료법들을 알아보는 일은 필수다(여기서 하나 기억해야 할 사항이 있다. 의사가 제시하는 치료법들을 검토해도 언제든 그 치료들을 거부할 수 있다. 어디까지나 내 몸이고, 내 인생이다).

하지만 5명의 의사를 만나고, 그동안 쌓인 의료 차트의 두께가 7~8센티미터에 이르며, 모두들 최선의 노력을 다했지만 아무도 무엇이 문제인지 알아내지 못했다면 어쩌겠는가? 의사들이 진단을 내리지 못하는 절망적인 환자가 되더라도 좌절하지 마라. 때때로 좌절의 늪에 빠지기 직전에서 진단을 받는 경우도 있다. 이는 단지 적절한 의사를 만나느냐 아니냐에 달려 있는 문제다. 정통 의학의 범위에서 진단할 수 없는 경우도 있는데, 이는 실로 무척 반가운 소식이다.

그렇다고 증상이 '자기 머릿속에서 만든' 것이라는 뜻은 아니다. 분명히 증상이 몸에 나타났으니 말이다. 의사가 진단할 수 없는 증상이라면, 대부분 이완 반응이 적절히 보충되지 않은 채 스트레스 반응이 반복적으로 일어난 경우일 수 있다.

정통 의학은 아직 증상을 유발하는 수많은 생리적인 문제를 전부 진단하지 못한다. 병원에서 진단을 받았든, 누구도 진단할 수 없는 증상을 겪었든, 건강하지만 병을 예방하고 싶든, 인체의 자가회복력을 최대로 끌어올려 치유 가능성을 키울 확률은 높지 않다. 그래서 다음 단계가 필요하다. 거의 모든 질병이 스트레스 반응으로 발생하거나 악화된다. 스트레스 반응은 몸에서 일어나지만 마음에서 시작된다. 원인을 알지 못해도 스트레스 반응을 줄일 수 있지만, 스트레스 반응을 일으키는 근본 원인을 깊이 파고들어 알아내는 편이 훨씬 효과적이다. 명상이나 창조성의 표현, 섹스, 운동같이 스트레스를 풀어주는 활동을 해도 스트레스의 근원을 해결하지 못한다면 몸이 나을 가능성은 줄어든다. 하지만 근본적인 문제를 치유해 애초에 스트레스 반응을 막는다면 몸이 나을 가능성이 훨씬 커진다.

스트레스 반응을 일으키는 근본 원인을 찾다 보면, 마음 때문에 몸이 병드는 것이라는 사실을 깨닫게 된다. 그리고 미래의 스트레스 반응을 예방할 뿐 아니라 질병을 예방하고 치유하는 것으로 입증된 자연스러운 이완 반응을 유도할 수 있는 통찰력이 생긴다. 예방이 언제나 치료보다 낫다는 것, 특히 스트레스가 이미 만성화된 이후에는 회복하기 어렵다는 (불가능한 건 아니지만) 것을 잊지 마라.

병을 예방하기에 너무 늦은 경우라도, 스트레스 반응을 줄이고 이완 반응을 활성화하기에 너무 늦은 때란 없다. 결과가 제각기 다르고 질환에 따라 스트레스 반응을 줄이고 이완 반응을 늘리기가 더 수월한 경우도 있지만, 인체가 타고난 자가회복 능력을 동원한다면 무엇이든 가능하다. 만성질환이나 불치병 선고를 받았더라도 자연치유가 일어날 수 있다는 말이다.

스트레스 반응의 원인을 찾는 데 도움을 주는 훈련으로 넘어가기 전에 자책감, 수치심, 죄책감에 대해 몇 마디 하겠다. 이런 감정은 질병의 근본 원인에 대해 대화를 시작할 때나 사람에게 스스로 치유할 힘이 있다는 설명을 들을 때 나타나는 경우가 많다. 스스로 치유할 힘이 있다는 말을 듣고, 자기가 통제할 수 있는 무엇이 질병을 유발하거나 악화시킨다는 것을 깨닫는다면 땅을 치거나 자신을 치고 싶어질 수도 있다. 그렇다면 이제부터 공식적으로 자책감, 수치심, 죄책감을 느끼지 않기로 약속하자.

아픈 게 죄는 아니다. 그렇다고 순전히 운수가 사나워서 아픈 것도 아니다. 그 중간쯤에 진실이 있다. 분명히 누군가가 아프거나 아프지 않은 이유, 또는 자연치유를 경험하는 환자와 그렇지 못한 환자가 존재하는 이유에는 수십 가지의 요인이 작용한다. 치유를 돕는 요인에는 의식과 무의식의 믿음, 적절한 치료자, 식단, 자기 관리 습관, 사랑받고 존중받는 느낌, 행복감, 이완 반응을 유도하는 훈련, 그리고 이 책에서 다루지 않은 영적인 요소들이 포함된다.

분명히 우리는 건강을 많은 부분 통제할 수 있다. 하루에 담배 세 갑을 피워대다가 폐암에 걸리거나, 매일 맥도날드 햄버거만 먹다가 심장마비를 맞이하거나, 30년 동안 술을 퍼마시다 간경변증에 걸리거나, 오랜 결혼생활 동안 학대를 받고 자가면역질환에 걸렸다면 몸의 건강에 영향을 주는 생활 방식을 택한 것이 확실하다.

하지만 완전히 자신의 몸을 통제할 수 없는 일도 벌어진다. 염색체 하나를 더 가지고 태어나거나, 음주운전 차량이 당신의 차를 들이받는다. 이사를 가고 보니 바로 옆이 유독물 처리장일 수도 있고, 차를 타고 가다가 누군가가 쏜 총탄에 맞을 수도 있다. 트램펄린 위에서 뛰다가 연결 장치가 고장 나서 발목이 부러지는 경우도 있다. 이처럼 재수 없는 일이 일어나는 경우가 비일비재하다.

병이 난 이유가 담배를 많이 피워서건, 과식을 해서건, 단순히 운이 나빠서건 이미 일어난 일을 놓고 자신을 책망하는 것은 아무런 의미도 없다. 그래 봐야 스트레스 반응이 일어나 상황만 더 악화될 뿐이다. 하지만 개인적인 책임감은 느껴야 한다. 나와 이 문제를 놓고 토론한 크리스티안 노스럽 박사가 말했듯, "우리는 병에 책임이 없지만, 책임을 져야 한다." 나는 그녀의 말에 동의한다. 질병은 판단 없이 자신의 삶을 검토하고, 질병의 근본 원인을 진단하며, 영성을 일깨우고, 기적을 일으키는 몸을 만들 수 있는 귀중한 기회를 제공한다. 연민과 함께 판단하지 말고 자신을 돌아본다면 질병은 개인적으로 성장하고 영적으로 깨어날 강력한 기회가 될 수도 있다.

명심할 사항이 있다. 이 진단 훈련을 실행하기 전에 반드시 적절한 협력자를 확보하라. 곧 더러운 밑바닥까지 파헤칠 터이니, 반드시 누군가로부터뿐만 아니라 특히 자신에게 보호와 사랑, 보살핌을 받길 바란다. 이를 마음에 새겼다면 질병의 근본 원인을 진단하기 위해 사용하는 몇 가지 훈련을 소개하겠다.

진단 훈련 #1 치유를 위해 몸에 무엇이 필요한가?

1 눈을 감고 심호흡을 하라.
2 내면의 불빛이 보내는 지혜에 다가가라.
3 자신에게 물어보라. "치유를 위해 몸에 무엇이 필요한가?" 내면의 불빛이

직관으로 치료법을 알려줄지도 모른다. 예를 들어, 약을 먹어야 할지 말아야 할지 결정할 수 있을 것이다. 하지만 더욱 깊이 파고들길 바란다. 의사가 권고하는 내용 이외에 치유를 위해 몸에 필요한 것이 무엇인가? 자신에게 기꺼이 진실을 말하라.

4 판단하지 않는 자세로 내면의 불빛이 전하는 이야기를 20분 동안 조용히 경청하라. 어떤 내용이 들려도 행동을 취할 필요가 없다는 점을 명심하라. 목표는 단순히 치유를 위해 몸에 필요한 진실을 아는 것이다. 깊은 감동을 받았다면 일지를 꺼내 기록하라.

5 'MindOverMedicineBook.com'을 방문하면 이 과정을 안내하는 명상 음향을 다운받을 수 있다.

일과 삶의 균형

일과 삶의 균형을 완벽하게 맞추는 것은 거의 불가능하다. 이를 그저 완벽을 추구해 언제나 부족하다고 느끼게 만드는 '터무니없는 오해 crazy-making myth'라고 생각하는 사람이 많지만, 이완 반응을 유도하는 활동에 우선적으로 시간을 할애하는지 의식하는 일은 매우 중요하다. 일, 가정, 개인적인 생활의 균형을 완벽하게 맞추는 일은 매우 어렵다. 하루 단위로 항상 그 균형을 유지하는 건 불가능하겠지만, 일주일 단위로 균형을 이루는 것은 가능할지도 모른다. 나는 철저한 자기 관리를 위해 매일 실천하고 싶은 일정표가 있지만 살아가다 보면 이런저런 이유로 지키지 못하는 경우가 다반사다. 예를 들어, 일정표대로라면 잠에서 깨어난 뒤 나의 하루는 명상과 요가로 시작되어야 한다. 이어 녹즙을 만들고, 유기농 재료로 만든 건강한 아침 식사를 남편과 딸과 함께 먹는다. 그리고 나서 글을 쓰고, 그림을 그리며 다른 일들을 처리한 후, 친구와 점심을 먹고 일을 좀 더 한다. 걷기 운동을 한 다음 딸에게 책을 읽어주고, 건강한 저녁 식사를 준비한다. 그리고 남편과의 뜨거운 섹스로 하루를 마감한다. 이 모든 것이 현실이 된다면 얼마나 좋을까!

그러나 현실은 이렇다. 촉박한 마감에 쫓겨 하루 14시간 일하며 남편과 딸의 얼굴을 거의 보지 못한다. 명상과 걷기는 건너뛰기 일쑤며, 포장 음식을 사다 먹고, 창조성 추구를 무시하며, 남편과의 소소한 애정 표현은 고사하고 굿 나이트 키스조차 하기 빠듯할 때가 있다. 하지만 나는 이런 상황을 자주 만들지 않으려고 노력한다. 그리고 되도록 균형을 맞추려고 애쓴다. 월요일이 이 모양이었다면 화요일에는 일이 밀릴지언정 가족과 자기 관리에 전념한다. 수요일이 되면 그 주를 돌아보며 명상을 했는지, 운동을 했는지, 잘 먹었는지, 남편에게 다정하게 대했는지, 딸과 귀중한 시간을 보냈는지, 창조성을 발산했는지 점검한다. 이런 활동을 함으로써 나는 이완 반응을 경험하며, 심신이 풍요로워지고, 행복감과 건강을 유지한다. 이런 식으로 하면 매일매일 실천하고자 한 일정표를 지키지 못하더라도 주말에는 대개 일주일의 균형이 이루어진다.

다음의 훈련은 일과 삶의 균형을 평가해 완전한 건강 돌무덤의 불균형이 건강에 해를 끼치는지 감지할 수 있게 하는 것이다. 자신의 건강 돌무덤 가운데 어떤 돌이 이완 반응을 유도하거나 반대로 스트레스 반응을 일으키는지 유심히 살펴라.

진단 훈련 #2 당신의 완전한 건강 돌무덤의 균형은 어떠한가?

1. 앞의 240페이지에서 소개한 완전한 건강 돌무덤 그림을 일곱 장 복사하거나, 'MindOverMedicineBook.com'에서 다운받아 인쇄하라.
2. 매일 크레파스나 마커로 완전한 건강 돌무덤의 돌 가운데 자신이 실천한 돌들을 색칠하라. 예를 들어, 명상을 했다면 영성에 색칠하라. 즐거운 섹스를 나눴다면 성에 색칠하라. 몸을 잘 관리했다면 신체적인 건강에 색칠하라. 좋은 엄마가 되기 위해 시간을 냈거나 친한 친구와 즐거운 시간을 보냈다면 관계에 색칠하라. 일만 했다면 일 · 삶의 목적에 색칠하라.
3. 한 주가 끝나면, 시간과 에너지를 어디에 가장 많이 집중했는지 보라. 매일 건너뛴 돌이 있는가? 완전한 건강 돌무덤이 불균형한가? 어느 돌에 더 신경을 써야 하는가?

질병의 근본 원인 진단하기

다음 훈련은 건강에 대한 제한적이거나 자기 파괴적 믿음을 찾아내고, 적절한 치료자들의 지원을 받는다고 느끼는지 점검하며, 스트레스 반응을 일으켜 질병을 부르는 생활 요인들을 찾아내기 위한 진단 도구로 완전한 건강 돌무덤을 사용할 수 있도록 돕는다. 또한 이 훈련으로 치료의 일부로서 이완 반응을 유도하는 활동들에 대한 감각을 익힐 수 있다. 이 훈련의 목표는 최상의 건강을 누리지 못하게 방해하는 문제들을 찾아내는 것이다.

6단계 과정 가운데 이 단계가 가장 중요하며, 가장 어렵기도 하다. 내면의 불빛이 하는 말을 잘 들어라. 그리고 협력자들에게 도움을 요청하라.

진단 훈련 #3 자신을 진단하라

앞으로 나올 질문들에 답하라. 속도는 알아서 조절하기 바란다. 충분히 시간을 들여 모든 문제에 정직하게 답하라. 질문에 답하다가 잠시 쉬거나 중단해도 괜찮다. 질문에 진실하게 대답한다면 내면의 불빛이 귀중한 선물, 곧 자신의 진실을 알려줘 스스로 진단할 수 있는 기회를 얻을 것이다. 혼자 혹은 사랑하는 사람과 함께 이 질문들을 큰 소리로 읽어도 좋다. 일지를 기록해도 된다.

이 과정을 진행하는 동안 자신에게 무한한 연민을 느끼도록 노력하라. 부정적인 생각에 빠지는 자신을 발견한다면 잠시 쉬면서 협력자들의 도움을 받은 뒤 나중에 진행하라. 반드시 자신을 철저하게 보살펴야 한다. 질문에 답하는 동안, 감사하는 데 집중하고, 삶을 기쁨으로 가득 채우며, 자신의 가장 친한 친구가 되어라. 그렇게 한다면 마음의 불편함이 사라지고 자신의 삶에서 일어나는 일에 집중할 수 있게 돼 두려움 없이 삶의 문제를 직시할 수 있을 것이다.

믿음

- 나의 유전적 성향과 유전자가 나의 건강에 미치는 영향에 대해 어떻게 생각하는가?
- 건강에 대해 갖고 있는 믿음은 무엇인가?

- 내 병에 대해 갖고 있는 믿음은 무엇인가?
- 자가회복할 수 있는 내 몸의 능력에 대해 어떠한 믿음이 있는가?
- 내 몸에 미치는 마음의 영향에 대해 어떠한 믿음이 있는가?
- 마음을 열고 내 병의 근본 원인이 순전히 신체에서만 비롯되지 않았음을 탐구할 자세가 되어 있는가? 아니라면 왜인가?
- 병으로부터 나는 무엇을 얻었는가?
- 낫기 위해 병을 통해 얻는 것을 포기할 의향이 있는가?
- 나는 최상으로 건강할 가치가 있는가?
- 나의 어린 시절은 지금의 건강에 어떤 영향을 미쳤는가?

지원

- 치료자들이 나를 어떻게 보고, 나의 말을 어떻게 듣는다고 느끼는가?
- 한 사람의 치료자를 포기하는 데 가장 큰 두려움은 무엇인가?
- 나는 치료자들에게 필요한 것을 요구하는가? 아니라면 왜인가?
- 건강 관리를 스스로 망치는 경우가 있는가?
- 내 건강을 어떻게 지원해야 할까?
- 치료자를 떠날 때 어떤 기분이 드는가?
- 치료자와의 관계에서 지원을 받는다고 느낄 때는 언제인가?
- 치료자에게 모든 것을 솔직하게 털어놓는가? 아니라면 왜인가?
- 나는 치료자와 친할 가치가 있는가?
- 자율성을 지닌 환자로서 치료자와 동반자 관계를 형성할 수 없게 만드는 과거의 문제는 무엇인가?

내면의 불빛

- 내가 진정으로 원하는 삶을 살고 있는가?
- 내가 원하는 것을 얻기 위해 노력을 기울이는가?
- 내면의 불빛이 나에게 알리고자 하는 것은 무엇인가?
- 직관이 나에게 말할 때 얼마나 귀를 기울이는가?
- 지금 현재 내 인생에서 마주하고 싶은 진실은 무엇인가?
- 나는 내 안의 무엇을 붙들고 있는가? 무엇으로부터 해방되고 싶어 하는가?
- 내면의 불빛에 더 가까이 가지 못하는 이유는 무엇인가?
- 내면의 불빛이 하는 말을 듣기 위해 모든 것을 걸 의향이 있는가? 아니라면 왜인가?
- 내가 두려움이 없다면 나는 누구인가?
- 숫자 1에서 10 중에서 나 스스로를 사랑하고 수용하는 정도를 점수로 매긴다면 얼마일까?

관계

- 나의 애정 생활은 어떤가? 친구나 협력자를 어떻게 생각하는가?
- 관계를 맺을 때 반복적으로 나타나는 양상은 무엇인가?
- 용서해야 할 사람이 있는가? 그 사람을 용서할 의향이 있는가? 아니라면 왜인가?
- 어떨 때 최고로 사랑받는다고 느끼는가?
- 사람들과 함께하기 위해서 어느 정도까지 자신을 드러낼 의향이 있는가?
- 사랑하는 사람이 오늘 죽었다면 사망 기사를 어떻게 쓰겠는가? 사랑하는

- 사람이 죽을 거라면 혹은 이미 죽었다면 하지 못한 말이 얼마나 많은가?
- 관계라는 맥락에서 잘하고 잘못하는 사람이 항상 있는가?
- 관계에서 얼마나 자주 이용당한다고 느끼는가? 치유하기 위해 희생자나 구세주 역할에서 벗어날 의향이 있는가?
- 내가 사랑과 애정을 받을 만한 가치가 있다고 느끼는가?
- 요술 지팡이가 있다면 내 인생에서 사랑에 관해 무엇을 바꾸고 싶은가?

일 · 인생의 목적

- 내 일에 대해 진정 어떻게 생각하는가?
- 내면의 불빛이 내 일에 대해 알려주고자 하는 건 무엇인가?
- 나의 재능을 발휘하고 삶의 목적을 이루기 위해 하루 대부분의 시간을 어떻게 보내는가?
- 나의 타고난 재능은 무엇인가?
- 일할 때 내 몸 상태는 어떠한가? 일할 때 마음의 상태는 어떠한가?
- 인생의 마지막 날에 누군가가 나에게 마이크를 건네주고 청중 앞에 세운다면 세상에 무어라고 말하겠는가?
- 경제적인 욕구와 가정적인 욕구가 모두 충족된다면 시간을 어떻게 보내겠는가?
- 일이 내가 원하는 것을 이루게 하는 다리 역할을 하는가?
- 비록 내 일을 좋아하지는 않지만 일에서 내가 알아야 할 귀중한 것을 배우고 있는가?

창조성

- 무엇이 나의 창조성에 불을 지피는가? 누가 혹은 무엇이 창조성을 자극하는가?
- 나의 영혼이 창조하고 싶은 것이 무엇인지 분명히 아는가?
- 나의 창조성이 자유롭게 흐르도록 하는 것은 무엇인가?
- 어떤 종류의 창조적인 일이 나를 설레게 하는가? 나는 그 일을 꾸준히 하고 있는가?
- 어렸을 때 했던 창조적인 일은 무엇인가?
- 시간과 돈이 무궁무진하다면 무엇을 창조하겠는가?
- 영감을 받지 못할 때 기분은 어떠한가?
- 창조성을 발휘하는 과정에서 좌절감을 느낄 의향이 있는가?
- 나 자신을 창조적으로 표현할 가치가 있는가?
- 나의 가족은 창조성에 대해 어떠한 믿음을 가지고 있는가?

영성

- 어떤 때 신성과 연결되어 있다고 느끼는가?
- 무엇을 성스럽다고 여기는가?
- 자신을 '종교적'이라고 생각하지 않거나 상위 존재를 믿지 않는다면, 영적인 자아를 성장시키기 위해 다른 방법을 찾고 있는가?
- 종교에 대해 나는 어떤 생각과 감정을 갖고 있는가? 영성이나 종교에 대해 부정적인 생각이 있는가? 있다면 무엇인가?
- 신앙 공동체 안에서 더 영성이 고양되는가, 아니면 영적인 생활에 한해서는

혼자일 때가 좋은가?
- 질병을 영적인 깨어남의 기회로 삼을 만큼 마음이 열려 있는가?
- 나의 가족은 영성에 대해 어떠한 믿음을 갖고 있는가?
- 영성이나 종교를 이용해 다른 사람을 판단하는 경우가 있는가?
- 신과 깊이 교류할 가치가 있다고 생각하는가?
- 적절한 신앙 공동체에 가입하면 인체에서 이완 반응이 유도될 것이라고 생각하는가?

성

- 성적 관계에서 진정 원하는 것이 무엇인가? 그 욕구가 충족되고 있는가?
- 무엇이 나의 참된 성 자아를 지원하는가?
- 바라는 만큼 성적으로 정직하고 솔직하게 표현하지 못하게 만드는 두려움이나 믿음, 정신적 장애가 있는가?
- 첫 성경험에서 어떤 감정을 느꼈는가?
- 과거나 현재의 성적인 경험에서 치유가 필요한 부분이 있는가? 있다면 무엇인가?
- 나의 성적인 욕구를 상승시키는 것은 무엇인가? 반면 성적인 욕구를 잠재우는 것은 무엇인가?
- 원하지 않을 때 섹스를 하면 어떠한 기분을 느끼는가?
- 섹스 중이 아닐 때 성적 욕구를 느끼는가?
- 나의 가족은 성에 대해 어떠한 믿음을 갖고 있는가?
- 아무도 모르게 성적으로 무엇이든 할 수 있다면 무엇을 하겠는가?

돈

- 내 재정 상태에 대해 어떻게 생각하고 느끼는가?
- 재정적으로 나는 얼마나 건강한가?
- 재정적인 건강이나 성공, 풍요로움을 어떻게 정의하는가?
- 나의 재정적인 상태를 확실히 인식하고 있는가, 아니면 인정하려 하지 않는가?
- 나의 가족은 돈에 대해 어떠한 믿음을 갖고 있는가?
- 긴급한 상황에 쓸 비상금이 충분한가?
- 가난해도 행복할 수 있는가?
- 돈에 대해 생각하는 시간이 얼마나 많은가?
- 돈이 나에게 사랑을 가져다주는가?

환경

- 내면의 불빛이 알려주는 곳에 살고 있는가?
- 내 주위를 돌아보았을 때 시야에 들어오는 모습이 좋은가?
- 내 주위에 아름다운 것들이 많은가? 주위에 자연이 있는가?
- 내 환경은 얼마나 건강한가?
- 어떤 환경이 나의 건강에 영향을 미치는가?
- 1에서 10 중 나의 '친환경' 지수를 매긴다면 얼마일까?
- 몸에 쌓이는 환경 독소를 줄이기 위해 어떤 노력을 기울이는가?
- 주위에 널린 불필요한 잡동사니를 어떻게 하면 없앨 수 있을까?
- 나는 치유와 평화를 도모하는 환경에서 살 가치가 있는가?

정신 건강

- 무엇이 나를 행복하게 하는가? 무엇이 나를 불행하게 하는가?
- 무엇이 나의 마음을 치유하는가?
- 아직까지 나를 괴롭히는 과거의 트라우마가 있는가? 그것이 무엇인가?
- 나는 행복할 가치가 있는가?
- 험담이나 비난, 불평 같은 부정적인 대화에 얼마나 많은 시간을 소비하는가?
- 나의 정신 건강을 점검할 의향이 있는가?
- 내가 삶에서 누리는 것에 늘 감사를 표현하는가?
- 오늘 내가 감사할 수 있는 것은 무엇인가?
- 가진 것보다는 갖지 못한 것에 집중하는가?

신체 건강

- 나의 식사와 운동습관은 어떠한가?
- 치료자의 권유와 치료법에 얼마나 불평하는가?
- 버려야 할 나쁜 습관은 무엇인가?
- 나의 에너지 수준은 어느 정도인가?
- 수면을 방해하는 것이 있는가?
- 신체 건강을 얼마나 우선시하는가?
- 몸을 더 잘 관리하기 위해 시간과 돈, 에너지를 투자할 의향이 있는가?
- 노화에 대해 어떻게 생각하는가?
- 죽음에 대해 어떻게 생각하는가?

마무리

- 영적으로 불완전한 나 자신을 완전히 받아들일 의지가 있는가?
- 나에게 어느 정도의 실수를 허용하는가?
- 치유의 여정 동안 나 자신을 강렬하게 사랑하고 수용할 의지가 있는가?
- 이 질문들에 답한 후 내면의 불빛이 빛나는 것을 느끼는가? 내 몸이 기적을 일으킬 준비가 되어 있다고 느끼는가?
- 인생을 바꾸기 위해 지금까지 배운 방법을 사용할 의지가 있는가?

 이 질문들에 답을 하면서 질병의 근본 원인을 찾아낼 수 있는가? 부정적인 믿음이 자신을 파괴하는가? 적절한 협력자를 만났는가? 완전한 건강 돌무덤의 문제로 스트레스 반응이 일어나 몸에 악영향을 미치고 있는가? 이완 반응을 유도하는 활동을 활용하지 못하고 있는가? 이 질문들을 통해 최상의 건강을 불가능하게 만드는 보이지 않던 인생의 사각지대가 드러났는가? 이와 관련해서는 부록의 자가 진단서를 활용해 항복별로 기록해보자.

 축하한다! 이제 진단을 마쳤다. 지금 기록한 내용은 당신 스스로 찾아낸 건강에 이롭거나 해로운 요인들이다. 나의 문제를 대부분 해결해줄 자가 처방전을 읽기 전에, 먼저 부록 B를 보라.

5단계 : 자가 처방전을 써라

지금까지 우리는 몸에 귀를 기울이기로 결심했고, 지혜로운 내면의 불빛에 다가섰으며, 자신의 믿음과 협력자들을 점검했고, 완전한 건강 돌무덤의 균형을 확인했으며, 건강을 해치는 숨은 원인을 진단했다. 자, 이제 철저한 자기 관리를 포함한 전인적인 치료 계획을 세울 시간이 되었다.

환자의 몸에 질병이 발생하면 의사는 다양한 종류의 치료 계획을 처방한다. 영리하고 아는 게 많으며 통합적인 치료를 하는 의사라면 암에 걸린 환자에 대한 치료 계획에 수술, 화학요법, 영양이 풍부한 생식이나 완전 채식, 면역을 강화하는 한 무더기의 보조제, 암환자의 정서 상태를 관리하는 전문가 그룹, 마음을 안정시키는 요가 연습 등을 포함할 것이다.

물론 이런 치료 계획은 많은 도움이 될 것이다. 하지만 면역이 약화된 근본 원인이 외로움이나 일 스트레스, 우울증이라면 어떨까? 근본 원인을 간과한 채 암을 치료한다면 일시적인 효과는 볼 수 있을지라도 영구적으로 치료되지 않을 수도 있다. 암이 재발하거나, 심지어 다른 병이 생기기도 한다. 최적으로 질병을 예방하고 치료해 재발을 방지하기 위해서는 반드시, 반드시, 반드시 애초에 질병에 취약하게 만든 근본 원인을 해결해야 한다. 치료 과정에서 내면의 불빛에 귀를 기울이고, 자신에게 맞는 정통 의학을 최대한 활용해야 한다. 이것이 바로 자가 처방전을 쓰는 이유다. 자가 처방전을 쓸 때 우리는 자기 건강의 총

책임자가 된다. 자신이 상사라는 점을 잊지 마라. 자기 외에는 모두 부하다.

물론 의사가 검진을 지시하고 처방전에서 잘못된 점을 지적하고 필요한 약을 처방할 것이다. 수술이나 다른 의료 절차가 필요하다면, 역시 의사가 처리할 것이다. 하지만 약을 먹을지, 수술을 받을지 최종 선택하는 것은 바로 자신이다. 그래야 자가 처방전 아닌가. 의사의 지시에 무조건 따르지 마라. 치유 과정에서 완전한 동반자가 되어라. 자신의 몸을 점검하고, 내면의 불빛이 하는 말에 귀를 기울이며, 치유의 원탁에 초대한 사람들과 상담하라.

건강을 스스로 관리하겠다고 결심했다면, 최고의 의료진에게 조언을 구해야 하지만 그들은 보조자에 불과하다는 점을 잊지 말아야 한다. 치유의 원탁에 의사, 치료사, 침술사, 마사지 치료사, 인생 코치, 어머니 등 도움이 된다면 누구든 초대하라! 이들은 운영위원이자 고문단이며 교육자다. 이들을 현명하게 선택하라. 형편이 된다면 비용을 더 지불하더라도 치유의 원탁에 최고의 전문가를 모셔라. 하지만 원탁의 주인은 자신이라는 점을 잊지 마라. 자신이 상석에 앉도록 정하라. 원탁에 모인 사람들의 의견이 일치하지 않을 수도 있다. 엇갈리는 견해에 혼동이 생길 가능성도 있다. 하지만 자신의 입장을 바꾸지 마라. 자기 몸은 자기가 가장 잘 안다.

만일 몸을 치유할 수 있는 방법이 오직 한 가지라면 모두들 동의할 것이다. 하지만 한 가지 방법만 있는 게 아니다. 의술이라고 부르는 이유는 바로 그 때문이다. 치료 계획은 궁극적으로 환자 자신에게 맞아야 한다. 자신의 몸이고 자신의 인생이다. 그리고 자신의 선택이다. 언제나 자신이 결정한다. 내면의 불빛, 그리고 몸과 깊게 연결된 내면의 지식에 귀를 기울인다면 언제나 올바른 선택을 할 수 있을 것이다.

자가 처방전을 쓰는 일은 적절한 협력자들을 찾고 치료 계획에 적극적으로 동참할 때도 계속된다. 이 책을 읽으면서 건강에 대한 제한적이고 자기 파괴적이며 부정적인 믿음이 몸에 해를 끼쳐왔음을 깨달았을 것이다. 어쩌면 일 스트레스가 사람을 죽일 수도 있다는 내용을 읽고 해결 방법을 찾았을지도 모른다. 비관적인 태도에서 낙관적인 태도로 전향해 행복을 증진시켜야 함을 깨달았을 수도 있다. 완전한 건강 돌무덤을 보고 건강에 악영향을 주는 인생의 불균형을 인식했을지도 모른다.

이제 새롭게 깨달은 내용을 실천해야 한다. 최상의 건강을 누리지 못하는 이유를 아는 것만으로는 충분하지 않다. 행동을 취하길 바란다. 최선의 행동이 무엇인지는 오직 자신만이 안다. 의사가 약을 처방할 수 있을지 모르지만, 완전한 건강을 위해 인생에서 변화되어야 할 것들을 제시하는 처방전은 오직 자신만이 쓸 수 있다. 다음은 시작하는 방법이다.

치료 훈련 **자가 처방전 쓰기**

1 필기도구와 종이나 일지를 몇 장 준비하거나, 부록에 있는 자가 처방전을 준비하라.

2 앞서 작성한 종이나 일지 혹은 부록의 자가 진단서를 준비한다.

3 잠시 눈을 감고 내면의 불빛이 알리는 지혜로운 치유 방법을 들어라. 마음을 열고 자신에 대한 사랑과 연민을 상기하라. 마음이 안정되고 편안하며 직관이 열렸다고 느낄 때 눈을 떠라.

4 진단서의 모든 항목을 보며 질병의 근본 원인을 치료하기 위해 어떤 행동을 취할 수 있을지 스스로에게 물어보라. 자신의 직관을 믿고 떠오르는 생각을 판단하려 들지 마라. 아직 실제로 행동을 취할 필요는 없지만, 자신에게 정직해야 한다는 점은 잊지 마라. 아무것도 검열하지 마라. 자신 외에는 그 누구도 이 내용을 읽을 필요가 없다.

5 내가 환자와의 1대1 치료에서 권고하는 사항이 자가 처방전의 구체적인 권고 사항과 많은 부분 일치하지만, 그런 종류의 구체적인 권고 사항은 이 책의 범위를 벗어난 것이다. 예를 들어, 결혼생활에 문제가 있는 환자에게 내가 신뢰하는 치료사와 워크숍을 권했다고 하자. 그러나 결국 환자는 자신이 이미 매우 많은 것을 알고 있다는 점에 놀라게 될 뿐이다. 자신의 몸과 인생에 무엇이 필요한지 알기 위해서는 자신 외에 그 누구도 필요치 않다.

6 문제를 발견했지만 치유할 방법을 모르겠다면, 내가 도움을 줄 수 있다. 내가 운영하는 블로그 'LissaRankin.com'에 들어가면 두려움 없이 살고 사랑하기 위한 실용적인 처방전과 함께 자신을 치유해 최고의 삶을 사는 여러 기법을 볼 수 있다. 또한 'OwningPink.com'을 방문하면 30명이 넘는 치유사와 예지력을 지닌 교사 들이 쓴 완전한 건강 돌무덤의 모든 돌의 치유법을 볼 수 있다. 내가 쓴 자가 처방전의 표본은 부록 C에서 볼 수 있다.

행동하라

자가 처방전을 썼다면, 드디어 당신의 여정이 시작된 것이다. 다음 단계는 가장 흥분되며 가장 큰 용기를 필요로 한다. 최상의 건강을 위해 삶에서 무엇을 변화시켜야 할지 알았다면, 이제 행동을 취하라.

작은 응원과 함께 시작하겠다. 당신은 할 수 있다! 경험해봤기 때문에 나는 안다. 내 목숨을 구하기 위해 무엇을 해야 할지 알게 되었을 때의 느낌을 나는 생생히 기억한다. 그냥 알게 되는 그 느낌 말이다. 나는 겁이 났다. 하지만 내 가슴 깊은 곳에서부터 더 나은 삶을 위한 변화가 임박했다는 것을 알았기 때문에 설레기도 했다.

당신도 마찬가지다. 내가 응원 도구를 힘차게 흔들고 있다. 시작하라! 두려움 없이 넘기 힘든 선을 넘었다는 사실만으로도 나는 이미 당신이 무척이나 자랑스럽다.

아마 가슴이 뛸 것이다. 마음이 조마조마할 수도 있다. 과감히 진단서를 대면하고 자가 처방전에 쓴 내용을 실행해야 한다고 생각하는 것만으로 스트레스 반응이 일어날 수도 있다. 하지만 걱정하지 마라. 일시적인 현상일 뿐이다. 약속하건대 이완 반응이 곧바로 뒤따를 것이다.

나는 일반적인 진료 방식에서 벗어나 이런 과정에 있는 환자를 도와봤기 때문에 이런 일이 얼마나 큰 두려움을 가져오는지 잘 안다. 치유의 여정에서 용감하게도 빠르게 앞서 나가는 사람들이 보이는 엄청난 변화를 목격하면서 나는 마음이 열렸고 충격에 휩싸였다. 나는 자가회복의 위업이라고밖에 설명할 수 없는 기적적인 치유, 즉 자연치유를 지켜보았다. 어떤 상황에서든 두려움에 맞서고 가슴을 열어 인생 전체를 바꾸는 사람들을 보았다.

이 과정을 진행하면서 내면의 불빛에 계속 귀를 기울여라. 내면의 불빛을 가장 친한 친구로 만들어 자신이 찾는 진실과 신뢰하는 지식을 끊임없이 상기하라. 이 과정을 지나는 동안 내면의 불빛이 무한한 열정을 선사할 것이다. 내면의 불빛에 가까이 갈수록 이 과정은 더욱 즐거워진다.

하지만 행동을 취할 의지가 없다면 어떡할까? 건강을 회복하기 위해 무엇을 해야 할지 알지만 믿음이 약하다면? 만약 그렇다면, 자신에게 친절하라. 아마 아직 때가 아닌 것뿐이다. 현상을 유지하는 고통이 미지에 대한 두려움을 뛰어넘을 때 믿음이 성장한다. 아직 그때가 오지 않았다면 기다리면 된다. 하지만 너무 오래 기다리지는 마라. 속삭임을 들을 의지가 없다는 이유만으로 몸이 비명을 지르도록 내버려둬도 괜찮다는 뜻은 아니다.

대부분의 경우, 진단서를 작성하고 자가 처방전을 쓸 때 근본적인 변화가 요구되지만 내면의 불빛이 안내하는 대로 행동할 의지가 없는 사람들이 있다. 그럴 때마다 나는 환자들에게 이렇게 질문한다. "행동을 취하지 않을 거라면 계속 아픈 쪽을 선택하시겠어요?"

그럴 때 시선을 떨어뜨리고 고개를 끄덕이며 건강을 담보로 한 변화가 필요함을 직시하지 않았다고 인정하는 사람들이 있다. 괜찮다. 그들의 잘못이 아니다. 하지만 인생의 선택을 받아들이는 게 좋다.

반면 변화를 시도해 몸 상태가 좋아질 희망이 조금이라도 있다면, 무엇이든 감수하고 용감하게 행동을 취할 의향이 있다고 말하는 사람들이 있다. 그때 나는 가슴이 뭉클해지고 눈가가 촉촉해진다. 이들 중에도 낫는 사람이 있고 그렇지 못한 사람이 있다.

결국, 자신이 결정할 일이다. 자기 몸이고 자기 인생이다.

인생에서 무엇을 변화시켜야 하는지 알고 행동으로 옮기기로 결정했다면, 자신을 사랑하라. 마음을 편하게 먹고 걸음마부터 시작하라. 자신을 자주 칭찬하라. 끝없이 자신을 수용하고 감사하며 사랑해야만 이 여정이 순조로울 것이다.

6단계 : 결과에 대한 집착을 내려놓아라

긍정적인 믿음으로 전환하고, 적절한 협력자를 찾고, 몸과 내면의 불빛이 보내는 지혜에 접근하고, 진단을 하고, 처방전을 작성하고, 그에 따라 행동을 취했다면 결과에 대한 집착을 버려라. 물론 치유하고 싶을 것이다. 아픈데 낫고 싶지 않은 사람이 어디 있겠는가? 하지만 낫지 않을 수도 있다. 그건 당신의 잘못이 아니다.

물론 우리 몸에는 인생에 변화를 줌으로써 인체의 자가회복력을 키울 힘이 내재하지만 솔직히 말해서 병이 나을지 안 나을지는 장담할 수 없다. 해야 할 일을 다 했는데도 죽을 수 있다. 누구나 인생의 어느 시점에는 죽음의 손길을 피할 수 없다. 아무것도 하지 않고도 병이 저절로 낫는 경우도 있다.

많은 경우, 자가치유에 전심전력을 다 한 사람들은 병이 낫지 않을 때 실패했다고 느낀다. 왜 그런 식으로 생각하는가? 우주의 시간표를 누가 알겠는가? 우리가 이 지구에서 무엇을 배울 것이며, 그것을 배우기 위해 어떤 시련을 겪어야 할지 어떻게 알 수 있겠는가? 아마도 우리 중 몇몇은 자신의 영혼이 간절히 배우고 싶어 하는 것을 배우고, 품위 있게 질병을 견디는 방법을 본보기로 보여주기 위해 아파야 할지도 모른다. 그 품위는 끝까지 투쟁하며, 원하는 길이 아닐지라도 치유의 전 과정에 대해 감사하는 데서 나온다.

자가치유의 여정이 어떻게 느껴질지 예상하기는 어렵다. 그래서 귀띔해주고 싶다. 나는 많은 사람의 자가치유를 도와봤기 때문에 사람마다 여정이 다르고, 결과 또한 다르다는 사실을 입증할 수 있다. 내 환자 중 한 여성은 나와 함께 이 과정을 시작하기 전 20년 동안 만성질환에 시달리고 있었다. 3개월간 정규 프로그램에 참여하고 스스로 집중적으로 관리한 결과, 그녀의 질병은 사라졌다. 나는 신이 났다! 효과를 본 것이다! 하지만 신체 증상이 완전히 사라졌는데도 그녀는 깊은 슬픔에 빠져 매일 아침 침대에서 일어나기조차 힘들어했다. 마음의 힘만으로 치유할 수 있었음을 깨닫고 병으로 잃어버린 20년의 시간을 애통해한 나머지 우울증에 빠진 것이다. 그녀는 매일 감사하는 연습을 하고, 자신보다 불행한 사람들을 도우며, 손자가 태어난 뒤에야 절망감에서 해방됐다.

그녀를 지켜보면서 이 같은 과정을 겪을 때 현재에 사는 일이 얼마나 중요한지 깨닫게 되었다. 낙관성을 유지하고, 현재에 집중하며, 가진 것에 감사하는 일은, 지난 일을 하염없이 후회하고 슬퍼하지 않기 위해서 매우 중요하다. 이 과정을 마치고 자연치유를 경험하는 축복을 누린다면, 자신의 행운의 별에 감사하며 감사 기도를 하라. 두 번째 기회를 얻는 복을 받았고, 자신이 배운 것을 다른 사람을 돕는 데 사용할 기회를 얻은 것이니 말이다.

자연치유에 성공한 또 다른 환자는 완전히 다른 경험을 했다. 그녀 역시 질병으로 심한 고통을 겪었지만 병이 나은 후 단 한 번도 과거를 돌아보지 않았다. 그녀는 이 치유를 마음을 열어 정신을 풍요롭게 함으로써 건강뿐만 아니라 애정생활, 직업, 거주지를 바꾸게 한 기적이라고 생각한다.

또 다른 환자는 건강이 급속히 악화되는 상황에도 전 과정 내내 용기를 잃지 않았다. 그녀는 두려움 없이 자신의 진실과 대면했다. 모든 인간관계를 수정했고, 꿈을 좇으며 살았고, 울분을 풀었으며, 케케묵은 두려움을 놓아버리고, 어린 시절부터 미워하느라 이를 갈아온 사람들을 용서했으며, 잘못된 자아상을 버렸고, 인생의 모든 측면에서 내면의 불빛에 따랐다. 그녀는 결국 질병을 이겨내진 못했지만 매우 품위 있는 죽음을 맞았다. 그녀의 죽음은 수십 명의 사람, 특히 가족들을 치유했다. 그녀는 치료되지 않았지만 치유되어 세상을 떠났다. 수백 명의 사람이 그녀의 장례식에 참석해 그녀의 훌륭한 삶과 감명 깊은 죽음에 감사를 표했다.

마음을 열어 경험한다면, 새로운 삶으로 다시 태어나는 한편 상상조차 할 수 없을 만큼 성장할 수 있다. 있는 힘을 다해 기적이 가능한 몸을 만든 후 결과에 대한 집착을 버린다면 질병을 통해 영적으로 깨어나는 기회를 얻을 수 있다. 그렇다면 병으로 인해 깨진 자아가 회복되고,

인생의 우선순위가 재정립되며, 가진 것에 감사하게 되고, 내면의 불빛에 따르며, 현재에 살 수 있는 용기를 얻고, 사랑하는 사람이나 신성에 더 가까워질 수 있다.

'그 안의 여자'라고 이름 붙인 미술 프로젝트를 진행할 때, 나는 의료용 반죽으로 유방암에 걸린 여성들의 상반신을 만들었다. 그 여성들과 그들 안에 내재한 아름다움에 대해 이야기를 나누었는데, 거의 모든 여성이 암을 계기로 확고하게 긍정적인 태도를 갖게 되었다며 암이 지금까지 경험한 최고의 사건이라고 말했다.

인생을 재정비하기 위해 질병에 걸리기를 바라서는 안 되겠지만, 이 같은 일은 자주 일어난다. 진정으로 깨어나기 위해 나에게 연이은 우환이 필요했듯이, 병이라는 것이 많은 사람이 안일주의라는 알을 깨고 나와 마치 내일 죽을 사람처럼 살게 만들기도 한다.

병이 당신의 뒤통수를 친다면, 깨어날 수 있는 절호의 기회라고 생각하라. 물론 품위 있게 죽는 법을 배우는 기회가 될 수도 있지만 말이다. 나는 기적이 가능하다고 믿지만, 때로는 완전한 치료가 일어나지 않을 수도 있다. 우리는 이 같은 사실을 받아들여야 한다. 씻은 듯이 낫겠다는 집착으로 치료에 매달린다면 영혼의 어두운 밤이라 불리는 절망으로 곤두박질칠 것이다. 하지만 있는 힘을 다해 기적을 일으킬 수 있는 몸을 만든다면, 그리고 이 여정을 믿고 순리에 맡긴다면, 상상조차 할 수 없는 평화, 평온, 기쁨을 누리게 될 것이다.

치유되었지만 치료되지 않았을 때

나는 안다. 아버지를 보았으니까.

전이성 흑색종으로 진행된 뇌종양을 진단받은 아버지는 병을 이길 수 있을 거라고 믿었다. 아버지는 젊었다. 젊어도 너무 젊었다. 그리고 깊은 믿음과 한 무리의 협력자, 사랑하는 가족, 그리고 활짝 열린 마음을 지닌 아버지는 낙관적이었다. 아버지는 확실히 암이 걸릴 만한 행동을 하지 않았다. 그는 복된 삶을 산 멋진 남자였다.

어쨌든 아버지는 돌아가셨다. 정말 불공평하다.

이 책을 쓰기 위해 자료 조사를 하던 중, 아버지의 6주기를 맞아 나는 어머니와 마주 앉았다. 내 연구에 대해 이야기를 나누다가 어머니가 내게 아버지에게 잘못이 있었다고 생각하느냐고 물었다. 아버지가 치유의 가능성을 충분히 믿지 않았나? 적절한 협력자들을 찾지 못했나? 완전한 건강 돌무덤의 균형을 찾지 못했나? 자연식을 했어야 했나? 아버지의 죽음을 막을 수도 있었을까?

나는 정직하게 모른다고 답했다.

이 책을 쓰기 위해 자료를 조사하고 집필하는 과정에서 많은 것을 배웠지만, 나는 아직도 모르는 게 많다. 아버지를 죽음에 이르게 한 암을 예방할 수 있었을까? 아버지가 닭날개 튀김을 즐기는 대신 녹즙을 마셨다면 암을 피할 수 있었을까? 다발성 경화증으로 인한 장애로 조기 퇴직한 후 새로운 목표를 찾았다면 목숨을 구할 수 있었을까? 창조적인 취미를 발견해 생기를 북돋았다면 치료될 수 있었을까? 섹스를 더 했어야 했을까? 명상을 더 했다면? 건강한 환경이었다면? 더 웃었다면? 햇볕을 더 쪼였다면? 스트레스 반응을 줄였다면? 이완 반응을 늘렸다면?

알 수 없다.

아버지가 마음 자세를 바꾸고, 적절한 협력자를 찾고, 내면의 불빛에 접근하고, 자가 진단을 하고, 자가 처방전을 쓰고, 행동을 취했다면 치료되었을 수도 있다. 하지만 치료되지 않았을 수도 있다. 어쩌면 모든 것을 다 하고도 같은 결과를 맞았을지도 모른다.

나는 어머니를 껴안고 아버지가 이 책을 읽는다면 무슨 말씀을 하실지 생각해보았다. 자료를 조사하는 내내 뒤통수에서 아버지의 목소리가 들렸다. 아버지는 질문했고, 재촉했으며, 더 파고들도록 다그쳤고, 내가 마지막까지 설득하려고 애썼던 회의론자의 역할을 했다.

나는 마침내 용기를 내어 어머니의 생각을 물었다. "아버지가 살아계시다면 내가 배우고 쓰려고 하는 내용을 어떻게 생각하실까요?"

어머니는 조용히 생각에 잠겼다. 어머니의 한쪽 눈에 이슬이 맺혔다. 어머니는 부드럽게 미소를 짓더니 "우선 아버지는 네가 욱하는 마음으로 책을 썼다고 생각했겠지만, 때로 과학자다운 너의 관점이 아버지의 흥미를 끌었을 거야"라고 말했다. 어머니는 결국 아버지가 제시된 증거에 마음이 열려 이 책에 적어도 얼마간의 진실이 존재한다고 생각했을 거라고 했다.

그 말을 들으며 나는 흐르는 눈물을 주체할 수 없었다.

어머니는 덧붙였다. "확실한 건 아버지가 지금 이 자리에 계셨다면 말할 수 없이 너를 자랑스러워하실 거라는 거야."

그 순간, 아버지가 너무 보고 싶어서 심장에서 시리도록 아픈 통증과 함께 충만하고 가슴 벅찬 느낌이 동시에 몰려들었다. 나는 어머니에게 이 책은 모두 아버지에게 쓴 글이라고 고백했다. 한 자 한 자 글을 쓸 때마다 언제나 아버지의 눈이 나를 바라보고 있었다. 아버지와 같은 의사들이 곧바로 내치지 않을 책을 쓴다면 의료를 제공하고 제공받는 방식에 진정한 변화를 가져올 수 있을 거라고 생각했다. 아마도 건강을 다시 정의하고, 완전히 새로운 방식으로 사람들을 치유할 나의 사명을 완수할 수 있을 것이다. 또 우리의 의료 체계가 망가진 것을 알고 의학의 핵심을 되찾기를 간절히 바라는 많은 의사와 환자, 그리고 그 밖의 치료자들의 마음을 끌 수 있을지도 모른다.

에이브러햄 버기즈Abraham Verghese가 쓴 《눈물의 아이들Cutting for Stone》에 나오는 가공의 의사는 이렇게 말한다. "우리는 자신이 원해서 이 세상에 왔다. 운이 좋다면 우리는 기아와 빈곤, 그리고 흔하게 발생하는 조기 사망을 뛰어넘는 삶의 목적을 찾을 수 있을 것이다. 나는 성인이 되어 인생의 목적을 찾았다. 그것은 의사가 되는 것이었다. 세상을 구하기보다는 나 자신을 치유하고 싶었다. 확실히 젊은 의사들을 비롯해 이를 인정하는 의사들은 거의 없겠지만, 이 직업에 발을 내디디면서 우리는 무의식적으로 타인을 치유하면서 자신의 상처를 치유하리라는 것을 믿는다. 상처는 치유할 수 있다. 하지만 상처가 더 깊어질 수도 있다."

나는 점점 상처가 깊어져 병이 난 의사 가운데 하나다. 하지만 이제 자신을 치유하는 방법을 터득한 나는 간절하게 다른 사람들도 자신을 치유하도록 돕고 싶다. 내가 얻은 가장 큰 교훈은, 두려움에 안절부절못하고 무엇이든 통제할 수 있다는 환상에 빠져 인생을 보내다가는 어느 날 갑자기 인생과 건강이 무너질 수도 있다는 점이다. 인생에서 유일하게 확실한 것은 불확실성이다. 불확실한 미래가 두려워 스트레스 반응을 일으키든, 불확실성을 받아들여 이완 반응을 유도하든 이는 모두 자신의 선택이다. 개인적으로 나는 불확실성의 아름다움을 알게 되었다. 불확실성의 한쪽은 거대하고 겁나는 미지의 세계이지만, 다른 한쪽은 무한한 가능성이다. 미래는 알 수 없다. 무슨 일이든 일어날 수 있다.

요즘에 나는 아침에 눈을 뜰 때마다 내 앞에 무슨 일이 기다리고 있을지 알 수 없다는 사실을 되새긴다. 물론 달력에는 일정이 빡빡하게 표시되어 있지만, 일정이 바뀌고 새로운 기회가 나타나 계획이 바뀌는 일이 비일비재하다. 올해 하려는 일들은 1년 전에는 전혀 예상하지 못했던 것들이다. 사실, 이는 내가 꿈꿀 수 있는 최고의 상황이다. 반가운 일이다. 내년에는 지금은 상상하지 못한 더 많은 보석이 나를 기다리고 있을 수 있다는 의미니까 말이다. 세상에 못 할 것은 없다. 무한대다. 세상아, 잘 봐라.

당신도 마찬가지다. 미래를 알 수 없어 두려움을 느낄 수도 있지만 (특히 아픈 상황에서는), 내일 무슨 일이든 일어날 수 있다는 것을 기억하라. 오늘밤 아파서 잠들었는데 내일 아침에는 깨끗이 나아 깨어날 수도 있다. 증상이 영원히 사라질 수도 있고, 기분이 좋아질 수도 있다. 스타벅스에서 줄을 서 있는데, 천생연분이 바로 뒤에 서 있을 수도 있다. 어려운 계약이 성사될 수도 있다. 꿈에 그리던 집이 생길 수도 있다. 오프라 윈프리Oprah Winfrey의 전화를 받을 수도 있다. 마침내 임신을 할 수도 있다. 복권에 당첨될 수도 있다. 오래전에 헤어진 어머니가 나타날 수도 있다. 깨달음을 얻을 수도 있다. 바로 눈앞에서 바다가 갈라질 수도 있다.

건강한 상태에서 질병을 예방하기 위해 이 단계를 마쳤다면, 축하한다! 그 용기에 박수를 보낸다. 당신의 수명이 연장되었을 것이라고 굳게 믿는다. 그리고 아픈 상태에서 이 과정을 마쳤다면, 역시 축하한다! 당신이 지금 보내는 시간들은 더 없이 소중한 순간이다. 그것을 음미하라. 롤러코스터를 타라. 재주를 넘어라. 마음을 열어라. 절대로 사랑을 숨기지 마라. 아량으로 용서하라. 마음껏 줘라. 꿈을 좇아라. 진실을 말하라. 두려움을 비웃어라. 무작정 믿어라. 아름다운 것들을 만들어라. 욕구를 존중하라. 기쁨을 경험하라. 통념에서 벗어나라. 대담하라. 당당하라. 이것이 병을 예방하는 방법이다. 이렇게 하면 생명을 구할 수도 있다.

부록 A

몸과 분리되지 않는 8가지 방법

- **신체 부위에 집중하라.** 손끝이나 왼쪽 무릎, 다른 부위를 의식하라. 어떤 느낌인가? 아픈가? 시원한가? 따뜻한가? 미풍이 느껴지는가? 깃털로 몸을 쓸거나 몸이 카펫을 스칠 때 어떤 느낌이 드는가? 모든 감각에 집중하라.

- **느낌에 이름을 붙여라.** 말은 마음에서 비롯된다. 느낌에 이름을 붙임으로써 마음과 몸을 연결할 수 있다. 구체적인 단어를 선택하라. 신체 부위가 뻣뻣하거나 느슨하거나 가볍거나 무겁거나 따끔거리거나 따뜻하거나 차갑거나 예민하거나 무감각하거나 강하거나 약하거나 고통스럽게 느껴지는가? '좋다' 혹은 '나쁘다'처럼 일반적인 단어로 감각을 표현하지 마라. 조이거나 넓거나 꺼끌꺼끌하거나 무거운 느낌이 들 수도 있다. 최대한 다양한 감각을 느껴보라.

- **몸을 움직여라.** 춤, 요가, 걷기, 자전거 타기, 스키 타기 등 다양한 신체 활동을 하면 몸을 더 잘 인식할 수 있다. 통증조차도 몸을 인식하게 하는 스승이 될 수 있다. 그러니 느낌에 자신을 맡기는 것을 두려워하지 마라.

- **바닥을 이용하라.** 허공에서 몸이 잘 느껴지지 않는다면 바닥을 굴러보라. 몸을 좀 더 잘 느낄 수 있을 것이다.

- **헐렁한 옷을 입어라.** 움직일 때 옷이 피부에 스치는 것이 몸을 의식하는 데 도움을 줄 수 있다. 몸에 꽉 끼는 옷을 입으면 헐렁한 바지나 치마, 그리고 소매가 널찍한 셔츠를 입을 때보다 몸을 덜 의식하게 된다.

- **관능적이 돼라.** 사랑을 나누는 일만큼 몸을 의식하게 만드는 것도 없다!

- **마음을 결정할 때 몸의 반응을 살펴라.** 데이트를 신청한 그 남자를 보면 어떤 느낌이 드는가? 가벼운 느낌인가 무거운 느낌인가? 새로운 일을 제안받았을 때 몸이 열린다고 느끼는가, 닫힌다고 느끼는가? 몸은 나침반이다. 주의를 기울여라.

- **호흡하라.** 호흡에 주의를 기울이면 몸에 집중할 수 있다.

부록B

리사의 자가치유 진단

아래는 자가 처방전을 실행하기 전에 삶의 영역별로 나를 최상의 건강에서 벗어나게 하는 요인들을 스스로 진단한 것이다.

믿음
- 나는 정통 의학을 숭배하고 나의 힘을 의사에게 전가하도록 배웠기 때문에 자신을 치유할 수 있다고 믿지 않는다.

협력자
- 나는 정통 의학의 울타리를 넘어 나의 치유의 원탁에 초대할 사람들을 찾아야 한다.

내면의 불빛

- 나는 다른 사람들에게 인정받기 위해서 가면으로 나의 많은 것을 가렸다. 나의 내면의 불빛은 완전히 꺼진 듯하지만 나는 그것이 존재한다는 걸 안다.
- 나는 내 몸과 분리되었다고 느낀다. 내 몸이 비명을 지르기 전에 몸의 속삭임을 듣고 싶다.

관계

- 아버지의 죽음으로 건강이 나빠졌다. 나는 애통했다.
- 나는 때로 외로움을 느낀다. 주위에 항상 사람들이 북적대지만, 그들 중 많은 이가 진정한 나를 보지 못하거나 모른다는 생각이 든다.
- 남편을 사랑하지만, 또다시 결혼에 실패하지 않기 위해 남편과 더욱 가까워지기를 원한다.
- 탈진할 때까지 나를 소모하곤 한다.

일 · 인생의 목표

- 일 때문에 죽을 것 같다.
- 더 이상 내 인생의 목표를 모르겠다.

창조성

- 나는 주체할 수 없는 창조력을 느끼며, 창조성은 나의 치유 과정

에서 매우 중요한 부분이라고 생각한다. 창조력을 더 많이 발산하고 싶다.
- 글쓰기를 좋아하지만 충분히 하지 못한다. 글을 더 많이 쓰면 건강에 좋을 거라고 생각한다.

영성
- 신을 더 가까이 느끼고 싶다. 그러면 건강에 유익할 것 같다.
- 나는 여전히 기도를 하며, 그것이 건강에 도움이 된다고 생각한다.

성
- 성생활이 더 만족스러우면 건강에 이로울 거라고 생각한다.

돈
- 나는 돈을 충분히 벌며 재정적으로 안정돼 있다고 느끼지만, 그 대가는 무엇일까? 내 직업이 나를 좀먹고 있다.
- 직장을 그만두면 파산할 것이다. 그런 생각을 하면 스트레스를 받는다.

환경
- 남부 캘리포니아는 점점 바빠지고 사람들로 북적대서 스트레스를 받는다. 나는 이웃과 아주 친해서 발코니 너머로 계란을 전해 주기도 한다.

- 나의 주거 환경에 자연, 공간, 평화가 더 많았으면 정말 좋겠다. 빅서로 이사 가고 싶다. 건강에 이로울 것 같다.

정신 건강
- 나는 우울증이 없고 낙관적이고 밝은 편이지만, 마음 깊은 곳에 자리 잡은 슬픔이 사라지지 않는다. 아마 실패한 결혼, 혹독한 의대 교육, 사랑하는 사람들의 죽음 등에서 비롯된 것이리라. 행복감을 증진시키는 노력을 기울이면 건강에 유익할 거라고 생각한다.

신체 건강
- 집에서는 식단에 신경을 많이 쓰지만 일하는 동안에는 너무 바빠서 잘 챙겨 먹지 못한다.
- 집에서 먹는 음식이라도 좀 더 신경을 써야 한다. 나는 치즈를 너무 많이 먹는다.
- 임신으로 엉덩이 모양이 망가져서 예전만큼 운동을 하지 않는다. 운동을 더 하면 건강이 좋아질 것이다.
- 지난 몇 년간 찐 9킬로그램을 뺀다면 더 건강해질 것이다.
- 나는 이 많은 건강 문제 때문에 7가지 약을 먹는 게 싫다. 지금 따르고 있는 식이요법이 건강에 도움이 되는 것 같다.

부록 C

리사의
자가 처방전

믿음

- EFT 치료자인 케이트 윈치Kate Winch와 닉 오트너Nick Ortner의 도움을 받아 EFT를 훈련해 제한적인 믿음을 없애라.
- 스티브 시스골드Steve Sisgold의 도움을 받아 몸-중심 치료법을 훈련하라. 이 기법은 몸 안에 심어진 믿음을 바꾸는 치료법이다.
- 리타 소먼Rita Somen에게 사이크-K를 받아라.

협력자

- 여러 분야의 치료자를 치유의 원탁에 불러 모아라.

내면의 불빛

- 가면을 벗고 인생의 모든 측면에서 당당한 내가 되기 위해 힘써라.
- 시간을 내서 휴식 센터를 찾아가라.

- 데비 로사스Debbie Rosas가 창시했으며 감각에 기초한 운동인 니아Nia 기법으로 몸으로 들어가는 법을 배우라.
- 애스트로 트윈스The AstroTwins의 도움을 받아 점성학 책을 읽어라.

관계

- 브레네 브라운의 책과 TEDx와 TED 톡스에 소개된 '불완전함의 선물'을 실천하라. 기꺼이 자신의 취약성과 결함을 드러내 완벽주의를 포기함으로써 얻는 연결을 통해 더 깊은 친밀감을 느껴라.
- 내가 사랑하는 모든 사람을 구제하려는 생각을 버려라. 그들을 있는 그대로 조건 없이 사랑하고, 그들을 바꾸려는 욕구에 저항하라.
- 나의 '구세주 콤플렉스'를 치유하라. 먼저 나를 채우는 데 몰두해 다른 사람을 도울 만큼 풍요로워져라.
- 마음속에 항상 두고 싶은 사람들의 목록을 만들어 내가 사랑하는 사람들에게 좋은 친구인지 확인하라.
- 사람들이 언제나 내 마음을 읽어 내가 원하고 필요한 대로 소통하기를 기대하지 마라. 다른 사람에게도 원하는 것을 솔직히 말해달라고 요구하라.
- 사람들과 자주 맺는 무의식적 합의에 주목하라. 암묵적인 합의를 양측 모두 인정하는 의식적이고 경건한 계약으로 바꿔라.
- 마사 베크Martha Beck의 조언에 따라 내가 정말로 의견을 존중하는 사람들의 목록을 만들어라. 그리고 목록에 없는 사람들의 의

견은 신경 쓰지 마라.
- '마법의 눈'으로 타인을 보라(영혼 대 영혼으로).

일 · 인생의 목적

- 정통 의학의 의사생활을 그만둬라.
- 치유하고 의료를 제공하고 제공받는 방식을 변화시키는 데 기여할 내 사명에 대한 거부감을 극복하라.
- 레이첼 나오미 르멘Rachel Naomi Remen이 운영하는 의사를 치유하는 공동체의 도움을 받아 내 직업에서 비롯된 아픔을 치유하라.
- 치유가 필요한 사람들과 타인을 치유하는 일에 전념하는 사람들을 연결하고, 환자와 치유자 모두가 치유를 위한 자료를 찾을 수 있는 'OwningPink.com' 사이트를 시작하라.
- 나의 개인 블로그 'LissaRankin.com'을 시작하라.
- 마사 베크가 쓴 책을 모두 읽어라.
- 완벽한 비서 · 편집자 · 코치인 멜라니 베이츠Melanie Bates를 고용해 내 일에 박차를 가하라.
- 리더십 컨설턴트 다나 세우스Dana Theus의 도움을 받아 힘과 리더십을 키우는 법을 배워라.
- 에이미 알러Amy Ahlers, 마이크 로빈스Mike Robbins, 크리스틴 아릴로Christine Arylo, 스티브 시스골드Steve Sisgold 같은 동료 저자, 코치들과 함께 협력 그룹에 가입하라.

창조성

- 창조성의 제단에서 명상하기, 촛불 붙이기, 매일 기도하기 등과 같이 창조성을 일깨우는 활동을 습관화하라.
- 사이트와 블로그에 글을 올려라.
- 《마음의 글쓰기Writing from the heart》의 저자 낸시 아로니Nancy Aronie의 워크숍에서 배운 마음의 글쓰기를 연습하라.
- 《납화 : 왁스로 그림 그리기 완벽 가이드Encaustic Art: The Complete Guide to Creating Fine Art with Wax》라는 책을 쓰기 위해 영감을 주는 예술가 60명의 작업실을 방문하라.
- 글쓰기를 더 많이 하라.
- 가능할 때마다 그림을 그려라.
- 멀티미디어 e-강의를 만들어라.

영성

- 하루에 적어도 20분은 명상하라.
- 직관적인 영성 상담가 트리샤 베렛Tricia Barrett에게 지혜와 안내를 구하라.
- 그린 걸치 선 센터Green Gulch Zen Center와 스피릿 록Spirit Rock 명상 센터의 선문답에 참여하라.
- 나의 길을 안내하는 신호를 받고 해석하는 방법을 알려달라고 매일 기도하라.
- 내 제단을 돌보는 시간을 가져라.

성

- 셀라 켈리Sheila Kelly의 S 팩터 S Factor에서 하는 감각적인 여성 운동 수업을 들어라.
- 리지나 토마스하우어Regena Thomashauer가 운영하는 마마 지나 Mama Gena의 여성 미술 고급 과정을 수료하라.
- 원 테이스트One Taste의 니콜 대돈Nicole Daedon의 도움을 받아 오르가슴 명상OM 방법을 배워라.
- (비밀에 부치기로 한) 다른 방식들을 실험하라.

돈

- 확언을 반복하고 정서해방기법을 연습해 돈에 대한 제한된 믿음을 없애라.
- 재정 코치 바버라 스태니Barbara Stanny의 도움을 받아 돈에 대한 제한된 믿음을 없애라.
- 예산을 짜라.
- 재정적인 목표를 분명히 설정하라. 목적을 정하라. 돈에 관련된 두려움에서 해방돼라. 그 과정을 신뢰하라.

환경

- 지금 사는 남부 캘리포니아의 도시를 떠나라.
- 물질은 행복과 일치하지 않으며 인생을 정리해주지 않는다는 점을 깨달아라. 내 옷장부터 시작하라.

- 풍수지리에 따라 집 안의 물건들을 배치해 좀 더 치유될 수 있는 환경을 만들어라.
- 집 안에 식물을 키워라.
- 북부 캘리포니아 해변의 삼나무와 산으로 둘러싸인 곳으로 이사하라.

정신 건강

- 고통은 피할 수 없지만 그로 인한 마음의 괴로움은 선택하기 나름이라는 걸 인식하라. 의식적으로 기쁨을 선택하라.
- 좀 더 낙관적인 사람이 되는 방법을 배워라.
- 가족과 함께하는 저녁 식탁에서 오늘 하루에 대해 감사하는 습관을 들여라.
- 감사 일기를 써라.
- 나의 진실과 일치하는 한, 즐거움을 주는 것을 당당히 추구하라.
- 음악을 크게 틀고 자주 춤춰라.
- 하고 싶을 때마다 옆으로 재주를 넘어라.
- 집에서 만든 생 초콜릿을 마음껏 먹어라.
- 내면의 비평가(그렘린)를 잠재우고 내면의 불빛을 깨워라.

신체 건강

- 매일 녹즙을 마시고 3개월에 한 번 해독하라.
- '생식, 완전 채식, 잡식' 식단을 따르라(나는 대부분 채식과 완전 채식을 하고, 자주 생식을 한다. 글루텐과 당분이 없는 음식을 섭취하며,

오리 고기, 치즈, 파니니, 크림 브륄레 같은 맛있는 음식은 거의 먹지 않는다).
- 세 종류의 고혈압 약의 양을 반으로 줄여 복용하라.
- 모든 알레르기 약, 흡입기, 주사를 중단하라. 스스로 알레르기를 치유할 수 있다고 믿어라.
- 자연요법 의사뿐만 아니라 현대 의학 의사에게도 진료를 받아라.
- 종합비타민, 항산화제, 칼슘, 킬레이트된 무기질 보조제, 비타민 D, 어유 등 매일 비타민을 복용하라. 식단에 치아씨와 태양 클로렐라를 추가하라.
- 하루에 적어도 1시간씩 걷거나 요가를 하라.
- 하루에 적어도 7시간 잠을 자라.

자가 진단서
The Diagnosis Journal

믿음

지원

내면의 불빛

관계

일 · 인생의 목적

창조성

영성

성

돈

환경

정신 건강

신체 건강

마무리

자가 처방전
The Prescription

믿음

지원

내면의 불빛

관계

일 · 인생의 목적

창조성

영성

성

돈

환경

정신 건강

신체 건강

마무리

| 주석

서문

1 Anne Harrington, *The Cure Within: A History of Mind-Body Medicine* (New York: W. W. Norton & Company, 2008), 250-51.
2 Patrick Cooke, "They Cried until They Could Not See," *New York Times Magazine*, June 23, 1991.

1부 자신을 믿어라

1장 건강 신념에 대한 충격적인 진실

1 Bruno Klopfer, "Psychological Variables in Human Cancer," *Journal of Projective Techniques* 21, no. 4 (December 1957): 331-40.

2 Stewart Wolf, "The Effects of Suggestion and Conditioning on the Action of Chemical Agents in Human Subjects: The Pharmacology of Placebos," *Journal of Clinical Investigation* 29, no. 1 (January 1950): 100-109.

3 J. Bruce Moseley 외 "A Controlled Trial of Arthroscopic Surgery for Osteoarthritis of the Knee," *New England Journal of Medicine* 347 (July 11, 2002): 81-88.

4 Margaret Talbot, "The Placebo Prescription," *New York Times Magazine*, January 9, 2000.

5 Henry K. Beecher, "The Powerful Placebo," *Journal of the American Medical Association* 159, no. 17 (December 24, 1955): 1602-6.

6 Michael E. Wechsler 외 "Active Albuterol or Placebo, Sham Acupuncture, or No Intervention in Asthma," *New England Journal of Medicine* 365 (July 14, 2011): 119-26.

7 Femke M. de Groot 외 "Headache: The Placebo Effects in the Control Groups

in Randomized Clinical Trials; An Analysis of Systematic Reviews," *Journal of Manipulative and Physiological Therapeutics* 34, no. 5 (June 2011): 297-305.

8   Talbot, "The Placebo Prescription."

9   H. J. Binder 외 "Cimetidine in the Treatment of Duodenal Ulcer: A Multicenter Double Blind Study," *Gastroenterology* 74 (February 1978): 380-88.

10 Shirley S. Wang, "Why Placebos Work Wonders," *Wall Street Journal*, January 10, 2012, http://online.wsj.com/article/SB10001424052970204720204577712887388647 1982.html.

11 F. J. Evans, "Expectancy, Therapeutic Instructions, and the Placebo Response," in *Placebo: Theory, Research and Mechanisms*, ed. Leonard White, Bernard Tursky, and Gary E. Schwartz (New York: Guilford Press, 1985); J. D. Levine 외 "Analgesic Responses to Morphine and Placebo in Individuals with Postoperative *Pain*," Pain 10, no. 3 (June 1981): 379-89.

12 Irving Kirsch, *The Emperor's New Drugs: Exploding the Antidepressant Myth* (New York: Basic Books, 2010); Irving Kirsch and Guy Sapirstein, "Listening to Prozac but Hearing Placebo: A Meta-Analysis of Antidepressant Medication," *Prevention & Treatment* 1, no. 2 (June 1998); Shankar Vedantam, "Against Depression, a Sugar Pill Is Hard to Beat: Placebos Improve Mood, Change Brain Chemistry in Majority of Trials of Antidepressants," *Washington Post*, May 7, 2002; Arif Khan 외 "Suicide Rates in Clinical Trials of SSRIs, Other Antidepressants, and Placebo: Analysis of FDA Reports," *American Journal of Psychiatry* 160, no. 4 (April 1, 2003): 790-92.

13 Judith A. Turner 외 "The Importance of Placebo Effects in Pain Treatment and Research," *Journal of the American Medical Association* 271, no. 20 (May 25, 1994): 1609-14; Leonard A. Cobb 외 "An Evaluation of Internal-Mammary-Artery Ligation by a Double-Blind Technic," *New England Journal of Medicine*, 260, no. 22 (May 28, 1959): 1115-18.

14 Elise A. Olsen 외 "A Multicenter, Randomized, Placebo-Controlled, Double-Blind Clinical Trial of a Novel Formulation of 5% Minoxidil Topical Foam Versus Placebo in the Treatment of Androgenetic Alopecia in Men," *Journal of the American Academy of Dermatology* 57, no. 5 (November 2007): 767-74; Richard A. Preston 외 "Placebo-Associated Blood Pressure Response and Adverse Effects in the Treatment of Hypertension: Observations from a Department of Veterans Affairs Cooperative Study," *Archives of Internal Medicine* 160, no. 10 (May 22, 2000): 1449-54; H. V. Allington, "Review of the

Psychotherapy of Warts," *AMA Archives of Dermatology and Syphilology* 66, no. 3 (1952): 316-26; H. Vollmer, "Treatment of Warts by Suggestion," *Psychosomatic Medicine* 8 (March 1946): 138-42; Montague Ullman and Stephanie Dudek, "On the Psyche and Warts: Hypnotic Suggestion and Warts," *Psychosomatic Medicine* 22, no. 1 (January 1, 1960): 437-88; Anton J. M. De Craen et 외 "Placebo Effect in the Treatment of Duodenal Ulcer," *British Journal of Clinical Pharmacology* 48, no. 6 (December 1999): 853-60; F. K. Abbot, M. Mack, and S. Wolf, "The Action of Banthine on the Stomach and Duodenum of Man with Observations on the Effects of Placebos," *Gastroenterology* 20, no. 2 (February 1952): 249-61; Talbot, "The Placebo Prescription"; Paul L. Canner, Sandra A. Forman, and Gerard J. Prud'homme, "Influence of Adherence to Treatment and Response of Cholesterol on Mortality in the Coronary Drug Project," *New England Journal of Medicine* 303 (October 30, 1980): 1038-41; Ibrahim Hashish 외 "Reduction of Postoperative Pain and Swelling by Ultrasound Treatment: A Placebo Effect," *Pain* 33, no. 3 (June 1988): 303-11; Raul de la Fuente-Fernandez 외 "Expectation and Dopamine Release: Mechanism of the Placebo Effect in Parkinson's Disease," *Science* 293, no. 5532 (August 10, 2001): 1164-66; C. Kirschbaum 외 "Conditioning of Drug-Induced Immunomodulation in Human Volunteers: A European Collaborative Study," *British Journal of Clinical Psychology* 31, no. 4 (November 1992): 459-72; Predrag Petrovic 외 "Placebo and Opioid Analgesia: Imaging a Shared Neuronal Network," *Science* 295, no. 5560 (March 1, 2002): 1737-40; Matthew D. Lieberman 외 "The Neural Correlates of Placebo Effects: A Disruption Account," *Neuroimage* 22, no. 1 (May 2004): 447-55; Tor D. Wager 외 "Placebo-Induced Changes in fMRI in the Anticipation and Experience of Pain," *Science* 303, no. 5661 (February 20, 2004): 1162-67.

15 Irving Kirsch, "Response Expectancy as a Determinant of Experience and Behavior," *American Psychologist* 40, no. 11 (November 1985): 1189-1202.

16 I. Wickramasekera, "A Conditioned Response Model of the Placebo Effect: Predictions from the Model," *Biofeedback and Self-Regulation* 5, no. 1 (March 1980): 5-18; Nicholas J. Voudouris, Connie L. Peck, and Grahame Coleman, "Conditioned Response Models of Placebo Phenomena: Further Support," *Pain* 38, no. 1 (July 1989): 109-16.

17 Asbjørn Hrobjartsson and Peter C. Gøtzsche, "Is the Placebo Powerless? An Analysis of Clinical Trials Comparing Placebo with No Treatment," *New England Journal of Medicine* 344, no. 21 (May 24, 2001): 1594-1602.

18 Daniel E. Moerman and Wayne B. Jonas, "Deconstructing the Placebo Effect and Finding the Meaning Response," *Annals of Internal Medicine* 136, no. 6

(March 19, 2002): 471-76.

19 Fabrizio Benedetti, *Placebo Effects: Understanding the Mechanisms in Health and Disease* (New York: Oxford University Press, 2009): 29.

20 Jon D. Levine, Newton C. Gordon, and Howard L. Fields, "The Mechanism of Placebo Analgesia," *Lancet* 312, no. 8091 (September 23, 1978): 654-57.

21 R. Ader and N. Cohen, "Behaviorally Conditioned Immunosuppression," *Psychosomatic Medicine* 37, no. 4 (July/August 1975): 333-40.

22 Evans, *Placebo: Mind over Matter in Modern Medicine*, 44-69.

23 Benedetti 외 "Loss of Expectation-Related Mechanisms in Alzheimer's Disease Makes Analgesic Therapies Less Effective."

24 David J. Scott 외 "Individual Differences in Reward Responding Explain Placebo-Induced Expectations and Effects," *Neuron* 55, no. 2 (July 19, 2007): 325-36.

25 Caryle Hirshberg and Brendan O'Regan, *Spontaneous Remission: An Annotated Bibliography* (Petaluma, CA: Institute of Noetic Sciences, 1993), http://noetic.org/library/publication-books/spontaneous-remission-annotated-bibliography/.

26 위와 동일한 글.

2장 병에 걸리고 낫지 않는 확실한 방법

1 D. P. Phillips, T. E. Ruth, and L. M. Wagner, "Psychology and Survival," *Lancet* 342, no. 8880 (November 6, 1993): 1142-45.

2 S. M. Woods, J. Natterson, and J. Silverman, "Medical Students' Disease: Hypochondriasis in Medical Education," *Journal of Medical Education* 41, no. 8 (August 1966): 785-90.

3 Bernie S. Siegel, *Love, Medicine & Miracles* (New York: Harper & Row, 1986), 133.

4　Pierre Kissel and Dominique Barrucand, *Placebos et Effet Placebo en Medecine* (Paris: Masson, 1964).

5　Stanley Schachter and Jerome Singer, "Cognitive, Social and Physiological Determinants of Emotional State," *Psychological Review* 69, no. 5 (September 1962): 379-99.

6　Norman Cousins, *Anatomy of an Illness: As Perceived by the Patient* (New York: W. W. Norton & Company, 1979), 59.

7　Samuel F. Dworkin 외 "Cognitive Reversal of Expected Nitrous Oxide Analgesia for Acute Pain," *Anesthesia and Analgesia* 62, no. 12 (December 1983): 1073-77.

8　Avraham Schweiger and Allen Parducci, "Nocebo: The Psychologic Induction of Pain," *Pavlovian Journal of Biological Science* 16, no. 3 (July-September 1981): 140-43.

9　Brian Reid, "The Nocebo Effect: The Placebo Effect's Evil Twin," *Washington Post*, April 30, 2002.

10　위와 동일한 글.

11　Anthony Robbins, *Unlimited Power: The New Science of Personal Achievement* (New York: Free Press, 1986).

12　Bennett G. Braun, ed., *The Treatment of Multiple Personality Disorder* (Arlington, VA: American Psychiatric Press, 1986).

13　Richard L. Kradin, *The Placebo Response and the Power of Unconscious Healing* (New York: Routledge, 2008), 151.

14　Martina Amanzio 외 "A Systematic Review of Adverse Events in Placebo Groups of Anti-migraine Clinical Trials," *Pain* 146, no. 3 (December 5, 2009): 261-69.

15　Walter B. Cannon, "Voodoo Death," *American Anthropologist* 44, no. 2 (April-June, 1942): 169-81.

16　John Cloud, "The Flip Side of Placebos: The Nocebo Effect," *Time*, October 13, 2009, http://www.time.com/time/magazine/article/0,9171,1931727,00.html.

17 Sanford I. Cohen, "Voodoo Death, the Stress Response, and AIDS," *Advanced Biochemical Psychopharmacology* 44 (1998): 95-109.

18 D. N. Ruble, "Premenstrual Symptoms: A Reinterpretation," *Science* 197, no. 4300 (July 15, 1977): 291-292.

19 Michael J. Colligan and Lawrence R. Murphy, "Mass Psychogenic Illness in Organizations: An Overview," *Journal of Occupational Psychology* 52, no. 2 (June 1979): 77-90.

20 Fabrizio Benedetti 외 "The Biochemical and Neuroendocrine Bases of the Hyperalgesic Nocebo Effect," *Journal of Neuroscience* 26, no. 46 (November 15, 2006): 12014-22.

21 Bruce Lipton, *The Biology of Belief: Unleashing the Power of Consciousness, Matter and Miracles* (Carlsbad, CA: Hay House, 2008).

22 Robert A. Waterland and Randy L. Jirtle, "Transposable Elements: Targets for Early Nutritional Effects on Epigenetic Gene Regulation," *Molecular and Cellular Biology* no. 15 (August 2003): 5293-5300; Eva Jablonka and Marion J. Lamb, *Epigenetic Inheritance and Evolution: The Lamarckian Dimension* (Oxford: Oxford University Press, 1995).

23 Walter C. Willett, "Balancing Life-Style and Genomics Research for Disease Prevention," *Science* 296, no. 5568 (April 26, 2002): 695-98.

24 Peter D. Gluckman and Mark A. Hanson, "Living with the Past: Evolution, Development, and Patterns of Disease," *Science* 305, no. 5691 (September 17, 2004):1733-36.

25 Peter W. Nathanielsz, *Life in the Womb: The Origin of Health and Disease* (New York: Promethean Press, 1999).

26 James W. Prescott, Scientific Director, *Rock A Bye Baby* (New York: Time-Life Films, 1970).

27 Patrick Bateson 외 "Developmental Plasticity and Human Health," *Nature* 430, no. 6998 (July 22, 2004): 419-21.

3장 병을 낫게 하는 치유 요인

1   "One Scholar's Take on the Power of the Placebo," *Science Friday*, NPR, January 6, 2012, http://m.npr.org/news/Health/144794035.

2   Michael Specter, "The Power of Nothing," *New Yorker*, December 12, 2011.

3   Michael E. Wechsler 외 "Active Albuterol or Placebo, Sham Acupuncture, or No Intervention in Asthma," *New England Journal of Medicine* 365 (July 14, 2011): 119-26.

4   Lawrence D. Egbert 외 "Reduction of Postoperative Pain by Encouragement and Instruction of Patients: A Study of Doctor-Patient Rapport," *New England Journal of Medicine* 270 (April 16, 1964): 825-27.

5   위와 동일한 글.

6   K. B. Thomas, "General Practice Consultations: Is There Any Point in Being Positive?" *British Medical Journal* 294, no. 6581 (May 9, 1987): 1200-1202.

7   Fabrizio Benedetti 외 "When Words Are Painful: Unraveling the Mechanisms of the Nocebo Effect," *Neuroscience* 147, no. 2 (June 29, 2007): 260-71.

8   Richard H. Gracely 외 "Clinicians' Expectations Influence Placebo Analgesia," *Lancet* 325, no. 8419 (January 5, 1985): 43.

9   Janice L. Krupnick 외 "The Role of the Therapeutic Alliance in Psychotherapy and Pharmacotherapy Outcome: Findings in the National Institute of Mental Health Treatment of Depression Collaborative Research Program," *Journal of Consulting and Clinical Psychology* 64, no. 3 (June 1996): 532-39.

10 Ted J. Kaptchuk 외 "Components of Placebo Effect: Randomised Controlled Trial in Patients with Irritable Bowel Syndrome," *British Medical Journal* 336, no. 7651 (May 1, 2008): 999-1003.

11 A. H. Sinclair-Gieben and D. Chalmers, "Evaluation of Treatment of Warts by Hypnosis," *Lancet* 274, no. 7101 (October 3, 1959): 480-82; Owen S. Surman, Sheldon K. Gottlieb, and Thomas P. Hackett, "Hypnotic Treatment of a Child with Warts," *American Journal of Clinical Hypnosis* 15, no. 1 (July 1972): 12-14.

12 Curtis E. Margo, "The Placebo Effect," *Survey of Ophthalmology* 44, no. 1 (July/August 1999): 33-34; Nicholas J. Voudouris, Connie L. Peck, and Grahame Coleman, "Conditioned Response Models of Placebo Phenomena: Further Support," *Pain* 38, no. 1 (July 1989): 109-16; Steve Stewart-Williams and John Podd, "The Placebo Effect: Dissolving the Expectancy Versus Conditioning Debate," *Psychology Bulletin* 130, no. 2 (March 2004): 324-40.

13 Desonta Holder, "Health: Beware Negative Self-Fulfilling Prophecy," *Seattle Times*, January 2, 2008, http://seattletimes.nwsource.com/html/health/2004101546_fearofdying02.html.

14 Julia Kleinhenz 외 "Randomised Clinical Trial Comparing the Effects of Acupuncture and a Newly Designed Placebo Needle in Rotator Cuff Tendinitis," *Pain* 83, no. 2 (November 1, 1999): 235-41; J. Vas 외 "Acupuncture as a Complementary Therapy to the Pharmacological Treatment of Osteoarthritis of the Knee: Randomised Controlled Trial," *British Medical Journal* 329, no. 7476 (November 20, 2004): 1216-19; Juan Antonio Guerra de Hoyos 외 "Randomised Trial of Long- Term Effect of Acupuncture for Shoulder Pain," *Pain* 112, no. 3 (December 2004): 289-98.

15 Edzard Ernst and Adrian R. White, "Acupuncture for Back Pain: A Meta-Analysis of Randomized Controlled Trials," *Archives of Internal Medicine* 158, no. 20 (November 9, 1998): 2235-41; Matthias Karst 외 "Pressure Pain Threshold and Needle Acupuncture in Chronic Tension-Type Headache: A Double-Blind Placebo-Controlled Study," *Pain* 88, no. 2 (November 2000): 199-203; Matthias Karst 외 "Needle Acupuncture in Tension-Type Headache: A Randomized, Placebo-Controlled Study," *Cephalalgia* 21, no. 6 (July 2001): 637-42; Matthias Karst 외 "Acupuncture in the Treatment of Alcohol Withdrawal Symptoms: A Randomized, Placebo-Controlled Inpatient Study," *Addiction Biology* 7, no. 4 (October 2002): 415-19; Jongbae Park 외 "Acupuncture for Subacute Stroke Rehabilitation: A Sham-Controlled, Subjectand Assessor-Blind, Randomized Trial," *Archives of Internal Medicine* 165, no. 17 (September 26, 2005): 2026-31; K. Streitberger 외 "Effect of Acupuncture Compared with Placebo-Acupuncture at P6 as Additional Antiemetic Prophylaxis in High-Dose Chemotherapy and Autologous Peripheral Blood Stem Cell Transplantation: A Randomized Controlled Single-Blind Trial," *Clinical Cancer Research* 9, no. 7 (July 2003): 2538-44; K. Streitberger 외 "Acupuncture Compared to Placebo-Acupuncture for Postoperative Nausea and Vomiting Prophylaxis: A Randomised Placebo-Controlled Patient and Observer Blind Trial," *Anaesthesia* 59, no. 2 (February 2004): 142-49; Matthias Fink 외 "Needle Acupuncture in Chronic Poststroke Leg Spasticity," *Archives of Physical Medicine and Rehabilitation* 85, no. 4 (April

2004): 667-72; M. Linde 외 "Role of the Needling Per Se in Acupuncture as Prophylaxis for Menstrually Related Migraine: A Randomized Placebo-Controlled Study," *Cephalalgia* 25, no. 1 (January 2005): 41-47.

16 Anita Catlin and Rebecca L. Taylor-Ford, "Investigation of Standard Care Versus Sham Reiki Placebo Versus Actual Reiki Therapy to Enhance Comfort and WellBeing in a Chemotherapy Infusion Center," *Oncology Nursing Forum* 38, no. 3 (May 2011): E212-E220.

17 J. Kleijnen, P. Knipschild, and G. ter Riet, "Clinical Trials of Homoeopathy," *British Medical Journal* 302, no. 6772 (February 9, 1991): 316-23.

18 Aijing Shang 외 "Are the Clinical Effects of Homoeopathy Placebo Effects? Comparative Study of Placebo-Controlled Trials of Homoeopathy and Allopathy," *Lancet* 366, no. 9487 (August 27-September 2, 2005): 726-32.

19 "The End of Homeopathy," editorial, *Lancet* 366, no. 9487 (August 27-September 2, 2005): 690.

20 Iris R. Bell, "All Evidence Is Equal, but Some Evidence Is More Equal than Others: Can Logic Prevail over Emotion in the Homeopathy Debate?" *Journal of Alternative and Complementary Medicine* 11, no. 5 (October 2005): 763-69.

21 David Spiegel and Anne Harrington, "What Is the Placebo Worth?" *British Medical Journal* 336, no. 7651 (May 3, 2008): 967-68.

22 Mary L. Smith and Gene V. Glass, "Meta-Analysis of Psychotherapy Outcome Studies," *American Psychologist* 32, no. 9 (September 1977): 752-60.

23 Hans H. Strupp and Suzanne W. Hadley, "Specific vs. Nonspecific Factors in Psychotherapy: A Controlled Study of Outcome," *Archives of General Psychiatry* 36, no. 10 (September 1979): 1125-36.

24 Arthur Kleinman, *Rethinking Psychiatry: From Cultural Category to Personal Experience* (New York: Free Press, 1991).

25 Ted J. Kaptchuk 외 "Complementary Medicine: Efficacy Beyond the Placebo Effect," in *Complementary Medicine: An Objective Appraisal*, ed. Edzard Ernst (Oxford: Butterworth-Heinemann, 1996), 42-70.

26 Michael Talbot, *The Holographic Universe* (New York: HarperCollins, 1991), 107.

2부 마음을 치료하라

4장 건강을 다시 정의하다

1 Richard A. Dienstbier, "Arousal and Physiological Toughness: Implications for Mental and Physical Health," *Psychological Review* 96, no. 1 (January 1989): 84-100; Marianne Frankenhaeuser, "The Psychophysiology of Workload, Stress, and Health: Comparison Between the Sexes," *Annals of Behavioral Medicine* 13, no. 4 (1991): 197-204; Shelley E. Taylor, *Health Psychology* (New York: McGraw-Hill, 1999), 168-201.

5장 외로움은 건강에 독이다

1 Malcolm Gladwell, *Outliers: The Story of Success* (New York: Little, Brown & Company, 2008), 7.

2 J. S. House, K. R. Landis, and D. Umberson, "Social Relationships and Health," *Science* 241, no. 4865 (July 29, 1988): 540-45.

3 Ron Grossman and Charles Leroux, "A New 'Roseto Effect': 'People Are Nourished by Other People,'" *Chicago Tribune*, October 11, 1996, http://articles.chicagotribune.com/1996-10-11/news/9610110254_1_satellite-dishes-outsiders-town/2.

4 Lisa F. Berkman and S. Leonard Syme, "Social Networks, Host Resistance, and Mortality: A Nine-Year Follow-Up Study of Alameda County Residents," *American Journal of Epidemiology* 109, no. 2 (February 1, 1979): 186-204.

5 Peggy Reynolds and George A. Kaplan, "Social Connections and Risk for Cancer: Prospective Evidence from the Alameda County Study," *Behavioral Medicine* 16, no. 3 (Fall 1990): 101-10.

6 Thomas A. Glass 외 "Population Based Study of Social and Productive Activities as Predictors of Survival among Elderly Americans," *British Medical Journal* 319 (August 21, 1999): 478.

7 L. C. Giles 외 "Effect of Social Networks on 10 Year Survival in Very Old Australians: The Australian Longitudinal Study of Aging," *Journal of Epidemiological Community Health* 59, no. 7 (July 2005): 574-79; J. S. House, C. Robbins, and H. L. Metzner, "The Association of Social Relationships and Activities with Mortality: Prospective Evidence from the Tecumseh Community Health Study," *American Journal of Epidemiology* 116, no. 1 (July 1982): 123-40.

8 Candyce H. Kroenke 외 "Social Networks, Social Support, and Survival after Breast Cancer Diagnosis," *Journal of Clinical Oncology* 24, no. 7 (March 1, 2006): 1105-11.

9 Annika Rosengren, Lars Wilhelmsen, and Kristina Orth-Gomer, "Coronary Disease in Relation to Social Support and Social Class in Swedish Men: A 15 Year Follow-Up in the Study of Men Born in 1933," *European Heart Journal* 25, no. 1 (January 2004): 56-63.

10 Jo Marchant, "Heal Thyself: Trust People," *NewScientist*, August 30, 2011, http://www.newscientist.com/article/mg21128271.800-heal-thyself-trust-people.html.

11 W. J. Strawbridge 외 "Frequent Attendance at Religious Services and Mortality over 28 Years," *American Journal of Public Health* 87, no. 6 (June 1997): 957-61.

12 D. Oman and D. Reed, "Religion and Mortality among the Community-Dwelling Elderly," *American Journal of Public Health* 88, no. 10 (October 1998): 1469-75.

13 T. E. Oxman, D. H. Freeman, and E. D. Manheimer, "Lack of Social Participation or Religious Strength and Comfort as Risk Factors for Death after Cardiac Surgery in the Elderly," *Psychosomatic Medicine* 57, no. 1 (January/February 1995): 5-15.

14 Harold G. Koenig 외 "Modeling the Cross-Sectional Relationships Between Religion, Physical Health, Social Support, and Depressive Symptoms," *American Journal of Geriatric Psychology* 5, no. 2 (Spring 1997): 131-44.

15 Christopher G. Ellison and Jeffrey S. Levin, "The Religion-Health Connection: Evidence, Theory, and Future Directions," *Health Education and Behavior* 25, no. 6 (December 1998): 700-720.

16 Robert A. Hummer 외 "Religious Involvement and U.S. Adult Mortality,"

Demography 36, no. 2 (May 1999): 273-85; Michael E. McCullough 외 "Religious Involvement and Mortality: A Meta-Analytic Review," *Health Psychology* 19, no. 3 (May 2000): 211-22.

17 Patrick R. Steffen 외 "Religious Coping, Ethnicity, and Ambulatory Blood Pressure," *Psychosomatic Medicine* 63, no. 4 (July.August 2001): 523-30; John Gartner, Dave B. Larson, and George D. Allen, "Religious Commitment and Mental Health: A Review of the Empirical Literature," *Journal of Psychology and Theology* 19, no. 1 (Spring 1991): 6.25; Harold G. Koenig and David B. Larson, "Religion and Mental Health: Evidence for an Association," *International Review of Psychiatry* 13, no. 2 (2001): 67-78; Sandra E. Sephton 외 "Spiritual Expression and Immune Status in Women with Metastatic Breast Cancer: An Exploratory Study," *Breast Journal* 7, no. 5 (September/October 2001): 345-53; Teresa E. Woods 외 "Religiosity Is Associated with Affective and Immune Status in Symptomatic HIV-Infected Gay Men," *Journal of Psychosomatic Research* 46, no. 2 (February 1999): 165-76.

18 Joseph L. Lyon, Kent Gardner, and Richard E. Gress, "Cancer Incidence in Mormons and Non-Mormons in Utah (United States) 1971-1985," *Cancer Causes & Control* 5, no. 2 (March 1994): 149-56.

19 William J. Strawbridge, Richard D. Cohen, and Sarah J. Shema, "Comparative Strength of Association between Religious Attendance and Survival," *International Journal of Psychiatry in Medicine* 30, no. 4 (2000): 299-308; Doug Oman 외 "Religious Attendance and Cause of Death Over 31 Years," *International Journal of Psychiatry in Medicine* 32, no. 1 (2002): 69-89.

20 Daniel N. McIntosh, Roxane Cohen Silver, and Camille B. Wortman, "Religion's Role in Adjustment to a Negative Life Event: Coping with the Loss of a Child," *Journal of Personality and Social Psychology* 65, no. 4 (October 1993): 812-21.

21 Michael E. McCullough and Everett L. Worthington, Jr., "Religion and the Forgiving Personality," *Journal of Personality* 67, no. 6 (December 1999): 1141-64.

22 Melvin Pollner, "Divine Relations, Social Relations, and Well-Being," *Journal of Health and Social Behavior* 30 no. 1 (March 1989): 92-104.

23 Kenneth I. Pargament, "The Psychology of Religion and Spirituality?: Yes and No," *International Journal for the Psychology of Religion* 9, no. 1 (1999): 3-16.

24 Harold G. Koenig, Kenneth I. Pargament, and Julie Nielsen, "Religious Coping and Health Status in Medically Ill Hospitalized Older Adults," *Journal of Nervous and Mental Disease* 186, no. 9 (September 1998): 513-21.

25 Pamela Kotler and Deborah Lee Wingard, "The Effect of Occupational, Marital and Parental Roles on Mortality: The Alameda County Study," *American Journal of Public Health* 79, no. 5 (May 1989): 607-12.

26 Robert M. Kaplan and Richard G. Kronick, "Marital Status and Longevity in the United States Population," *Journal of Epidemiology and Community Health* 60, no. 9 (September 2006): 760-65.

27 Brigham Young University, "Happily Marrieds Have Lower Blood Pressure than Social Singles," *ScienceDaily*, March 21, 2008, http://www.sciencedaily.com/releases/2008/03/080320192610.htm.

28 American Academy of Sleep Medicine, "More Marital Happiness = Less Sleep Complaints," *ScienceDaily*, June 11, 2008, http://www.sciencedaily.com/releases/2008/06/080609071336.htm.

29 Sheree J. Gibb, David M. Fergusson, and L. John Horwood, "Relationship Duration and Mental Health Outcomes: Findings from a 30-Year Longitudinal Study," *British Journal of Psychiatry* 198, no. 1 (2011): 24-30.

30 Dario Maestripieri 외 "Between- and Within-Sex Variation in Hormonal Responses to Psychological Stress in a Large Sample of College Students," *Stress* 13, no. 5 (September 2010): 413-24; "Relationships Are Good for Your Health: Being Married or in a Long-Term Relationship Improves Your Ability to Deal with Stress, a New Study Suggests," *Telegraph*, August 18, 2010, http://www.telegraph.co.uk/health /healthnews/7952466/Relationships-are-good-for-your-health.html.

31 BMJ-British Medical Journal, "Marriage Is Good for Physical and Mental Health, Study Finds," *ScienceDaily*, January 28, 2011, http://www.sciencedaily.com/releases/2011/01/110127205853.htm.

32 Ohio State University, "Marital Problems Lead to Poorer Outcomes for Breast Cancer Patients," *ScienceDaily*, December 10, 2008, http://www.sciencedaily.com/releases/2008/12/081208123304.htm.

33 Wiley-Blackwell, "Intimate Abuse Study Finds Clear Links with Poor Health and Calls for Holistic Primary Care Approach," *ScienceDaily*, July 6, 2009,

http://www.sciencedaily.com/releases/2009/07/090706090438.htm.

34 James W. Pennebaker and Robin C. O'Heeron, "Confiding in Others and Illness Rate among Spouses of Suicide and Accidental-Death Victims," *Journal of Abnormal Psychology* 93, no. 4 (November 1984): 473-76.

35 George Davey Smith, Stephen Frankel, and John Yarnell, "Sex and Death: Are They Related? Findings from the Caerphilly Cohort Study," *British Medical Journal* 315, no. 7133 (December 20-27, 1997): 1641-44; Erdman B. Palmore, "Predictors of the Longevity Difference: A 25-Year Follow-Up," *Gerontologist* 22, no. 6 (December 1982): 513-18; G. Persson, "Five-Year Mortality in a 70-Year-Old Urban Population in Relation to Psychiatric Diagnosis, Personality, Sexuality and Early Parental Death," *Acta Psychiatrica Scandinavica* 64, no. 3 (September 1981): 244-53; S. Ebrahim 외 "Sexual Intercourse and Risk of Ischaemic Stroke and Coronary Heart Disease: The Caerphilly Study," *Journal of Epidemiology and Community Health* 56, no. 2 (February 2002): 99-102; Monique G. Le, Annie Bacheloti, and Catherine Hill, "Characteristics of Reproductive Life and Risk of Breast Cancer in a Case-Control Study of Young Nulliparous Women," *Journal of Clinical Epidemiology* 42, no. 12 (1989): 1227-33; Carl J. Charnetski and Francis X. Brennan, *Feeling Good Is Good for You: How Pleasure Can Boost Your Immune System and Lengthen Your Life* (Emmaus, PA: Rodale Books, 2001); Carol Rinkleib Ellison, *Women's Sexualities* (Oakland, CA: New Harbinger Publications, Inc., 2000); David Weeks and Jamie James, *Secrets of the Superyoung* (New York: Berkley Books, 1999); Winnifred B. Cutler, *Love Cycles: The Science of Intimacy* (New York: Villard Books, 1991); Helen Singer Kaplan, "Desire? Why and How It Changes," *Redbook*, October 1984, as cited in B. R. Komisaruk and B. Whipple, "The Suppression of Pain by Genital Stimulation in Females," *Annual Review of Sex Research* 6 (1995): 151-86; D. Shapiro, "Effect of Chronic Low Back Pain on Sexuality," *Medical Aspects of Human Sexuality* 17 (1983): 241-45, as cited in Komisaruk and Whipple, "The Suppression of Pain by Genital Stimulation in Females"; Beverly Whipple and Barry R. Komisaruk, "Elevation of Pain Threshold by Vaginal Stimulation in Women," *Pain* 21, no. 4 (April 1985): 357-67; Randolph W. Evans and James R. Couch, "Orgasm and Migraine," *Headache* 41, no. 5 (May 2001): 512-14; Joseph A. Catania and Charles B. White, "Sexuality in an Aged Sample: Cognitive Determinants of Masturbation," *Archives of Sexual Behavior* 11, no. 3 (June 1982): 237-45; David J. Weeks, "Sex for the Mature Adult: Health, Self-Esteem and Countering Ageist Stereotypes," *Sexual and Relationship Therapy* 17, no. 3 (2002): 231-40; Pamela Warner and John Bancroft, "Mood, Sexuality, Oral Contraceptives and the Menstrual Cycle," *Journal of Psychosomatic Research* 32, no. 4-5 (1988): 417-27; Edward O. Laumann 외 *The Social Organization of Sexuality: Sexual Practice in the United States* (Chicago: University of Chicago,

1994).

36 Vello Sermat, "Some Situational and Personality Correlates of Loneliness," in *The Anatomy of Loneliness*, ed. Joseph Hartog, J. Ralph Audy, and Yehudi A. Cohen (New York: International Universities Press, 1980).

37 C. M. Rubenstein and P. Shaver, "Loneliness in Two Northeastern Cities."

38 Roelof Hortulanus, Anja Machielse, and Ludwien Meeuwesen, *Social Isolation in Modern Society* (New York: Routledge, 2004).

39 Robert D. Putnam, *Bowling Alone: The Collapse and Revival of American Community* (New York: Simon & Schuster, 2001).

40 John T. Cacioppo 외 "Loneliness and Health: Potential Mechanisms," *Psychosomatic Medicine* 64, no. 3 (May/June 2002): 407-17.

41 Andrew Steptoe 외 "Loneliness and Neuroendocrine, Cardiovascular, and Inflammatory Stress Responses in Middle-Aged Men and Women," *Psychoneuroendocrinology* 29, no. 5 (June 2004): 593-611.

42 Dara Sorkin, Karen S. Rook, and John L. Lu, "Loneliness, Lack of Emotional Support, Lack of Companionship, and the Likelihood of Having a Heart Condition in an Elderly Sample," *Annals of Behavioral Medicine* 24, no. 4 (Fall 2002): 290-98; Cyndy M. Fox 외 "Loneliness, Emotional Repression, Marital Quality, and Major Life Events in Women Who Develop Breast Cancer," *Journal of Community Health* 19, no. 6 (December 1994): 467-82; Robert S. Wilson 외 "Loneliness and Risk of Alzheimer Disease," *Archives of General Psychiatry* 64, no. 2 (February 2007): 234-40; Ariel Stravynski and Richard Boyer, "Loneliness in Relation to Suicide Ideation and Parasuicide: A Population-Wide Study," *Suicide and Life-Threatening Behavior* 31, no. 1 (Spring 2001): 32-40.

43 J. Herlitz 외 "The Feeling of Loneliness prior to Coronary Artery Bypass Grafting Might Be a Predictor of Short- and Long-Term Postoperative Mortality," *European Journal of Vascular and Endovascular Surgery* 16, no. 2 (August 1998): 120-25.

44 Cacioppo 외 "Loneliness and Health: Potential Mechanisms."

45 John T. Cacioppo 외 "Lonely Traits and Concomitant Physiological Processes: The MacArthur Social Neuroscience Studies," *International Journal of*

Psychophysiology 35, no. 2-3 (March 2000): 143-54.

46 Janice K. Kiecolt-Glaser외 "Psychosocial Modifiers of Immunocompetence in Medical Students," *Psychosomatic Medicine* 46, no. 1 (January/February 1984): 7-14; Janice K. Kiecolt-Glaser 외 "Urinary Cortisol Levels, Cellular Immunocompetency, and Loneliness in Psychiatric Patients," *Psychosomatic Medicine* 46, no. 1 (January/February 1984): 15-23; Sarah D. Pressman 외 "Loneliness, Social Network Size, and Immune Response to Influenza Vaccination in College Freshmen," *Health Psychology* 24, no. 3 (May 2005): 297-306; Bert N. Uchino, John T. Cacioppo, and Janice K. Kiecolt-Glaser, "The Relationship between Support and Physiological Processes: A Review with Emphasis on Underlying Mechanisms and Implications for Health," *Psychological Bulletin* 119, no. 3 (May 1996): 488-531.

47 James J. Lynch, *The Broken Heart* (New York: Basic Books, 1977), 84.

48 Karen S. Rook, "The Negative Side of Social Interaction: Impact on Psychological Well-Being," *Journal of Personality and Social Psychology* 46, no. 5 (May 1984): 1097-1108.

49 Brene Brown, *The Gifts of Imperfection* (Center City, MN: Hazelden, 2010).

6장 마음과 몸을 해치는 일

1 K. Morioka, "Work Till You Drop," *New Labor Forum* 13, no. 1 (Spring 2004): 81-85.

2 Becky Barrow, "Stress 'Is Top Cause of Workplace Sickness' and Is So Widespread It's Dubbed the 'Black Death of the 21st Century,'" *MailOnline*, October 5, 2011, http://www.dailymail.co.uk/health/article-2045309/Stress-Top-cause-workplace-sicknessdubbed-Black-Death-21st-century.html.

3 Katsuo Nishiyama and Jeffrey V. Johnson, "Karoshi-Death from Overwork: Occupational Health Consequences of Japanese Production Management," *International Journal of Health Services* 27, no. 4 (1997), 627-41.

4 Morioka, "Work Till You Drop."

5   Ronald E. Yates, "Japanese Live . . . and Die . . . for Their Work," *Chicago Tribune*, November 13, 1988, http://articles.chicagotribune.com/1988-11-13/news/8802150740_1_karoshi-japanese-health-and-welfare.

6   Matthew Reiss, "American Karoshi," *New Internationalist* 343 (March 2002).

7   Alina Tugend, "Want to Work Better? Take a Vacation," *New York Times*, June 9, 2008, http://www.nytimes.com/2008/06/09/business/worldbusiness/09iht-vac.4.13584260.html?_r=2.

8   Brooks B. Gump and Karen A. Matthews, "Are Vacations Good for Your Health? The 9-Year Mortality Experience after the Multiple Risk Factor Intervention Trial," *Psychosomatic Medicine* 62, no. 5 (September/October 2000): 608-12.

9   Elaine D. Eaker, Joan Pinsky, and William P. Castelli, "Myocardial Infarction and Coronary Death among Women: Psychosocial Predictors from a 20-Year Follow-Up of Women in the Framingham Study," *American Journal of Epidemiology* 135, no. 8 (April 15, 1992): 854-64.

10 S. L. Manne and A. J. Zautra, "Spouse Criticism and Support: Their Association with Coping and Psychological Adjustment among Women with Rheumatoid Arthritis," *Journal of Personality and Social Psychology* 56, no. 4 (April 1989): 608-17; Mary C. Davis, Alex J. Zautra, and John W. Reich, "Vulnerability to Stress among Women in Chronic Pain from Fibromyalgia and Osteoarthritis," *Annals of Behavioral Medicine* 23, no. 3 (Summer 2001): 215-26; A. J. Zautra, L. M. Johnson, and M. C. Davis, "Positive Affect as a Source of Resilience for Women in Chronic Pain," *Journal of Consulting and Clinical Psychology* 73, no. 2 (April 2005): 212-20.

11 B. A. Huyser and J. C. Parker, "Negative Affect and Pain in Arthritis," *Rheumatic Disease Clinics of North America* 25, no. 1 (February 1999): 105-21; S. A. McLean 외 "Momentary Relationship between Cortisol Secretion and Symptoms in Patients with Fibromyalgia," *Arthritis and Rheumatism* 52, no. 11 (November 2005): 3660-69; S. A. McLean 외 "Cerebrospinal Fluid Corticotropin-Releasing Factor Concentration Is Associated with Pain but Not Fatigue Symptoms in Patients with Fibromyalgia," *Neuropsychopharmacology* 31, no. 12 (December 2006), 2776-82.

12 L. Bendtsen, "Central and Peripheral Sensitization in Tension-Type Headache," *Current Pain Headache Reports* 7, no. 6 (December 2003): 460-65.

13 Ashley E. Nixon 외 "Can Work Make You Sick? A Meta-Analysis of the Relationships between Job Stressors and Physical Symptoms," *Work & Stress* 25, no. 1 (January-March 2011): 1-22; S. T. Gura, "Yoga for Stress Reduction and Injury Prevention at Work," *Work: Journal of Prevention, Assessment and Rehabilitation* 19, no. 1 (2002): 3-7.

14 R. Rau 외 "Psychosocial Work Characteristics and Perceived Control in Relation to Cardiovascular Rewind at Night," *Journal of Occupational Health Psychology* 6, no. 3 (July 2001): 171-81; K. A. Ertel, K. Karestan, and L. F. Berkman, "Incorporating Home Demands into Models of Job Strain: Findings from the Work, Family, and Health Network," *Journal of Occupational and Environmental Medicine* 50, no. 11 (November 2008): 1244-52; T. Roth and S. Ancoli-Israel, "Daytime Consequences and Correlates of Insomnia in the United States: Results of the 1991 National Sleep Foundation Survey. II," *Sleep* 22, no. 2 (May 1, 1999): 354-58; M. Jansson and S. J. Linton, "Psychosocial Work Stressors in the Development and Maintenance of Insomnia: A Prospective Study," *Journal of Occupational Health Psychology* 11, no. 3 (July 2006): 241-48.

15 Steven J. Linton and Ing-Liss Bryngelsson, "Insomnia and Its Relationship to Work and Health in a Working-Age Population," *Journal of Occupational Rehabilitation* 10, no. 2 (June 2000): 169-83.

16 G. Aguilera, "Regulation of Pituitary ACTH Secretion during Chronic Stress," *Frontiers in Neuroendocrinology* 15, no. 4 (December 1994): 321-50.

17 A. J. Dittner, S. C. Wessely, and R. G. Brown, "The Assessment of Fatigue: A Practical Guide for Clinicians and Researchers," *Journal of Psychosomatic Research* 56, no. 2 (February 2004): 157-70; Pascal M. L. Franssen 외 "The Association between Chronic Diseases and Fatigue in the Working Population," *Journal of Psychosomatic Research* 54, no. 4 (April 2003): 339-44.

18 Mark A. Demitrack 외 "Evidence for Impaired Activation of the Hypothalamic-Pituitary-Adrenal Axis in Patients with Chronic Fatigue Syndrome," *Journal of Clinical Endocrinology and Metabolism* 73, no. 6 (December 1991): 1224-34.

19 A. K. Smith 외 "Polymorphisms in Genes Regulating the HPA Axis Associated with Empirically Delineated Classes of Unexplained Chronic Fatigue," *Pharmacogenomics* 7, no. 3 (April 2006): 387-94.

20 Jack Sparacino, "Blood Pressure, Stress and Mental Health," *Nursing Research* 31, no. 2 (March-April 1982): 89-94.

21 Nixon 외 "Can Work Make You Sick?"

22 Jay Kandiah, Melissa Yake, and Heather Willett, "Effects of Stress on Eating Practices among Adults," *Family and Consumer Sciences Research Journal* 37, no. 1 (September 2008): 27-38.

23 위와 동일한 글.

24 J. Liu 외 "The Melanocortinergic Pathway Is Rapidly Recruited by Acute Emotional Stress and Contributes to Stress-Induced Anorexia and Anxiety-Like Behavior," *Endocrinology* 148, no. 11 (November 2007): 5531-40.

25 Masahiro Ochi 외 "Effect of Chronic Stress on Gastric Emptying and Plasma Ghrelin Levels in Rats," *Life Science* 82, no. 15-16 (April 9, 2008): 862-68.

26 Ricard Farre 외 "Critical Role of Stress in Increased Oesophageal Mucosa Permeability and Dilated Intercellular Spaces," *Gut* 56, no. 9 (February 2007): 1191-97.

27 Martin E. Keck and Florian Holsboer, "Hyperactivity of CRH Neuronal Circuits as a Target for Therapeutic Interventions in Affective Disorders," *Peptides* 22, no. 5 (May 2001): 835-44.

28 T. G. Pickering, "Blood Platelets, Stress, and Cardiovascular Disease," *Psychosomatic Medicine* 55, no. 6 (November/December 1993): 483-84; E. M. Sternberg, "Does Stress Make You Sick and Belief Make You Well? The Science Connecting Body and Mind," *Annals of the New York Academy of Sciences* 917 (January 2000): 1-3.

29 Bert Garssen, "Psychological Factors and Cancer Development: Evidence after 30 Years of Research," *Clinical Psychology Review* 24, no. 3 (July 2004): 315-38; Eric Raible and Allan S. Jaffe, "Work Stress May Be a Determinant of Coronary Heart Disease," *Cardiology Today* 11, no. 3 (March 2008): 33; S. O. Dalton 외 "Mind and Cancer: Do Psychological Factors Cause Cancer?" *European Journal of Cancer* 38, no. 10 (July 2002): 1313-23; Edna M. V. Reiche, Sandra O. V. Nunes, and Helena K. Morimoto, "Stress, Depression, the Immune System, and Cancer," *Lancet Oncology* 5, no. 10 (October 2004): 617-25; Ljudmila Stojanovich and Dragomir Marisavljevich, "Stress as a Trigger of Autoimmune Disease," *Autoimmunity Reviews* 7, no. 3 (January 2008): 209-13; Eva M. Selhub, "Stress and Distress in Clinical Practice: A Mind-Body Approach," *Nutrition and Clinical Care* 5, no. 4 (July/August 2002): 182-90.

30 Meredith Melnick, "Study: Your Hostile Workplace May Be Killing You," *Time.com*, August 10, 2011, http://healthland.time.com/2011/08/10/study-your-hostile-work-place-may-be-killing-you/.

31 P. Butterworth 외 "The Psychosocial Quality of Work Determines Whether Employment Has Benefits for Mental Health: Results from a Longitudinal National Household Panel Survey," *Occupational and Environmental Medicine* 68, no. 11 (2011): 806-12.

32 Robert Pear, "Gap in Life Expectancy Widens for the Nation," *New York Times*, March 23, 2008, http://www.nytimes.com/2008/03/23/us/23health.html.

33 A. Antonovsky, "Social Class, Life Expectancy, and Overall Mortality," *Milbank Memorial Fund Quarterly* 45, no. 2 (April 1967): 31-73; Raymond Illsley and Deborah Baker, "Contextual Variations in the Meaning of Health Inequality," *Social Science and Medicine* 32, no. 4 (1991): 359-65; Tom Reynolds, "Report Examines Association between Cancer and Socioeconomic Status," *Journal of the National Cancer Institute* 95, no. 19 (2003): 1431-33.

34 "Are Poor People Less Likely to Be Healthy than Rich People?" Public Health Agency of Canada, September 11, 2008.

35 "Rich People Die Differently," *WebMD*, July 7, 2005, http://men.webmd.com/news/20050707/rich-people-die-differently.

36 Dan Seligman, "Why the Rich Live Longer," *Forbes.com*, June 7, 2004, http://www.forbes.com/forbes/2004/0607/113_print.html.

37 Graham S. Lowe, Grant Schellenberg, and Harry S. Shannon, "Correlates of Employees' Perceptions of a Healthy Work Environment," *American Journal of Health Promotion* 17, no. 6 (July/August 2003): 390-99; Katherine Baicker, David Cutler, and Zirui Song, "Workplace Wellness Programs Can Generate Savings," *Health Affairs* 29, no. 2 (February 2010): 304-11.

38 Beata Tobiasz-Adamczyk and Piotr Brzyski, "Psychosocial Work Conditions as Predictors of Quality of Life at the Beginning of Older Age," *International Journal of Occupational Medicine and Environmental Health* 18, no. 1 (January 2005): 43-52; T. Theorell, "Working Conditions and Health," in *Social Epidemiology*, ed. L. F. Berkman and I. Kawachi (New York: Oxford University Press, 2000), 95-117; E. B. Faragher, M. Cass, and C. L. Cooper, "The Relationship between Job Satisfaction and Health: A Meta-Analysis," *Occupational and Environmental Medicine* 62, no. 2 (February 2005): 105-12;

R. Veenhoven, "Healthy Happiness: Effects of Happiness on Physical Health and the Consequences for Preventive Health Care," *Journal of Happiness Studies* 9, no. 3 (September 2008): 449-69; Justina A. V. Fischer and Alfonso Sousa-Poza, "Does Job Satisfaction Improve the Health of Workers? New Evidence Using Panel Data and Objective Measures of Health," *Health Economics* 18, no. 1 (January 2009): 71-89.

39 Joachim C. Brunstein, "Personal Goals and Subjective Well-Being: A Longitudinal Study," *Journal of Personality and Social Psychology* 65, no. 5 (November 1993): 1061-70.

40 Nancy Cantor, "From Thought to Behavior: 'Having' and 'Doing' in the Study of Personality and Cognition," *American Psychologist* 45, no. 6 (June 1990): 735-50.

41 Amanda Enayati, "A Creative Life Is a Healthy Life," *CNN.com*, May 26, 2012, http://www.cnn.com/2012/05/25/health/enayati-innovation-passion-stress/index.html.

42 Marti Hand, "The Benefits of Integrating Creativity in Healthcare," Creativity in Healthcare, accessed May 15, 2012, http://creativityinhealthcare.com/creativity-in-healthcaremarti-handarts-in-healthcarehealthcarenursing-3/; Gene D. Cohen 외 "The Impact of Professionally Conducted Cultural Programs on the Physical Health, Mental Health, and Social Functioning of Older Adults," *Gerontologist* 46, no. 6 (2006): 726-34; Daniel A. Monti 외 "A Randomized, Controlled Trial of Mindfulness-Based Art Therapy (MBAT) for Women with Cancer," *Psychooncology* 15, no. 5 (May 2006): 363-73; Bonnie Gabriel 외 "Art Therapy with Adult Bone Marrow Transplant Patients in Isolation: A Pilot Study," *Psychooncology* 10, no. 2 (March/April 2001): 114-13; Joe Verghese 외 "Leisure Activities and the Risk of Dementia in the Elderly," *New England Journal of Medicine* 348 (June 2003): 2508-16; R. F. Cruz and D. L. Sabers, "Dance/Movement Therapy Is More Effective than Previously Reported," *The Arts in Psychotherapy* 25 (1998): 101-104.

7장 행복은 예방약이다

1 Ruut Veenhoven, "World Database of Happiness: Continuous Register of Research on Subjective Appreciation of Life," in *Challenges for Quality of Life in the Contemporary World: Advances in Quality-of-Life Studies, Theory and Research*,

ed. W. Glatzer, S. von Below, and M. Stoffregen (Dordrecht, The Netherlands: Kluwer Academic Publishers, 2004).

2   Corey L. M. Keyes, "Mental Illness and/or Mental Health? Investigating Axioms of the Compete State Model of Health," *Journal of Consulting and Clinical Psychology* 73, no. 3 (Jun 2005): 539-48.

3   Thomson Healthcare, Washington, D.C. "Ranking America's Mental Health: An Analysis of Depression across the States," *Mental Health America*, December 11, 2007, http://www.mentalhealthamerica.net/go/state-ranking.

4   National Institute of Mental Health, "Any Mood Disorder Among Adults," accessed May 15, 2012, http://www.nimh.nih.gov/statistics/1ANYMOODDIS_ADULT.shtml.

5   R. Veenhoven, *Conditions of Happiness* (Dordrecht, The Netherlands: Kluwer Academic Publishers, 1984).

6   Lawrence LeShan, "Cancer Mortality Rate: Some Statistical Evidence of the Effect of Psychological Factors," *Archives of General Psychiatry* 6, no. 5 (May 1962): 333-35; Reiner Rugulies, "Depression as a Predictor for Coronary Heart Disease: A Review and Meta-Analysis," *American Journal of Preventive Medicine* 23, no. 1 (July 2002): 51-61; Redford B. Williams and Neil Schneiderman, "Resolved: Psychosocial Interventions Can Improve Clinical Outcomes in Organic Disease," *Psychosomatic Medicine* 64, no. 4 (July/August 2002): 552-57; Robert Anda 외 "Depressed Affect, Hopelessness, and the Risk of Ischemic Heart Disease in a Cohort of US adults," *Epidemiology* 4, no. 4 (July 1993): 285-94; Anne Harrington, *The Placebo Effect: An Interdisciplinary Exploration* (Cambridge, MA: Harvard University Press, 1999), 60; Biing-Jiun Shen 외 "Anxiety Characteristics Independently and Prospectively Predict Myocardial Infarction in Men: The Unique Contribution of Anxiety among Psychological Factors," *Journal of the American College of Cardiology* 51, no. 2 (January 2008): 113-19; R. M. Gallagher and S. Cariati, "The Pain-Depression Conundrum: Bridging the Body and Mind," *Medscape Today Clinical Update*, October 2, 2002; D. C. Turk, "Beyond the Symptoms: The Painful Manifestations of Depression" (paper presented at Pain and Depression: Navigating the Intersection of Body and Mind Symposium, San Diego, August 20, 2002).

7   P. McCarron 외 "Temperament in Young Adulthood and Later Mortality: Prospective Observational Study," *Journal of Epidemiology and Community Health* 57, no. 11 (November 2003): 888-92; LeShan, "Cancer Mortality Rate: Some Statistical Evidence of the Effect of Psychological Factors"; Sabrina Paterniti 외 "Sustained Anxiety and 4-Year Progression of Carotid Atherosclerosis,"

Arteriosclerosis, Thrombosis, and Vascular Biology 21 (2001): 136-41.

8   Ed Diener and Micaela Chan, "Happy People Live Longer: Subjective Well-Being Contributes to Health and Longevity," *Applied Psychology: Health and Well-Being* 3, no. 1 (March 2011): 1-43.

9   위와 동일한 글.

10 Yoichi Chida and Andrew Steptoe. "Positive Psychological Well-Being and Mortality: A Quantitative Review of Prospective Observational Studies," *Psychosomatic Medicine* 70, no. 7 (September 2008): 741-56.

11 Michael Lemonick, "The Biology of Joy," *Time*, January 9, 2005.

12 Joshua Wolf Shenk, "What Makes Us Happy?" *Atlantic*, January 2009, http://www.theatlantic.com/magazine/archive/2009/06/what-makes-us-happy/7439/#.

13 Bernie S. Siegel, *Love, Medicine & Miracles* (New York: Harper & Row, 1986), 76.

14 Christopher Peterson, Martin E. Seligman, and George E. Vaillant, "Pessimistic Explanatory Style Is a Risk Factor for Physical Illness: A Thirty-Five-Year Longitudinal Study," *Journal of Personality and Social Psychology* 55, no. 1 (July 1988): 23-27.

15 Lisa G. Aspinwall and Richard G. Tedeschi, "The Value of Positive Psychology for Health Psychology: Progress and Pitfalls in Examining the Relation of Positive Phenomena to Health," *Annals of Behavioral Medicine* 39, no. 1 (February 2010): 4-15.

16 Erik J. Giltay 외 "Dispositional Optimism and All-Cause and Cardiovascular Mortality in a Prospective Cohort of Elderly Dutch Men and Women," *Archives of General Psychiatry* 61, no. 11 (November 2004): 1126-35.

17 Sheldon Cohen 외 "Positive Emotional Style Predicts Resistance to Illness after Experimental Exposure to Rhinovirus or Influenza A Virus," *Psychosomatic Medicine* 68, no. 6 (November 1, 2006): 809-15.

18 Lemonick, "The Biology of Joy."

19 Martin Seligman, *Learned Optimism: How to Change Your Mind and Your Life* (New York: Vintage Books, 1991).

20 Christopher Peterson and Mechele E. De Avila, "Optimistic Explanatory Style and the Perception of Health Problems," *Journal of Clinical Psychology* 51, no. 1 (January 1995): 128-32; Kymberley K. Bennett and Marta Elliott, "Pessimistic Explanatory Style and Cardiac Health: What Is the Relation and the Mechanism that Links Them?" *Basic and Applied Social Psychology* 27, no. 3 (September 2005): 239-48; Katri Raikkonen 외 "Effects of Optimism, Pessimism, and Trait Anxiety on Ambulatory Blood Pressure and Mood During Everyday Life," *Journal of Personality and Social Psychology* 76, no. 1 (January 1999): 104-13.

21 Christopher Peterson, "Explanatory Style as a Risk Factor for Illness," *Cognitive Therapy and Research* 12, no. 2 (1988): 119-32.

22 Laura D. Kubzansky and Rebecca C. Thurston, "Emotional Vitality and Incident Coronary Heart Disease: Benefits of Healthy Psychological Functioning," *Archives of General Psychiatry* 64, no. 12 (December 2007): 1393-1401.

23 Shelley E. Taylor 외 "Are Self-Enhancing Cognitions Associated with Healthy or Unhealthy Biological Profiles?" *Journal of Personality and Social Psychology* 85, no. 4 (October 2003): 605-15.

24 Christopher Peterson and Martin E. Seligman, "Causal Explanations as a Risk Factor for Depression: Theory and Evidence," *Psychological Review* 91 no. 3 (July 1984): 347-74.

25 Chida and Steptoe, "Positive Psychological Well-Being and Mortality."

26 M. A. Visintainer, J. R. Volpicelli, and M. E. Seligman, "Tumor Rejection in Rats after Inescapable or Escapable Shock," *Science* 216, no. 4544 (April 23, 1982): 437-39.

27 M. Seligman and M. Visintainer, "Tumor Rejection and Early Experience of Uncontrollable Shock in the Rat," in *Affect, Conditioning, and Cognition: Essays on the Determinants of Behavior*, ed. F. R. Brush and J. B. Overmier (Hillsdale, NJ: Erlbaum, 1985), 203-5.

28 Ellen J. Langer and Judith Rodin, "Effects of Choice and Enhanced Personal Responsibility for the Aged: A Field Experiment in an Institutional Setting," *Journal of Personality and Social Psychology* 34, no. 2 (1976): 191-98.

29 Martin Seligman, *Authentic Happiness: Using the New Positive Psychology to Realize*

Your Potential for Lasting Fulfillment (New York: Free Press, 2003).

30 Deborah D. Danner, David A. Snowdon, and Wallace V. Friesen, "Positive Emotions in Early Life and Longevity: Findings from the Nun Study," *Journal of Personality and Social Psychology* 80, no. 5 (May 2001): 804-13.

31 R. Veenhoven, "Healthy Happiness: Effects of Happiness on Physical Health and the Consequences for Preventive Health Care," *Journal of Happiness Studies* 9, no. 3 (September 2008): 449-69.

32 Janice K. Kiecolt-Glaser 외 "Hostile Marital Interactions, Proinflammatory Cytokine Production, and Wound Healing," *Archives of General Psychiatry* 62, no. 12 (December 2005): 1377-84; Janice K. Kiecolt-Glaser 외 "Emotions, Morbidity, and Mortality: New Perspectives from Psychoneuroimmunology," *Annual Review of Psychology* 53 (February 2002): 83-107.

33 J. Licinio, P. W. Gold, and M. L. Wong, "A Molecular Mechanism for Stress-Induced Alterations in Susceptibility to Disease," *Lancet* 346, no. 8967 (July 1995): 104-6; Ryan T. Howell, Margaret L. Kern, and Sonja Lyubomirsky, "Health Benefits: Meta-Analytically Determining the Impact of Well-Being on Objective Health Outcomes," *Health Psychology Review* 1, no. 1 (July 2007): 83-136.

34 Lemonick, "The Biology of Joy"; Erin S. Costanzo 외 "Mood and Cytokine Response to Influenza Virus in Older Adults," *Journals of Gerontology* 59, no. 12 (December 2004): 1328-33; Marian L. Kohut 외 "Exercise and Psychosocial Factors Modulate Immunity to Influenza Vaccine in Elderly Individuals," *Journals of Gerontology* 57, no. 9 (September 2002): 557-62.

35 R. W. Bartrop 외 "Depressed Lymphocyte Function after Bereavement," *Lancet* 1, no. 8016 (April 16, 1977): 834-36.

36 D. M. Byrnes 외 "Stressful Events, Pessimism, Natural Killer Cell Cytotoxicity, and Cytotoxic/Suppressor T Cells in HIV+ Black Women at Risk for Cervical Cancer," *Psychosomatic Medicine* 60, no. 6 (November/December 1998): 714-22.

37 Peter Kirsch 외 "Oxytocin Modulates Neural Circuitry for Social Cognition and Fear in Humans," *Journal of Neuroscience* 25, no. 49 (December 7, 2005): 11489-93; C. Sue Carter, "Neuroendocrine Perspectives on Social Attachment and Love," *Psychoneuroendocrinology* 23, no. 8 (November 1998): 779-818.

38 Tiina-Mari Lyyra, "Predictors of Mortality in Old Age: Contribution of Self-

Rated Health, Physical Functions, Life Satisfaction and Social Support on Survival among Older People," *University of Jyvaskyla: Studies in Sport, Physical Education and Health* 119 (2006).

39 Diener and Chan, "Happy People Live Longer"; Lemonick, "The Biology of Joy"; Chida and Steptoe, "Positive Psychological Well-Being and Mortality."

40 S. Levy 외 "Survival Hazards Analysis in First Recurrent Breast Cancer Patients: Seven Year Follow Up," *Psychosomatic Medicine* 50, no. 5 (September/October 1988): 520-28.

41 Veenhoven, "Healthy Happiness"; Leonard R. Derogatis, Martin D. Abeloff, and Nick Melisaratos, "Psychological Coping Mechanisms and Survival Time in Metastatic Breast Cancer," *Journal of the American Medical Association* 242, no. 14 (October 5, 1979): 1504-8.

42 Frits Van Dam, "Does Happiness Heal," in *How Harmful Is Happiness? Consequences of Enjoying Life or Not*, ed. R. Veenhoven (The Netherlands: Universitaire Pers Rotterdam, 1989), 17-23.

43 Richard E. Lucas 외 "Reexamining Adaptation and the Set Point Model of Happiness: Reactions to Changes in Marital Status," *Journal of Personality and Social Psychology* 84, no. 3 (March 2003): 527-39.

44 Sonja Lyubomirsky, Kennon M. Sheldon, and David Schkade, "Pursuing Happiness: The Architecture of Sustainable Change," *Review of General Psychology* 9, no. 2 (June 2005): 111-31.

45 S. W. Cole 외 "Accelerated Course of Human Immunodeficiency Virus Infection in Gay Men Who Conceal Their Homosexual Identity," *Psychosomatic Medicine* 58, no. 3 (May/June 1996): 219-31.

8장 스트레스 반응에 대처하는 법

1 "Easy Ways to Take the Edge Off," *ABC News Video*, April 22, 2009, http://abcnews.go.com/video/playerIndex?id=7392433.

2 "Eliciting the Relaxation Response," Benson-Henry Institute for Mind Body

Medicine, Massachusetts General Hospital, accessed May 15, 2012, http://www.massgeneral.org/bhi/basics/eliciting_rr.aspx.

3 Richard J. Davidson 외 "Alterations in Brain and Immune Function Produced by Mindfulness Meditation," *Psychosomatic Medicine* 65, no. 4 (July/August 2003): 564-70.

4 Bonnie Horrigan, "Meditation Reduces Pain Scores," *Explore: The Journal of Science and Healing* 7, no. 4 (July/August 2011): 215-16; R. Manocha 외 "A Randomized, Controlled Trial of Meditation for Work Stress, Anxiety and Depressed Mood in Full-Time Workers," *Evidence-Based Complementary and Alternative Medicine* (June 7, 2011); W. P. Smith, W. C. Compton, and W. B. West, "Meditation as an Adjunct to a Happiness Enhancement Program," *Journal of Clinical Psychology* 51, no. 2 (March 1995): 269-73; A. Nesvold 외 "Increased Heart Rate Variability during Nondirective Meditation," *European Journal of Preventive Cardiology* 19, no. 4 (August 2012): 773-80; F. Zeidan 외 "Mindfulness Meditation Improves Cognition: Evidence of Brief Mental Training," Consciousness and Cognition 19, no. 2 (June 10, 2010): 597-605; L. Fortney and M. Taylor, "Meditation in Medical Practice: A Review of the Evidence and Practice," *Primary Care* 37, no. 1 (March 2010): 81-90; R. Walsh and S. L. Shapiro, "The Meeting of Meditative Disciplines and Western Psychology: A Mutually Enriching Dialogue," *American Psychologist* 61, no. 3 (April 2006): 227-39; Maura Paul-Labrador 외 "Effects of a Randomized Controlled Trial of Transcen-dental Meditation on Components of the Metabolic Syndrome in Subjects with Coronary Heart Disease," Archives of Internal Medicine 166, no. 11 (June 12, 2006): 1218-24; S. I. Nidich 외 "A Randomized Controlled Trial of the Effects of Transcendental Meditation on Quality of Life in Older Breast Cancer Patients," *Integrative Cancer Therapy* 8, no. 3 (September 2009): 228-34.

5 F. Zeidan 외 "Effects of Brief and Sham Mindfulness Meditation on Mood and Cardiovascular Variables," *Alternative and Complementary Medicine* 16, no. 8 (August 2010): 867-73.

6 Ann MacDonald, "Using the Relaxation Response to Reduce Stress," *Harvard Health Publications*, November 10, 2010, http://www.health.harvard.edu/blog/using-the-relaxation-response-to-reduce-stress-20101110780.

7 Jeffery A. Dusek 외 "Genomic Counter-Stress Changes Induced by the Relaxation Response," *PLoS ONE* 3, no. 7 (July 2008).

8 "Almost a Quarter of All Disease Caused by Environmental Exposure," World

Health Organization, June 16, 2006, http://www.who.int/mediacentre/news/releases/2006/pr32/en/index.html.

3부 처방전쓰기

9장 철저한 자기 관리

1 Kelly Ann Turner. "Spontaneous Remission of Cancer: Theories from Healers, Physicians, and Cancer Survivors," Fall 2010, http://www.shuniyahealing.com/offer/research.html.

치유 혁명

초판 1쇄 발행일 2014년 4월 15일
초판 5쇄 발행일 2022년 6월 13일

지은이 리사 랭킨
옮긴이 이문영

발행인 윤호권
사업총괄 정유한

편집 신수엽 **디자인** 이희영 **마케팅** 명인수
발행처 ㈜시공사 **주소** 서울시 성동구 상원1길 22, 6-8층 (우편번호 04779)
대표전화 02-3486-6877 **팩스(주문)** 02-585-1755
홈페이지 www.sigongsa.com / www.sigongjunior.com

글 ⓒ 리사 랭킨, 2014

이 책의 출판권은 ㈜시공사에 있습니다. 저작권법에 의해
한국 내에서 보호받는 저작물이므로 무단 전재와 무단 복제를 금합니다.

ISBN 978-89-527-7124-7 13510

*시공사는 시공간을 넘는 무한한 콘텐츠 세상을 만듭니다.
*시공사는 더 나은 내일을 함께 만들 여러분의 소중한 의견을 기다립니다.
*잘못 만들어진 책은 구입하신 곳에서 바꾸어 드립니다.

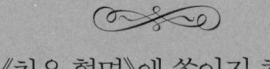
《치유 혁명》에 쏟아진 찬사

리사 랭킨은 오늘날 세계 여성들에게 생기 넘치는 건강과 행복의 제트 엔진 동력이 되어준다. 이 책은 지극히 중요하다. 의사가 여성의 몸과 영혼의 건강에 대해 책을 쓴 건 처음이다. 그녀는 여성이 삶의 모든 측면에서 최상의 건강을 유지하는 방법을 제시한다. 반드시, 그리고 서둘러 읽어야 할 필독서다!

_레지나 토마스하우어Regena Thomashauer
《마마 지나의 여성 미술 학교Mama Gena's School of Womanly Arts》의 저자

우와! 정말 우와! 리사 랭킨의 책을 읽고 내뱉은 감탄사다! 그녀가 하는 모든 말이 나의 심금을 울렸다. 의사를 직업으로 가진 사람으로서 말하는데, 그녀의 목소리는 약에 의존하는 이 사회에 꼭 필요하다. 진실을 솔직하게 밝힐 용기를 지닌 랭킨, 브라보! 이 세상에는 당신과 같은 사람이 더 필요하다!

_아니타 무르자니Anita Moorjani
〈뉴욕 타임스〉 베스트셀러 《그리고 모든 것이 변했다Dying to Be Me》의 저자

과학적인 증거를 바탕으로 마음가짐과 생활 방식이 통증, 질병, 활력에 진정으로 어떤 영향을 미치는지 밝힌 놀라운 책이다. 의사인 리사 랭킨은 모든 영역에 걸쳐 환자를 유리한 입장에 놓으며, 건강과 치유에 대한 새로운 접근법을 흥미진진하게 제시한다. 큰 충격과 함께 몸이 곧 치유될 것이다.

_조너선 필즈Jonathan Fields
《불명확성Uncertainty》의 저자이자 굿 라이프 프로젝트Good Life Project의 창립자

리사 랭킨은 자기 성찰, 사랑, 해방을 부르짖는 의사다. 유전자와 가슴이 원하는 일을 포함하여 진정한 건강을 실현할 수 있을까? 나도 동참한다! 그녀는 과학적이고도 신비적인 관점에서 우리의 자연치유 능력을 설명한다. 스스로 건강할 수 있음을 본능적으로 아는, 우리를 위한 의사다.

_대니얼 라포르테Danielle LaPorte
《불꽃을 일으키는 수업The Fire Starter Sessions》의 저자

모든 문제를 약으로 해결하려는 세상에서 의사 리사 랭킨은 정신이 번쩍 들게 만든다. 그녀의 접근법에 녹아 있는 배려와 친근함은 의학에 직관적인 통찰과 신선한 활기를 불어넣는다. 랭킨은 진정한 웰빙을 위해 스스로 힘쓸 것을 요구하며 의학을 다시 정의한다. 나도 동참한다!

_니콜 대던Nicole Daedone
원테이스트OneTaste의 창립자이자 《느린 섹스Slow Sex》의 저자

통찰력이 돋보이는 이 책에서 리사 랭킨은 누구나 자신의 건강을 다스릴 수 있다는 오래된 지혜의 원천으로 우리를 인도한다. 그녀는 명확한 증거를 신봉하는 차세대 의학의 개척자이자 혁신자 들의 생각을 대변한다. 과학이 기적을 만나는 고요하고 조용한 지점에서 《치유 혁명》은 승리를 거둔다. 랭킨의 탁월한 조언에 따른다면 당신의 인생이 바뀔 뿐만 아니라 생명을 구할 수도 있을 것이다. 자신이 얼마나 놀라운 존재인지 잊었다면 이 책이 다시 일깨워줄 것이다. 나는 내 몸에 저장된 기적 같은 이 광대한 지혜를 이제 막 보기 시작했다.

_크리스 카Kris carr
〈뉴욕 타임스〉 베스트셀러 저자, 암을 자가치유한 건강 운동가

100여 년 전 영국의 시인 앨저넌 찰스 스윈번Algernon Charles Swinburne은 지혜로운 말을 남겼다. '몸과 마음은 쌍둥이다. 오직 신만이 구분할 수 있다.' 하지만 20세기 들어서는 대체로 몸이 관심의 대상이었다. 이제 다시 의식, 마음, 정신이 의학의 중심이 되었다. 《치유 혁명》에서 리사 랭킨이 그 이유를 밝힌다. 실제 환자를 진료했던 의사가 흥미진진하고, 분명하며, 읽기 쉽게 쓴 이 책은 의학과 치유의 올바른 방향을 제시한다. 이 책을 두 권 사라. 한 권은 당신을 위해, 또 한 권은 당신의 의사를 위해.

— 래리 도시Larry Dossey
내과 의사, 《다시 조명하는 의학, 치유의 언어Reinventing Medicine, Healing Words》의 저자